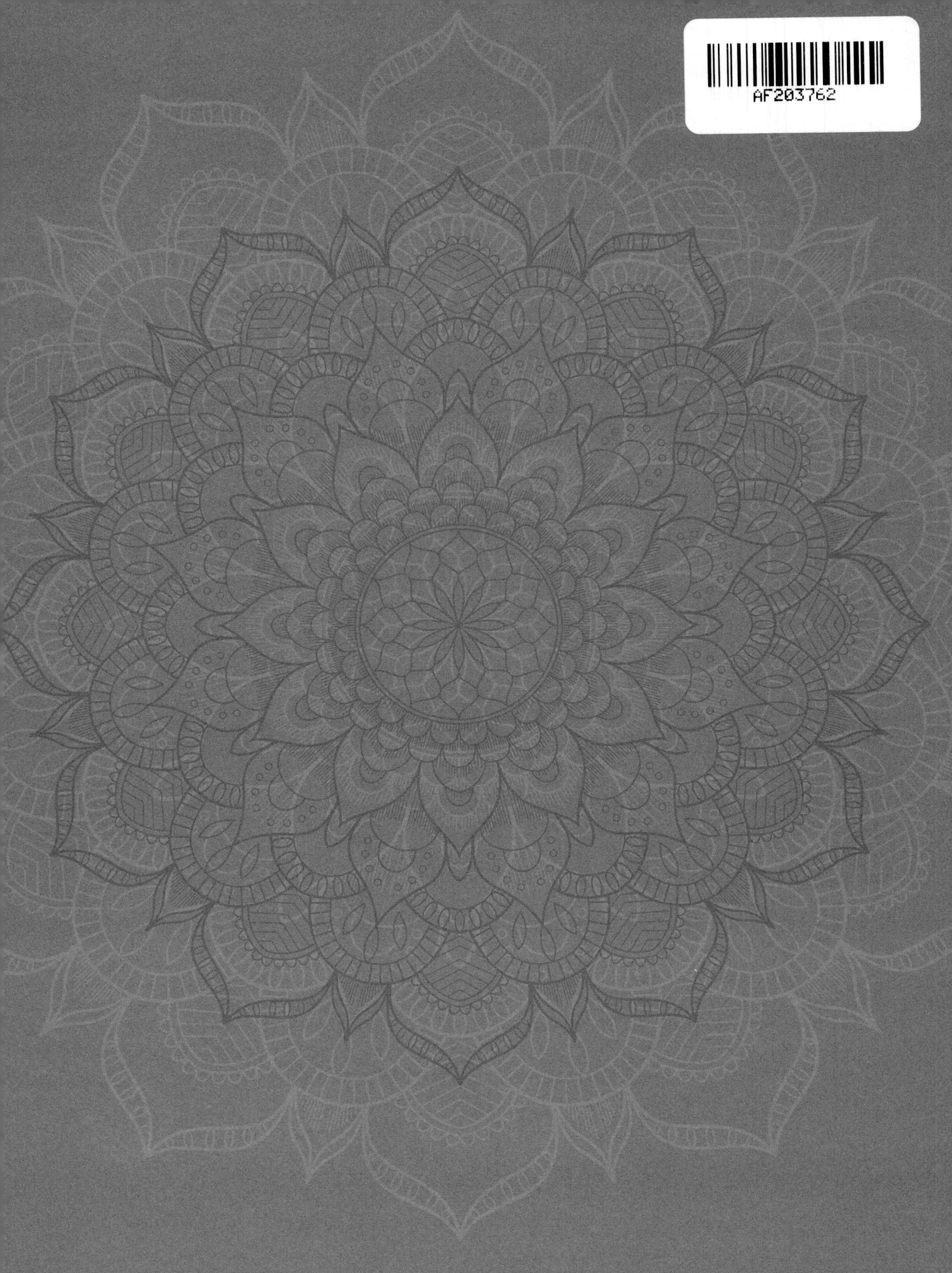

YOGA

Die besten Übungen für mehr Wohlbefinden
und Beweglichkeit

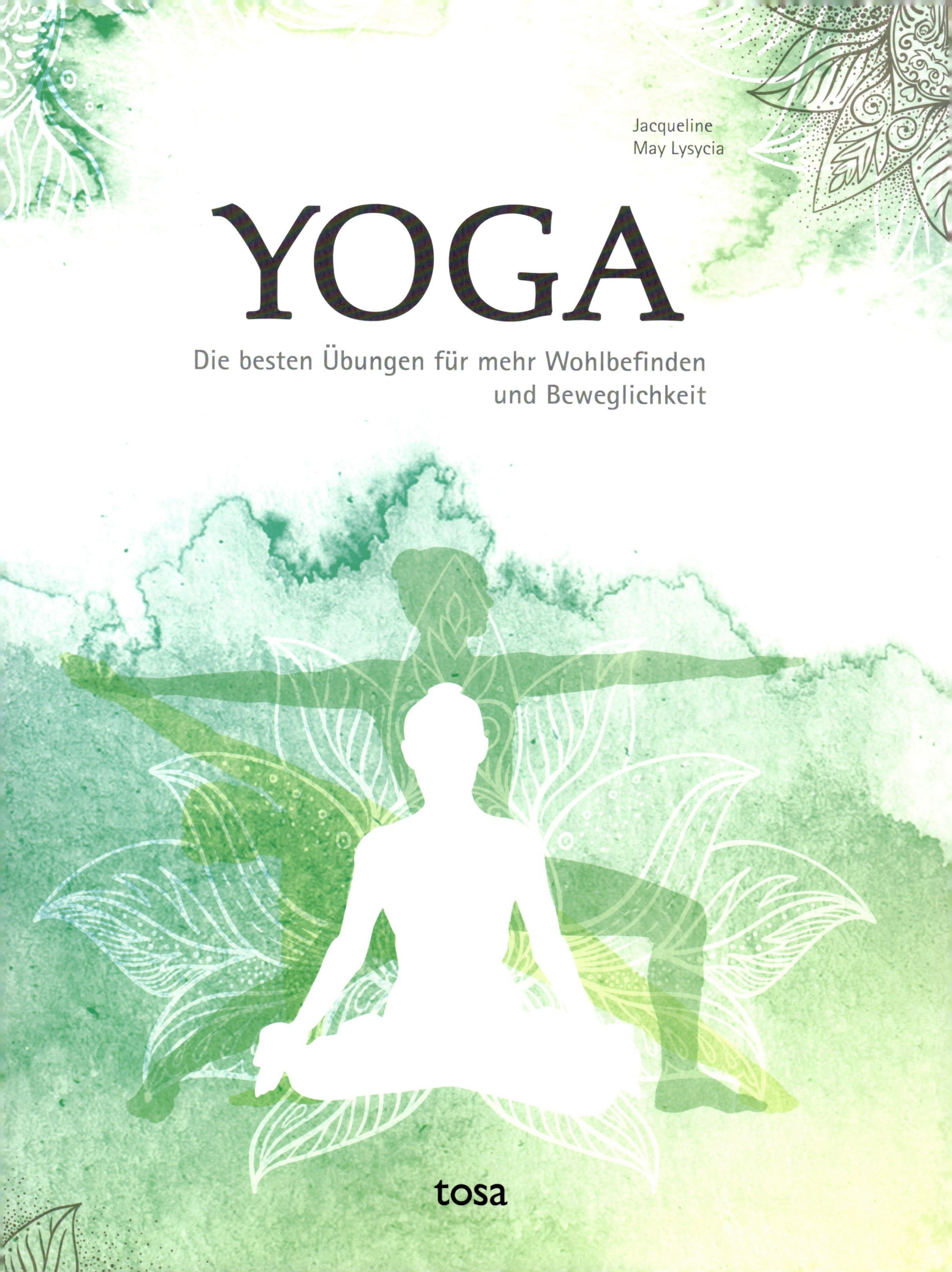

Jacqueline
May Lysycia

YOGA

Die besten Übungen für mehr Wohlbefinden
und Beweglichkeit

tosa

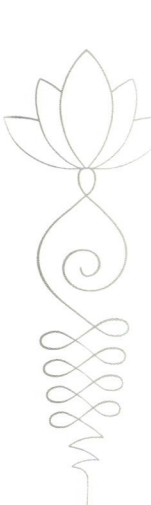

INHALT

NAMASTÉ

Meine Seele ehrt deine Seele.
Ich ehre den Ort in dir, an dem sich
das gesamte Universum befindet.
Ich ehre das Licht, die Liebe, die Wahrheit, die Schönheit
und den Frieden in dir, denn sie sind auch in mir.
Indem wir diese Dinge teilen, sind wir vereint,
sind wir gleich, sind wir eins.

Mahatma Gandhi

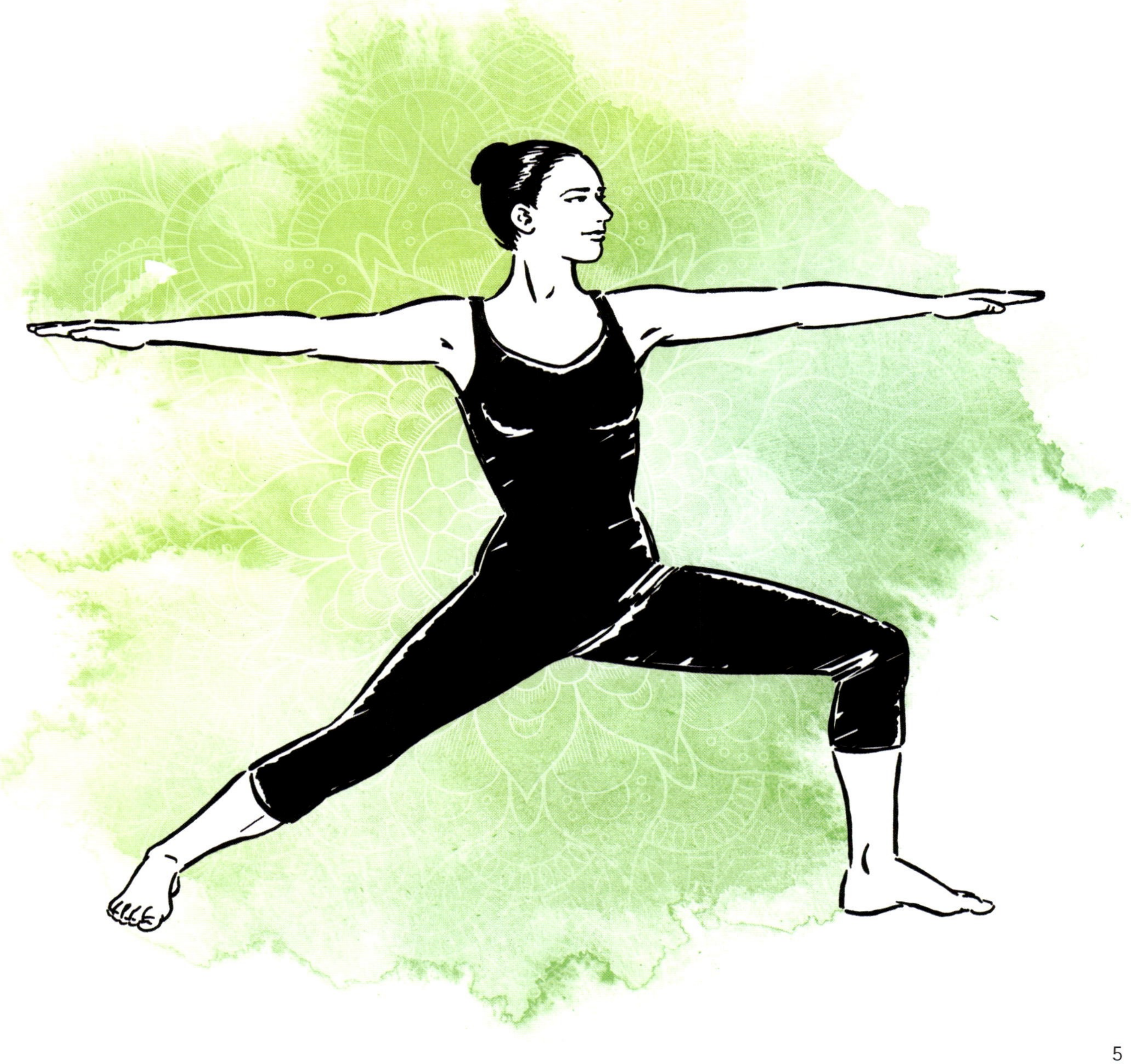

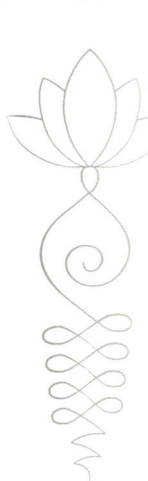

PRAXISLEITFADEN

Die Übungen in diesem Buch sind in einzelne Abschnitte aufgeteilt. Diese wiederum sind in der Reihenfolge aufgeführt, wie sie in einer regulären Yogastunde auftauchen könnten. Üblicherweise startet man mit Übungen im Stehen und Sitzen. Danach geht man in Armbalancen, verschiedene Beugungen und Drehungen über, gefolgt von Übungen für die Körpermitte, sowie Umkehrstellungen. Entspannungsübungen bilden meist den Abschluss. Wenn Sie sanft in Ihre Yoga-Einheit eintauchen möchten, können Sie mit einer Entspannungsübung beginnen, bevor Sie sich den Übungen im Stehen widmen. An einem anderen Tag ist Ihnen vielleicht eher danach, zuerst ein paar Übungen im Sitzen zu machen. Die meisten Positionen werden für 5 bis 15 Atemzüge gehalten, abhängig von Ihrem persönlichen Niveau und Ihrer Tagesform.

 ÜBUNGEN IM STEHEN

Yoga-Übungen im Stehen helfen uns dabei, die Balance zu halten und die Beine zu kräftigen. Sie haben eine aktivierende Wirkung, die sich auch im Geist widerspiegelt. Die Übungen können Ihnen helfen, standhaft zu bleiben, denn das ist hier das Wichtigste: der feste Stand. Das Gewicht sollte gleichmäßig auf Fußballen, Ferse und Zehen verteilt sein, die Fußsohle ist nach oben gewölbt. Achten Sie darauf, die Zehen nicht zu krallen. Heben Sie kurz die Zehen vom Boden ab und legen Sie diese nacheinander locker zurück auf die Matte. Stellen Sie sich vor, Ihre Füße seien im Boden verwurzelt, während Sie ein goldener Faden, der an Ihrem Kopf befestigt ist, nach oben zieht.

 ÜBUNGEN IM SITZEN

Die Übungen im Sitzen beinhalten sowohl Positionen für die Meditation als auch andere Dehn- und Drehübungen. Drehhaltungen sind besonders dazu geeignet, Ihre Wirbelsäule zu mobilisieren. Auch Blockaden können Sie damit lösen – sogar emotionale. Denken Sie bei Positionen im Sitzen immer daran, den Oberkörper gerade zu halten und die Schultern nicht nach oben zu ziehen. Stellen Sie sich auch hier einen goldenen Faden vor, der an Ihrem Kopf befestigt ist und Sie aufrecht hält.

ARMBALANCEN

Durch Armbalancen können wir nicht nur unsere Arme kräftigen, sondern auch unsere Balance und Achtsamkeit trainieren. Das Geheimnis für erfolgreich ausgeführte Armbalancen liegt nicht allein in der Kraft in den Armen, sondern auch in der Tiefenmuskulatur in Bauch, Rücken und Schultern. Achten Sie bei dieser Übungsart besonders auf Ihre Handgelenke. Wärmen Sie diese am besten auf, indem Sie sie dehnen und kreisen. Auch Ihre Schultern sollten Sie beim Aufwärmen nicht vernachlässigen. Lassen Sie sich nicht entmutigen, wenn Sie anfangs Schwierigkeiten mit den Armbalancen haben.

NAMASTÉ

Meine Seele ehrt deine Seele.
Ich ehre den Ort in dir, an dem sich
das gesamte Universum befindet.
Ich ehre das Licht, die Liebe, die Wahrheit, die Schönheit
und den Frieden in dir, denn sie sind auch in mir.
Indem wir diese Dinge teilen, sind wir vereint,
sind wir gleich, sind wir eins.

Mahatma Gandhi

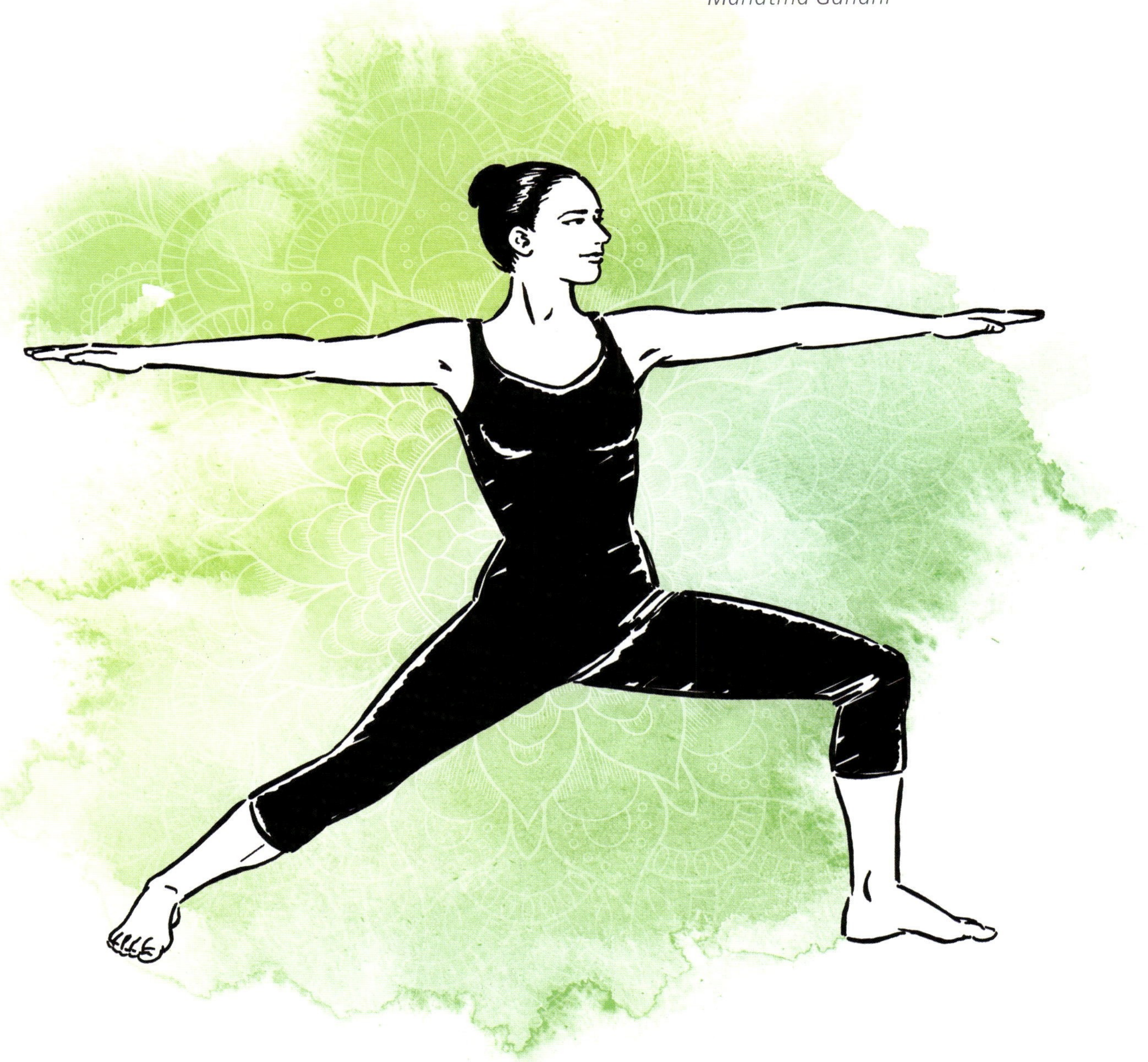

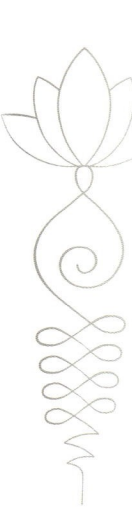

EINFÜHRUNG

Das Wort „Yoga" stammt aus dem Sanskrit und bedeutet soviel wie Integration oder Vereinigung. Gemeint ist aber nicht allein die Vereinigung von Körper und Seele oder das Einswerden mit dem Bewusstsein, sondern das Einswerden mit dem ganzen Universum. Yogis und Yoginis streben danach, diesen Status der Einheit, in dem sich alle Gegensätze im Gleichgewicht befinden, zu erreichen.

Veranschaulicht wird dieser Status durch das Yin-Yang-Symbol: Der Kreis besteht aus einer weißen und einer schwarzen Hälfte. Im weißen Teil ist ein schwarzer und im schwarzen Teil ein weißer Punkt. Diese Punkte symbolisieren das Balancieren zwischen Gegensätzen – ein unausweichlicher Teil unseres Lebens.

Täglich versuchen wir, unseren stressigen Alltag und unsere eigenen Bedürfnisse unter einen Hut zu bringen. Yoga kann uns dabei helfen, die Hürden des alltäglichen Lebens gelassener zu meistern und ist gleichzeitig ein effektives Training für den ganzen Körper. Dieses Buch wird Sie auf Ihrer persönlichen Yoga-Reise begleiten, unabhängig davon, aus welchem Grund Sie mit dem Yoga begonnen haben oder beginnen möchten.

Sie können das Buch zum einen als Nachschlagewerk für die verschiedenen Übungen, auch *Asanas* genannt, nutzen und sich zu Hause einen Trainingsplan erstellen. Zum anderen können Sie interessante Einblicke in die Philosophie des Yoga erhalten, zusammen mit praktischen Tipps, wie Sie die Yoga-Prinzipien in Ihren Alltag integrieren können.

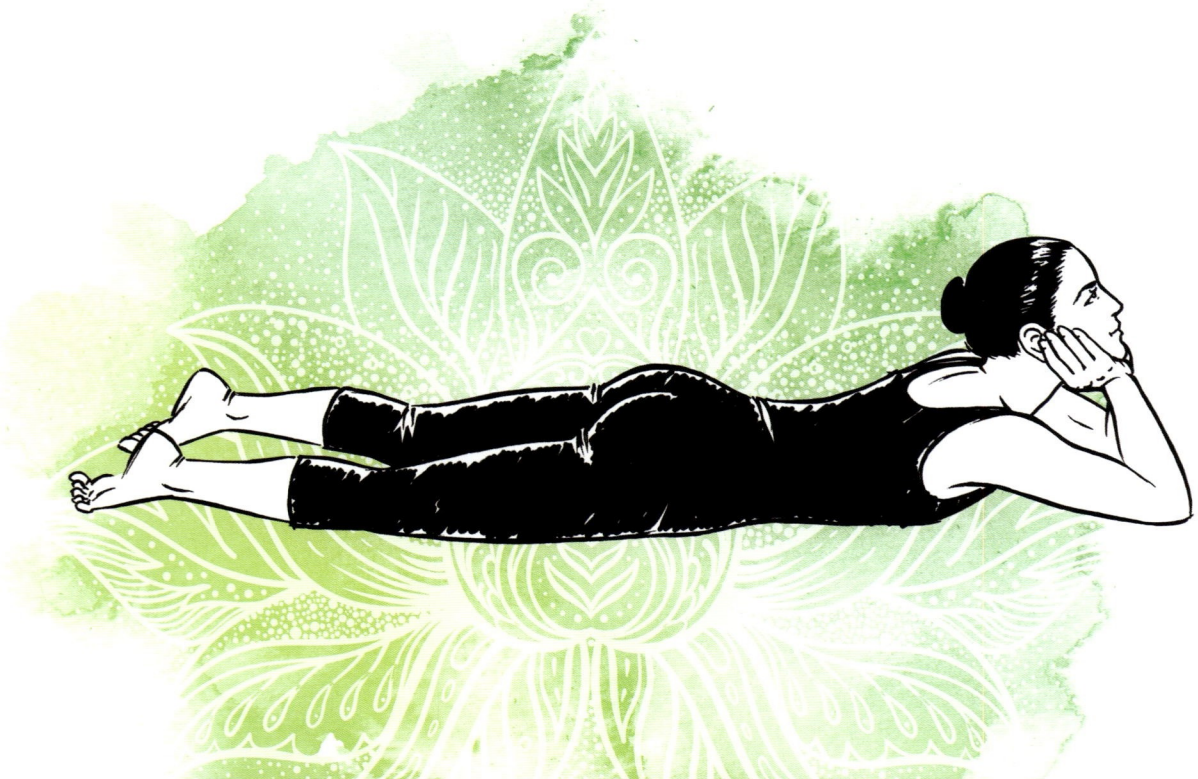

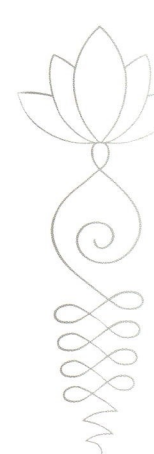

Bevor Sie mit Yoga beginnen, gibt es zunächst ein paar wesentliche Punkte zu beachten. Zuerst sollten Sie mit Ihrem Hausarzt besprechen, ob Yoga generell für Sie geeignet ist. Wenn dieser keine Einwände hat, ist es sinnvoll, einen Yoga-Kurs in Ihrer Nähe ausfindig zu machen. Mittlerweile gibt es sehr viele Kursangebote und oft besteht sogar die Möglichkeit, eine Probestunde zu vereinbaren. Im zweiten Kapitel des Buches finden Sie Informationen zu verschiedenen Yoga-Arten, die Ihnen bei der Entscheidung für den richtigen Kurs helfen können. Gerade beim Yoga ist es wichtig, die Übungen zunächst unter Anleitung einer geschulten Person durchzuführen, um Verletzungen zu vermeiden. Wenn Sie bereits erste Erfahrungen gesammelt haben, finden Sie in diesem Buch die wichtigsten Übungen für das Training zu Hause. Dazu sollten Sie sich eine gute Yogamatte und gegebenenfalls weitere Hilfsmittel wie Gurte, Blöcke oder Rollen besorgen. Bevor Sie beginnen, zunächst ein paar allgemeine Hinweise und Tipps für Ihre Yoga-Routine zu Hause:

 SCHAFFEN SIE SICH EINE ENTSPANNTE ATMOSPHÄRE:
Schalten Sie Fernseher und Handy aus und und versuchen Sie Ihren Alltag hinter sich zu lassen. Tragen Sie lockere Kleidung, in der Sie sich wohlfühlen.

 HÖREN SIE AUF IHREN KÖRPER:
Vor allem als Anfänger ist es wichtig, ein Gespür für den eigenen Körper zu entwickeln. Achten Sie immer darauf, dass sich die Übungen gut für Sie anfühlen. Wenn nicht, hören Sie auf und probieren Sie die Übung gegebenenfalls beim nächsten Mal wieder. Keine der Übungen soll schmerzhaft sein.

 ÜBEN SIE REGELMÄSSIG UND SEIEN SIE GEDULDIG:
Auch beim Yoga gilt: Übung macht den Meister. Nur wenn Sie regelmäßig üben, können Sie sich kontinuierlich verbessern. Freuen Sie sich auch über kleine Fortschritte und seien Sie achtsam mit sich selbst.

 ACHTEN SIE AUF IHRE ATMUNG:
Die Atmung spielt beim Yoga eine besonders wichtige Rolle. Manchmal werden Übungsschritte mit der Atmung kombiniert, weshalb in diesen Fällen bei der Beschreibung das Ein- oder Ausatmen extra angegeben wird. Atmen Sie jedoch stets gleichmäßig und warten Sie gegebenenfalls einen Atemzug ab.

 ÜBEN SIE MIT LEEREM MAGEN:
Versuchen Sie, zwei Stunden vor dem Yoga nichts zu essen. Üblicherweise wird auch auf das Trinken verzichtet, damit der Magen komplett leer ist. Achten Sie jedoch unbedingt auf die Signale Ihres Körpers!

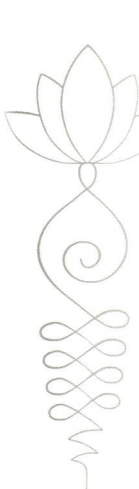

PRAXISLEITFADEN

Die Übungen in diesem Buch sind in einzelne Abschnitte aufgeteilt. Diese wiederum sind in der Reihenfolge aufgeführt, wie sie in einer regulären Yogastunde auftauchen könnten. Üblicherweise startet man mit Übungen im Stehen und Sitzen. Danach geht man in Armbalancen, verschiedene Beugungen und Drehungen über, gefolgt von Übungen für die Körpermitte, sowie Umkehrstellungen. Entspannungsübungen bilden meist den Abschluss. Wenn Sie sanft in Ihre Yoga-Einheit eintauchen möchten, können Sie mit einer Entspannungsübung beginnen, bevor Sie sich den Übungen im Stehen widmen. An einem anderen Tag ist Ihnen vielleicht eher danach, zuerst ein paar Übungen im Sitzen zu machen. Die meisten Positionen werden für 5 bis 15 Atemzüge gehalten, abhängig von Ihrem persönlichen Niveau und Ihrer Tagesform.

 ## ÜBUNGEN IM STEHEN

Yoga-Übungen im Stehen helfen uns dabei, die Balance zu halten und die Beine zu kräftigen. Sie haben eine aktivierende Wirkung, die sich auch im Geist widerspiegelt. Die Übungen können Ihnen helfen, standhaft zu bleiben, denn das ist hier das Wichtigste: der feste Stand. Das Gewicht sollte gleichmäßig auf Fußballen, Ferse und Zehen verteilt sein, die Fußsohle ist nach oben gewölbt. Achten Sie darauf, die Zehen nicht zu krallen. Heben Sie kurz die Zehen vom Boden ab und legen Sie diese nacheinander locker zurück auf die Matte. Stellen Sie sich vor, Ihre Füße seien im Boden verwurzelt, während Sie ein goldener Faden, der an Ihrem Kopf befestigt ist, nach oben zieht.

 ## ÜBUNGEN IM SITZEN

Die Übungen im Sitzen beinhalten sowohl Positionen für die Meditation als auch andere Dehn- und Drehübungen. Drehhaltungen sind besonders dazu geeignet, Ihre Wirbelsäule zu mobilisieren. Auch Blockaden können Sie damit lösen – sogar emotionale. Denken Sie bei Positionen im Sitzen immer daran, den Oberkörper gerade zu halten und die Schultern nicht nach oben zu ziehen. Stellen Sie sich auch hier einen goldenen Faden vor, der an Ihrem Kopf befestigt ist und Sie aufrecht hält.

 ## ARMBALANCEN

Durch Armbalancen können wir nicht nur unsere Arme kräftigen, sondern auch unsere Balance und Achtsamkeit trainieren. Das Geheimnis für erfolgreich ausgeführte Armbalancen liegt nicht allein in der Kraft in den Armen, sondern auch in der Tiefenmuskulatur in Bauch, Rücken und Schultern. Achten Sie bei dieser Übungsart besonders auf Ihre Handgelenke. Wärmen Sie diese am besten auf, indem Sie sie dehnen und kreisen. Auch Ihre Schultern sollten Sie beim Aufwärmen nicht vernachlässigen. Lassen Sie sich nicht entmutigen, wenn Sie anfangs Schwierigkeiten mit den Armbalancen haben.

 RÜCKWÄRTSBEUGEN

Rückwärtsbeugen helfen uns, unsere Wirbelsäule flexibel zu halten. Im Alltag beugen wir uns kaum zurück, weshalb diese Übungen besonders wichtig für unseren Körper sind. Da hauptsächlich die Brustmuskeln gedehnt werden, werden diese Übungen auch Herzöffner genannt. Besonderes Augenmerk sollte bei den Rückwärtsbeugen immer auf die Lendenwirbelsäule gelegt werden, damit diese nicht überlastet wird. Bei Verletzungen in der Lendenwirbelsäule oder im unteren Rücken sollten diese Übungen nicht durchgeführt werden.

 VORWÄRTSBEUGEN

Vorwärtsbeugen sind Alleskönner – während sie beruhigend auf unsere Seele wirken, aktivieren sie unsere Organe, wie Herz, Leber und Nieren. Auch auf die Verdauung wirken sie sich positiv aus und Gesäß-, Bein- und Rückenmuskeln werden ideal gedehnt. Lassen Sie Schultern und Nacken entspannt und achten Sie auf Ihren Kreislauf.

 ÜBUNGEN FÜR DIE KÖRPERMITTE

Wenn wir uns nicht wohlfühlen, sprechen wir auch oft davon, dass wir nicht „in unserer Mitte" sind. Die passenden Übungen können Ihnen dabei helfen, Ihre innere Mitte wiederzufinden. Die Körpermitte, häufig auch „Core" (englisch für „Kern") genannt, meint den gesamten Bereich zwischen Beckenboden und Zwerchfell. So zählen auch die Bauch- und Rückenmuskulatur inklusive der Tiefenmuskulatur, die zusammen das Stützkorsett für unsere Wirbelsäule bilden, dazu. Mit diesen Übungen können Sie Problemen, die häufig durch langes Sitzen ausgelöst werden, entgegenwirken.

 UMKEHRHALTUNGEN

Durch Einnehmen der Umkehrhaltungen steht die Welt – im wahrsten Sinne des Wortes – Kopf. Umkehrhaltungen zählen zu den wirkungsvollsten Yoga-Übungen, weil sie eine wichtige Unterstützung für die Meditation darstellen. Im übertragenen Sinne stellen wir während der Umkehrübungen unser Herz über den Verstand. Denken Sie jedoch stets daran, dass es im Yoga keinen Zwang gibt. Tasten Sie sich langsam heran und hören Sie auf Ihr Gefühl!

 ENTSPANNUNGSÜBUNGEN

Entspannungsübungen haben einen großen Einfluss auf unsere Psyche. Sie helfen uns, den Alltag hinter uns zu lassen und stärken uns gleichzeitig für die bevorstehenden Aufgaben. Das Versetzen des Körpers in einen Ruhezustand hat eine regenerative Wirkung und fördert die Konzentration. Achten Sie bei diesen Übungen besonders auf eine gleichmäßige Atmung.

YOGA-ÜBUNGEN

Die Übungen im Yoga werden auch Asanas genannt.
Sie sind Teil des achtgliedrigen Pfads des Yoga.

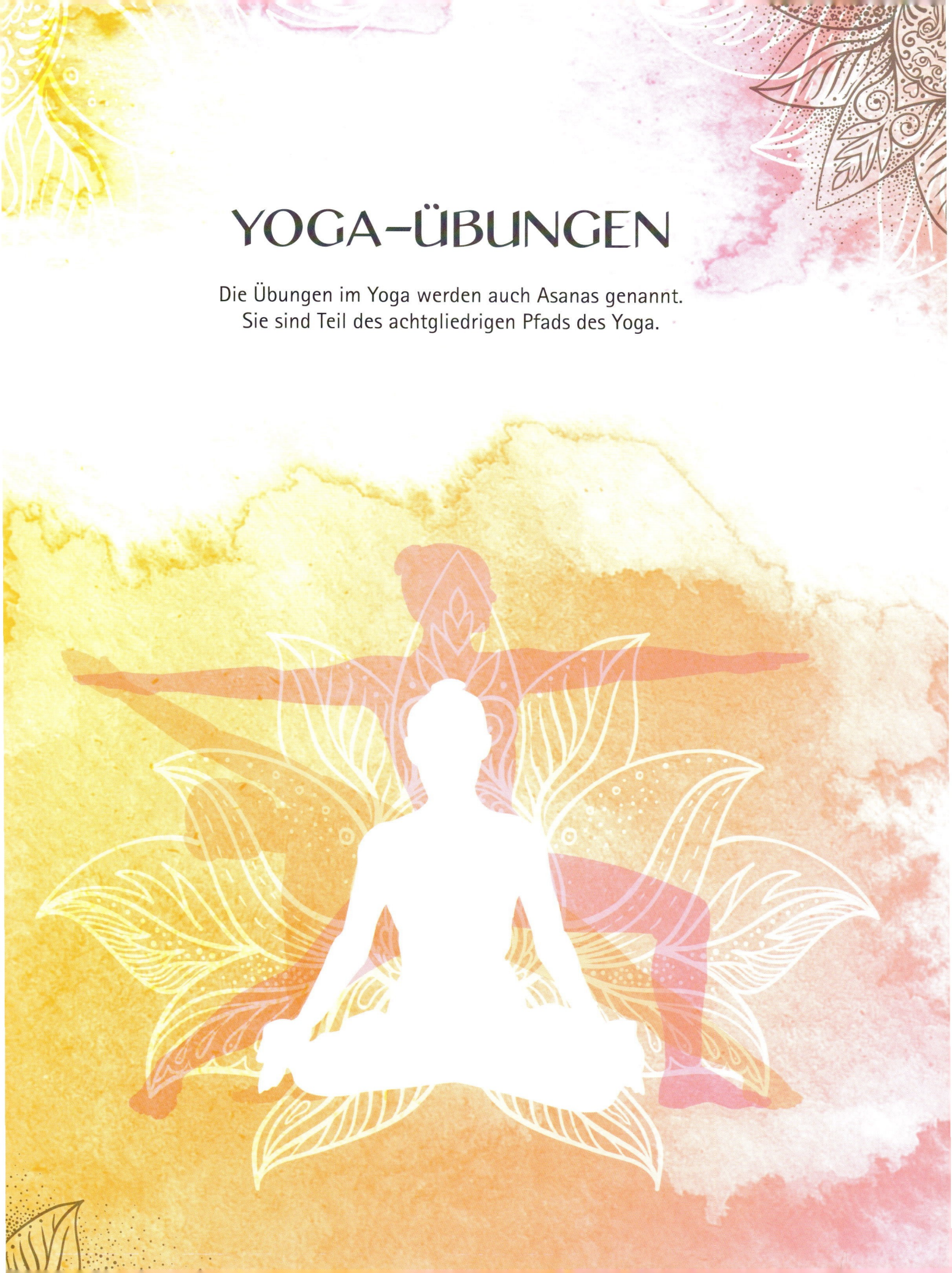

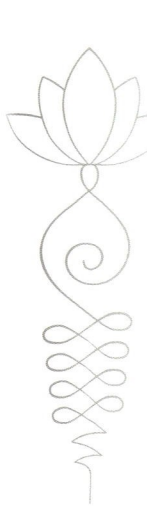

STEHENDE BERGHALTUNG
Tadasana Samasthiti

Bringt den Körper ins Gleichgewicht

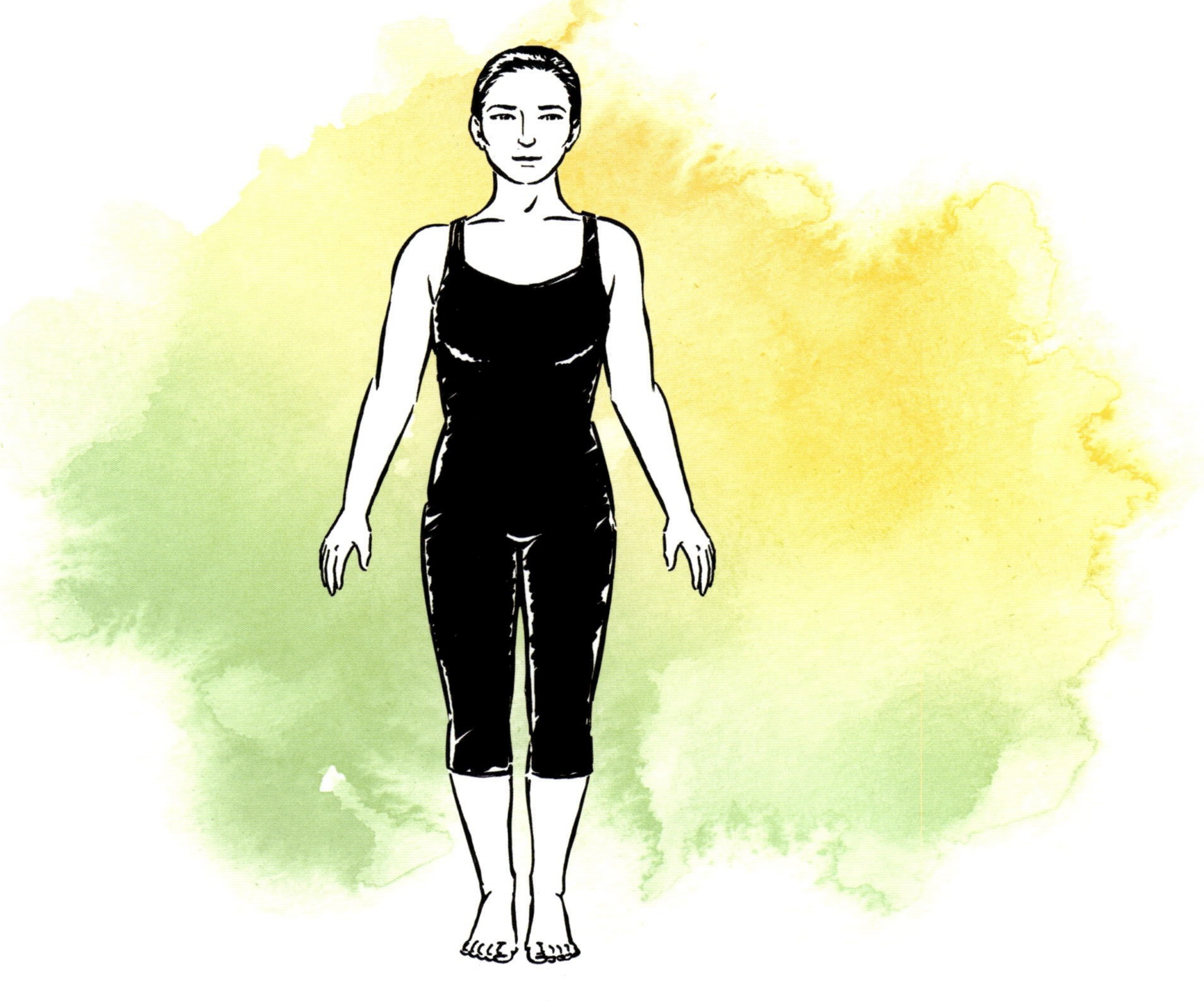

Die *Berghaltung* ist die Ausgangsposition für viele andere Yoga-Übungen, weshalb es besonders wichtig ist, sich diese gut einzuprägen. Stellen Sie die Füße entweder hüftbreit auseinander oder halten Sie die Beine geschlossen, wie es für Sie angenehmer ist. Achten Sie aber auf einen festen Stand. Drücken Sie die Knie durch und ziehen Sie dabei die Kniescheiben nach oben, um das Gelenk zu schonen. Gesäß- und Bauchmuskeln sind leicht angespannt. Der Nacken ist gerade, das Kinn parallel zum Boden. Versuchen Sie, die Wirbelsäule lang zu machen. Die Arme hängen entspannt am Körper herab. Halten Sie diese Position für 5 bis 15 Atemzüge.

GESTRECKTE BERGHALTUNG
Tadasana Urdhva Hastasana

Trainiert die Gelenke

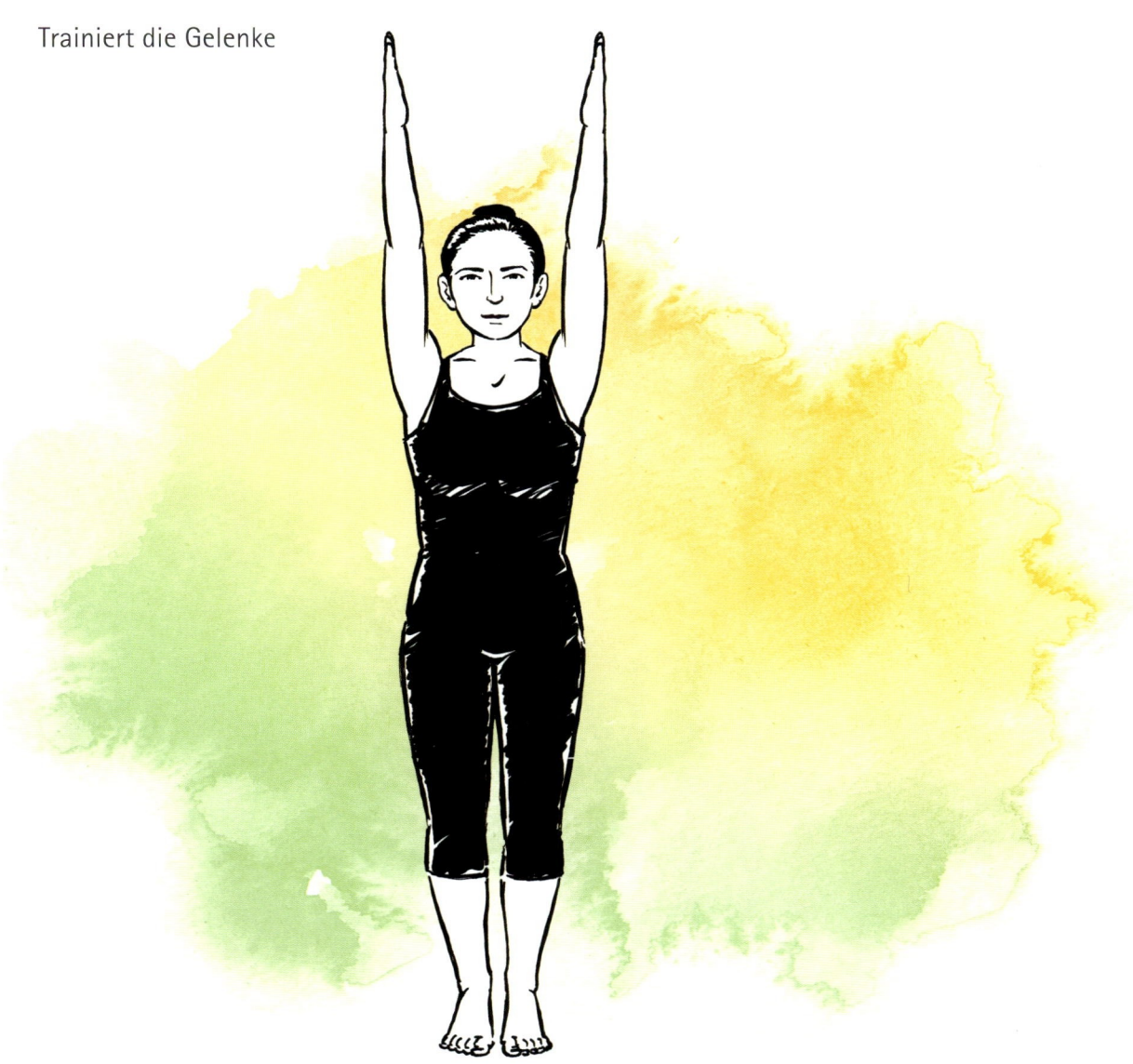

Nehmen Sie als Ausgangsposition die *Berghaltung* ein, wie auf der vorherigen Seite beschrieben. Strecken Sie nun die Arme mit einander zugewandten Handflächen über den Kopf. Die Schultern sollen dabei nicht nach oben gezogen werden. Ziehen Sie Ihren Körper in die Länge, während Ihre Arme und Hände bis in die Fingerspitzen gestreckt sind. Achten Sie darauf, nicht ins Hohlkreuz zu fallen, die Wirbelsäule soll gerade sein. Unter- und Oberschenkel und Gesäß sind angespannt, die Kniescheiben leicht nach oben gezogen. Bleiben Sie für 5 bis 15 Atemzüge in der Position.

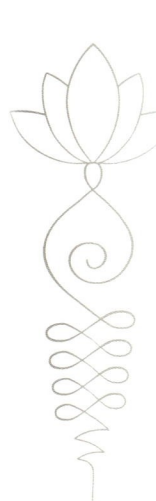

STEHENDE VORBEUGE
Uttanasana

Entlastet die untere Wirbelsäule

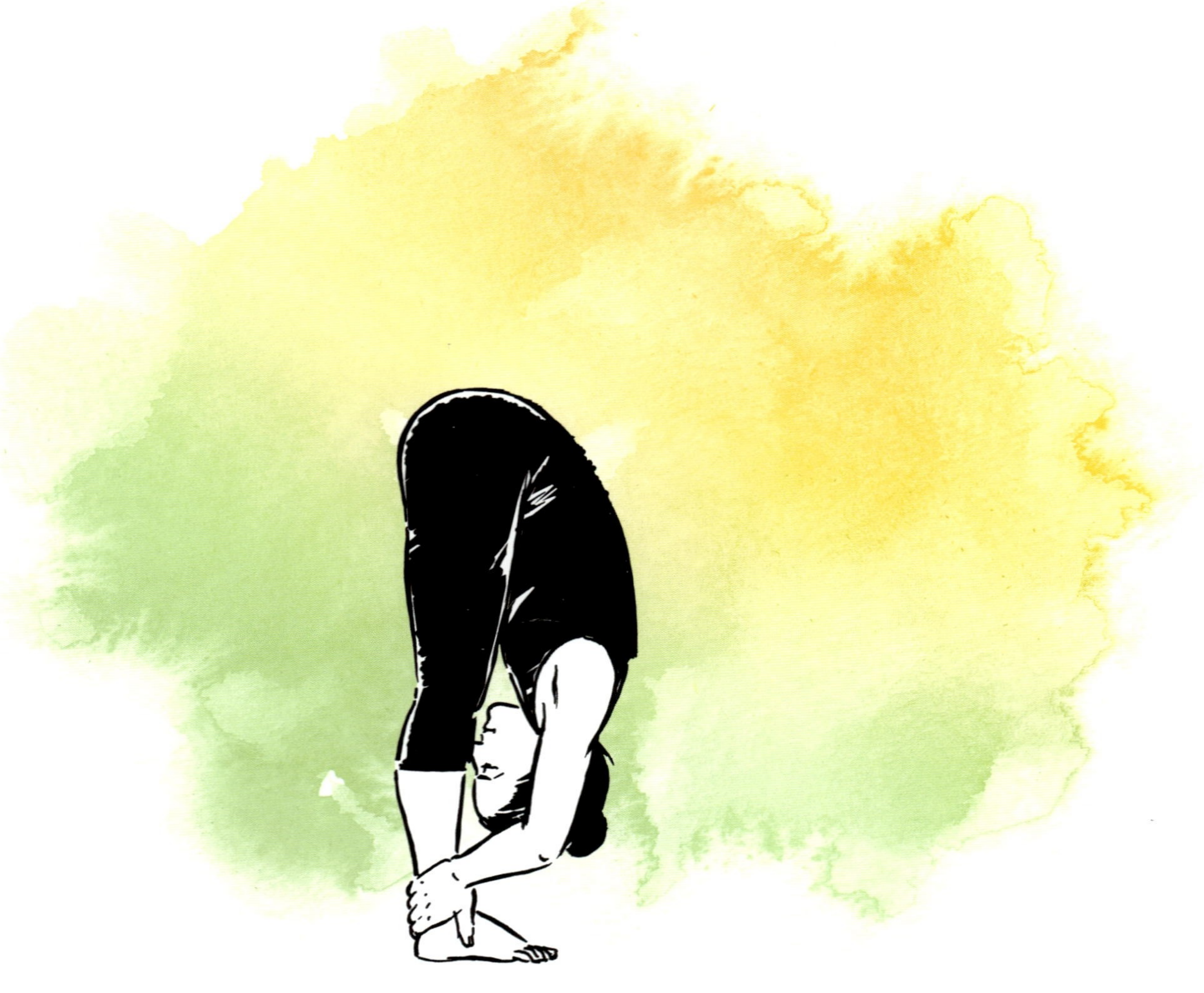

Stellen Sie sich mit geschlossenen Beinen hin. Verteilen Sie Ihr Gewicht gleichmäßig auf beide Füße, damit Sie einen festen Stand haben. Atmen Sie tief
ein und beugen Sie beim Ausatmen Ihren Oberkörper langsam nach vorne. Die
Knie sind dabei leicht gebeugt. Sobald Sie mit dem Brustkorb Ihre Oberschenkel
berühren, legen Sie Ihre Hände um die Knöchel oder auf den Boden. Lassen
Sie den Kopf hängen und spüren Sie die Entspannung in Schultern und Nacken.
Halten Sie die Position für fünf bis zehn Atemzüge und versuchen Sie, sich bei
jedem Atemzug mehr zu entspannen. Um sich aus der Haltung zu lösen, beugen Sie die Knie und kommen Sie mit geradem Rücken zurück nach oben.

ADLER
Garudasana

Trainiert das Gleichgewicht, verleiht Hüftgelenken, Beinen
und Schultern Flexibilität

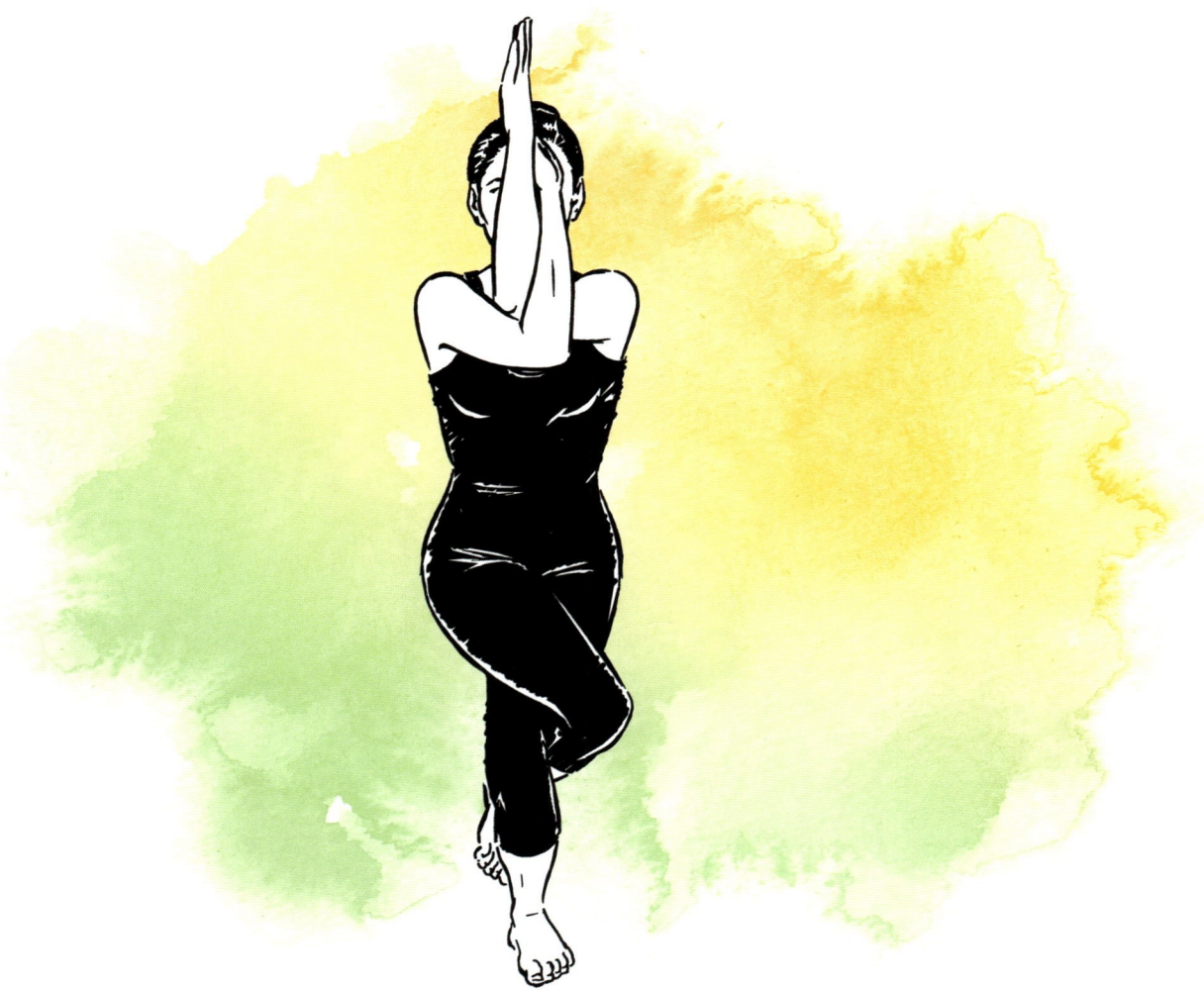

Nehmen Sie die *Berghaltung* (siehe Seite 12) ein. Verlagern Sie Ihr Gewicht
auf den linken Fuß. Bauch- und Rückenmuskeln sind angespannt. Heben Sie
nun Ihr rechtes Bein und schlingen Sie es vorne um das linke Bein herum, während Sie das linke Knie leicht beugen. Strecken Sie nun den linken Arm nach
vorne aus, die Handfläche zeigt nach oben. Strecken Sie den rechten Arm
seitwärts aus, mit der Handfläche ebenfalls nach oben. Führen Sie nun den
rechten Arm unter dem linken durch, sodass der linke Ellbogen in der rechten
Elle liegt. Beugen Sie nun den rechten Arm senkrecht nach oben und drehen
Sie die Handflächen nach außen. Heben Sie die Arme soweit, dass der rechte
Oberarm auf Schulterhöhe ist und halten Sie die Position fünf Atemzüge lang.

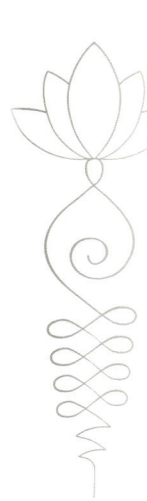

STUHL
Utkatasana

Stärkt die Rücken- und Oberschenkelmuskulatur

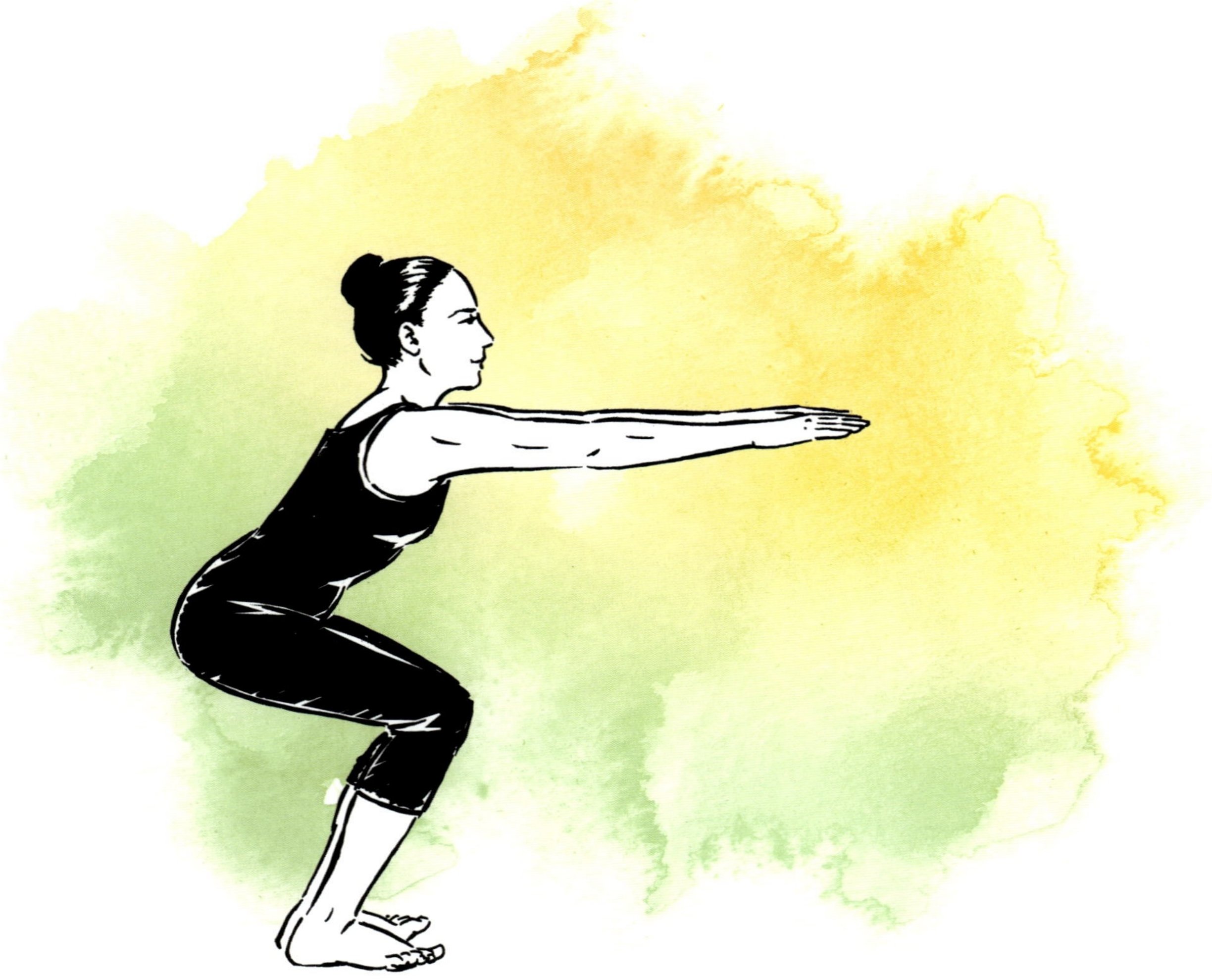

Stehen Sie mit den Füßen hüftbreit auseinander, atmen Sie ein und führen Sie die Arme zur Seite und dann nach vorne, während Sie ausatmen und die Knie tief beugen. Verlagern Sie dabei Ihr Gewicht auf die Fersen. Die Hände sollen die Schulterhöhe nicht überschreiten und die Handflächen zeigen nach unten. Die Schulterblätter werden Richtung Matte gezogen und das Becken leicht nach hinten gekippt. Achten Sie darauf, dass Ihr Oberkörper gerade bleibt. Halten Sie diese Position für mindestens fünf Atemzüge.

HOHER AUSFALLSCHRITT
Utthita Ashwa Sanchalanasana

Stärkt die Beine und fördert die Balance

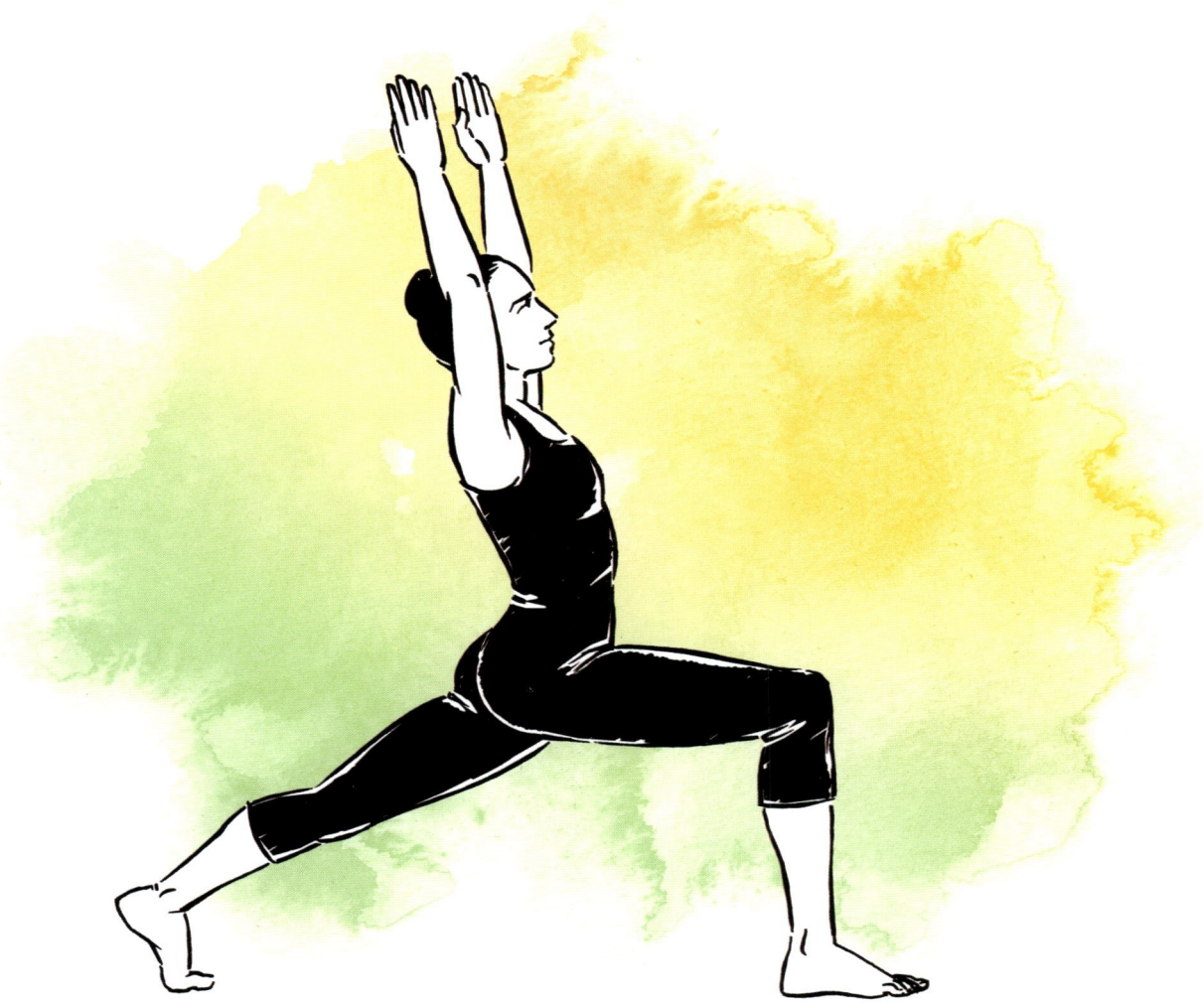

Machen Sie mit dem rechten Bein einen großen Schritt nach vorne und heben Sie die Ferse des hinteren Fußes an, sodass Sie nur auf dem Fußballen stehen. Beugen Sie beim Ausatmen das vordere Knie zu einem rechten Winkel. Achten Sie darauf, dass Sie einen festen Stand haben. Fuß- und Kniegelenk sollten eine Linie bilden. Strecken Sie nun beide Arme nach oben. Die Handflächen sind zueinander gerichtet. Halten Sie die Position für fünf Atemzüge, wechseln Sie dann die Seite und wiederholen Sie die Übung.

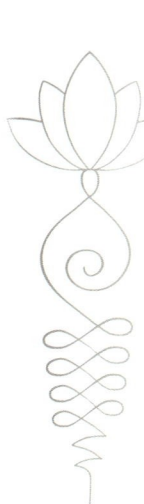

TIEFER AUSFALLSCHRITT
Anjaneyasana

Dehnt die Leisten und öffnet den Brustkorb

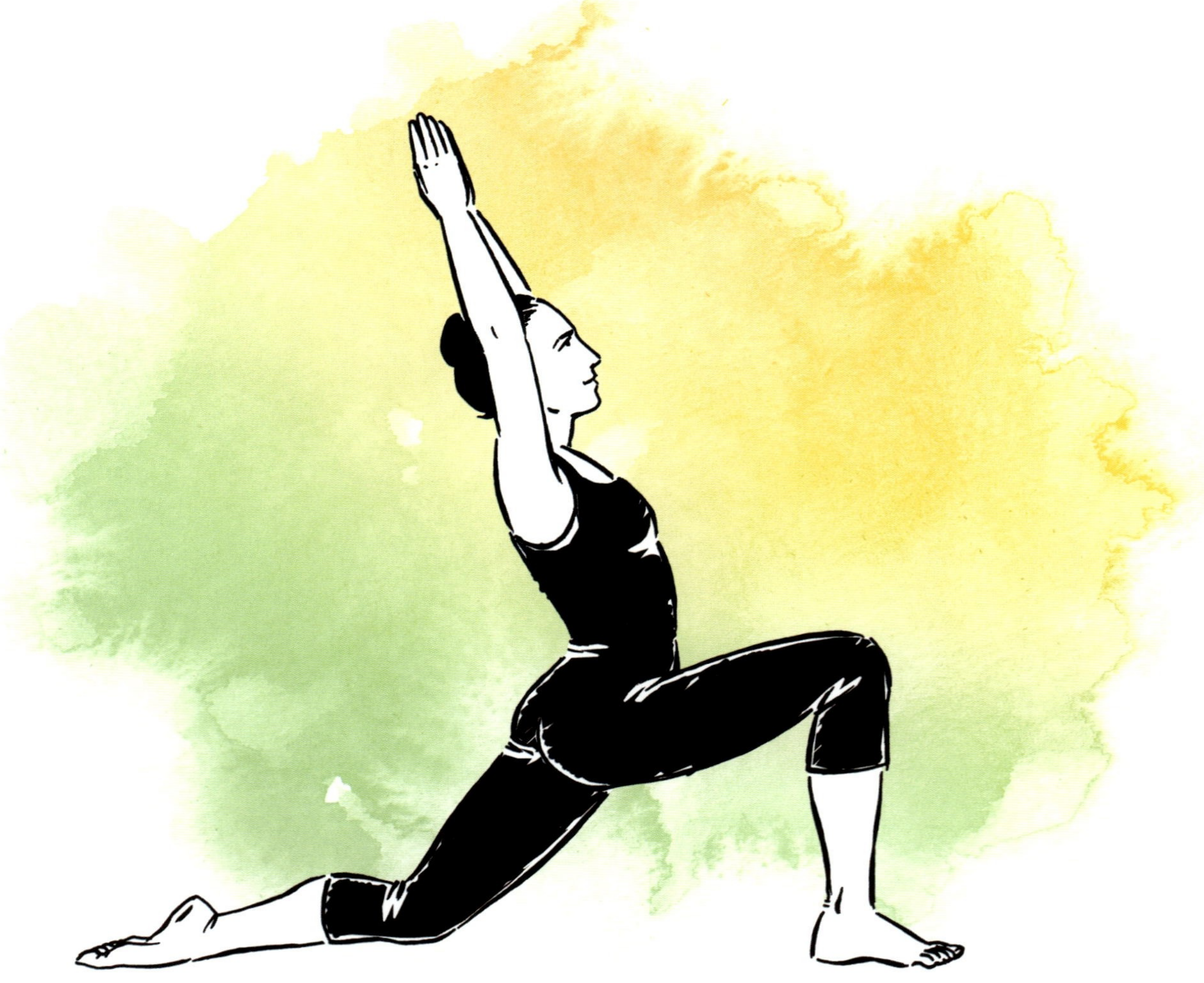

Machen Sie mit dem rechten Bein einen großen Schritt nach vorne und beugen Sie das Knie um 90 Grad. Lassen Sie Ihr linkes Knie Richtung Boden sinken und schieben Sie das linke Bein nach hinten, sodass Sie eine angenehme Dehnung im Oberschenkel spüren. Heben Sie beim Einatmen die Arme nach oben. Die Handflächen sind einander zugewandt und die Finger gestreckt. Richten Sie Ihren Rumpf auf, indem Sie das Steißbein nach unten und das Schambein nach oben Richtung Nabel ziehen. Legen Sie Ihren Kopf beim Ausatmen leicht in den Nacken. Halten Sie die Position für fünf Atemzüge und wechseln Sie dann für die Wiederholung die Seite.

REITER
Ashwa Sanchalanasana

Öffnet den Leistenbereich und stärkt die Brustmuskulatur

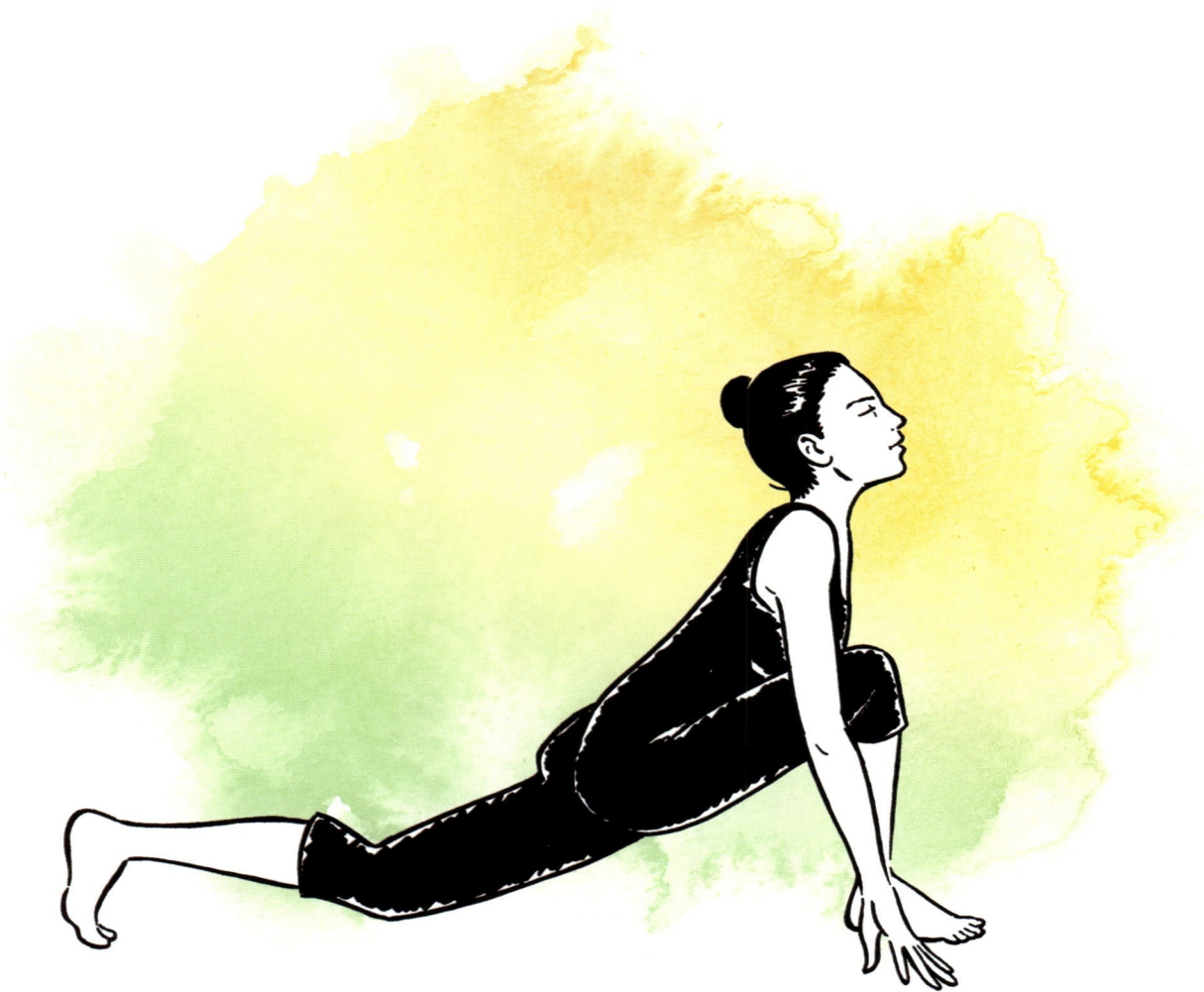

Machen Sie mit dem rechten Bein einen großen Ausfallschritt und beugen
Sie das rechte Knie in einem rechten Winkel, sodass es sich senkrecht über der
rechten Ferse befindet. Das linke Bein ist weit nach hinten gestreckt und nur
die Zehen und Ballen berühren den Boden. Platzieren Sie die Hände ungefähr
unter den Schultern, die Fingerspitzen berühren den Boden, werden aber nicht
belastet. Ziehen Sie Ihr Schambein Richtung Nabel. Halten Sie die Position für
mindestens fünf Atemzüge, gehen Sie dann zurück in die Ausgangsposition und
führen Sie die Übung auf der anderen Seite durch.

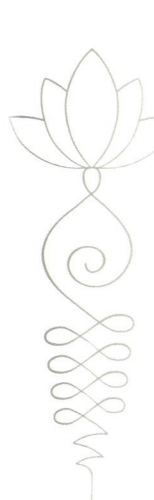

SEITLICHE WINKELSTRECKUNG
Utthita Parsvakonasana

Dehnt die Körperseiten besonders intensiv

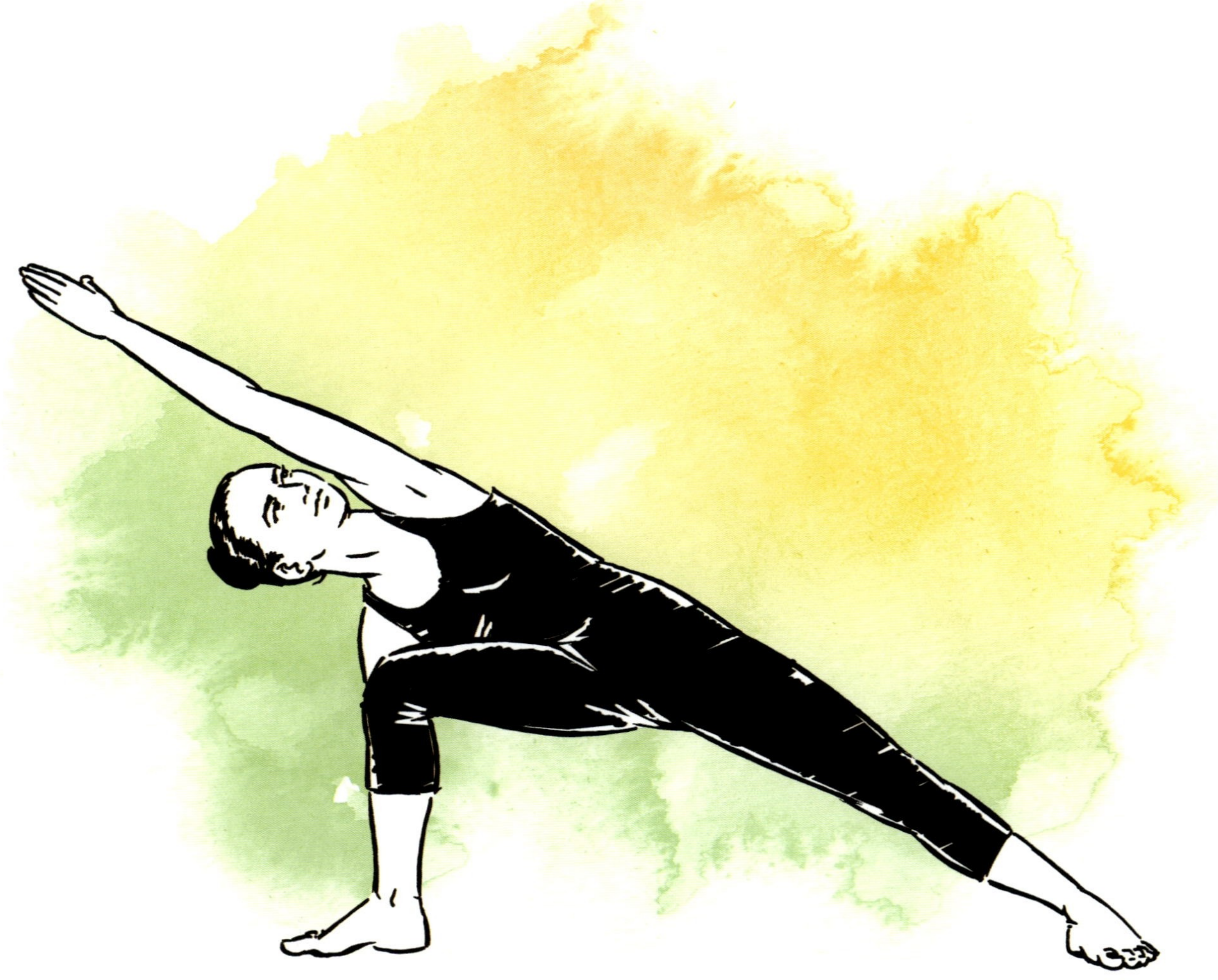

Stellen Sie Ihr rechtes Bein nach vorne und das linke weit nach hinten. Beugen Sie Ihr rechtes Knie, sodass ein rechter Winkel entsteht. Dabei sollten Knie- und Fußgelenk eine Linie bilden, der Oberschenkel ist parallel zum Boden. Drehen Sie den linken Fuß um circa 45 Grad nach außen. Strecken Sie beim Einatmen beide Arme seitlich aus, während die Handflächen zum Boden zeigen. Senken Sie beim Ausatmen Ihren Oberkörper nach rechts und stellen Sie Ihre rechte Hand neben die Außenseite Ihres rechten Fußes. Der linke Arm wird schräg nach oben gestreckt, sodass er eine Linie mit dem linken Bein bildet. Halten Sie die Position für mindestens fünf Atemzüge und wechseln Sie dann die Seite.

GEDREHTER SEITLICHER WINKEL
Parivrtta Parsvakonasana

Fördert die Beweglichkeit des Rückgrats und der Schulter

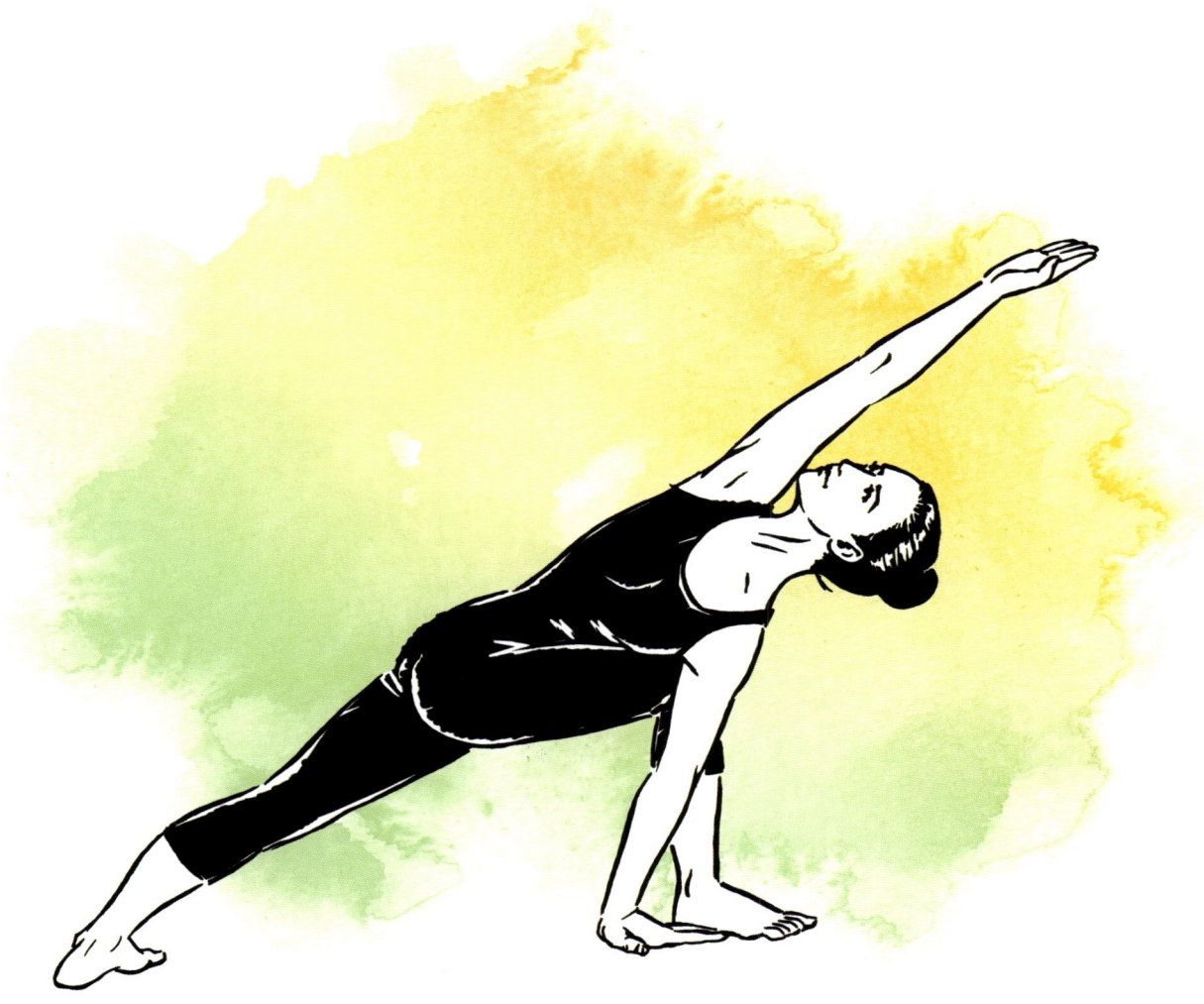

Gehen Sie zunächst wie bei der seitlichen Winkelstreckung auf der vorherigen Seite vor: Stellen Sie Ihr rechtes Bein nach vorne und das linke weit nach hinten, beugen Sie das rechte Knie um 90 Grad. Drehen Sie den linken Fuß nach außen. Strecken Sie die Arme mit den Handflächen nach unten zu den Seiten aus. Drehen Sie nun beim Ausatmen Ihren Oberkörper und setzen Sie Ihre linke Hand neben die Außenseite des rechten Fußes. Die linke Achselhöhle berührt dabei das rechte Knie. Der rechte Arm wird am Ohr vorbei schräg nach vorne oben gezogen. Bleiben Sie für fünf Atemzüge in dieser Position und wechseln Sie dann die Seite.

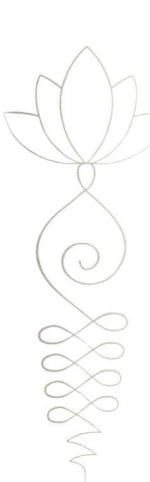

DREIECK
Utthita Trikonasana

Streckt die Wirbelsäule und stärkt die Beine

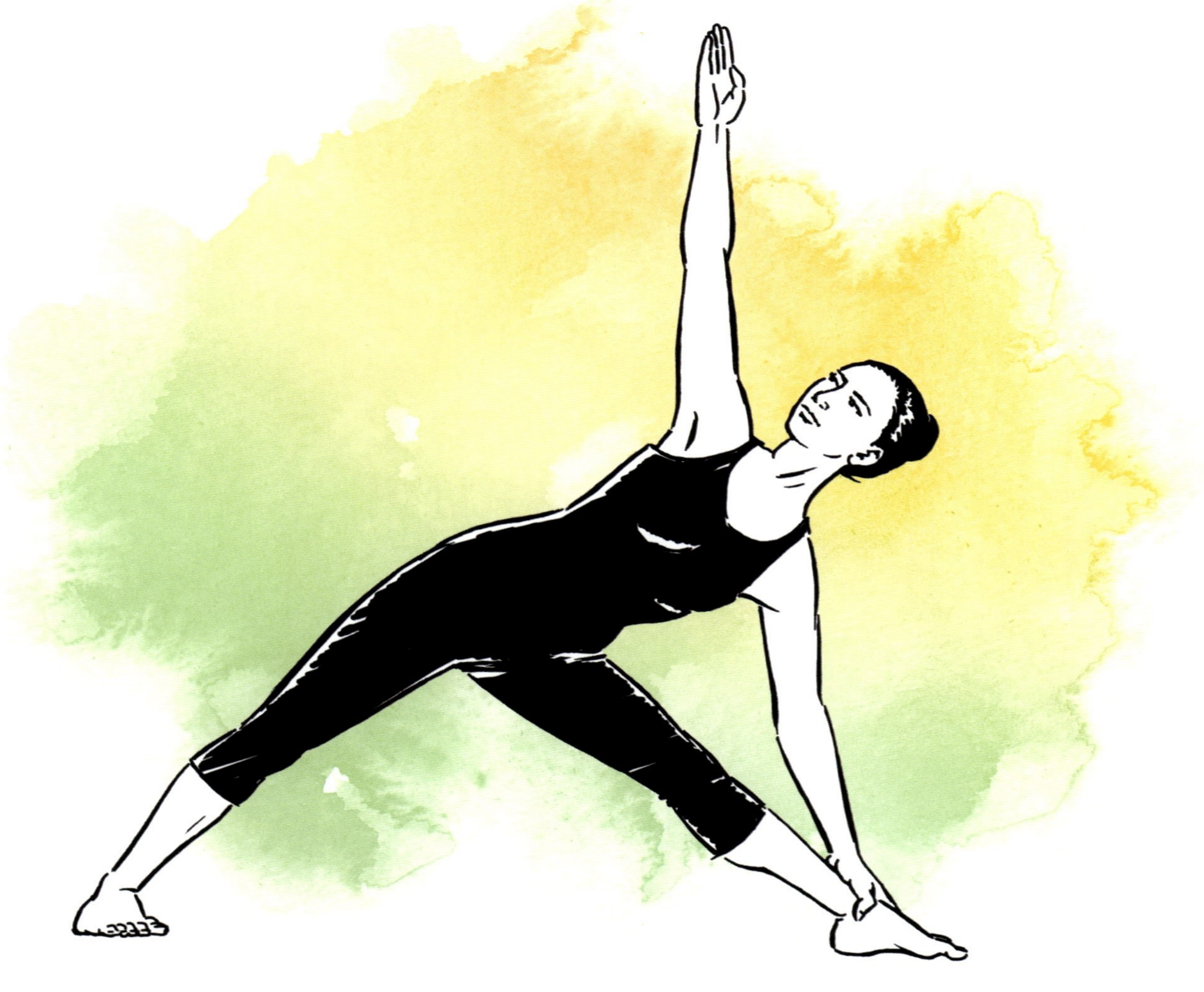

Nehmen Sie als Ausgangsposition die *Berghaltung* (siehe Seite 12) ein. Machen Sie nun einen Ausfallschritt und grätschen Sie die Beine seitlich. Die Füße stehen parallel zueinander und der Abstand zwischen ihnen sollte ungefähr eine Beinlänge betragen. Drehen Sie nun das linke Bein um 90 Grad nach außen, während der rechte Fuß leicht nach links eingedreht ist. Strecken Sie beim Einatmen die Arme mit den Handflächen nach unten zur Seite aus. Beugen Sie den Rumpf beim nächsten Ausatmen seitlich nach links, die Hand des linken Armes geht in Richtung Fuß. Je nachdem, wie es sich gut für Sie anfühlt, berühren Sie mit der Hand Wade, Knöchel oder Boden. Achten Sie darauf, dass Ihr Rücken gerade bleibt. Wechseln Sie nach fünf Atemzügen die Seite.

HALBMOND
Ardha Chandrasana

Streckt die Wirbelsäule und fördert Konzentration und Koordination

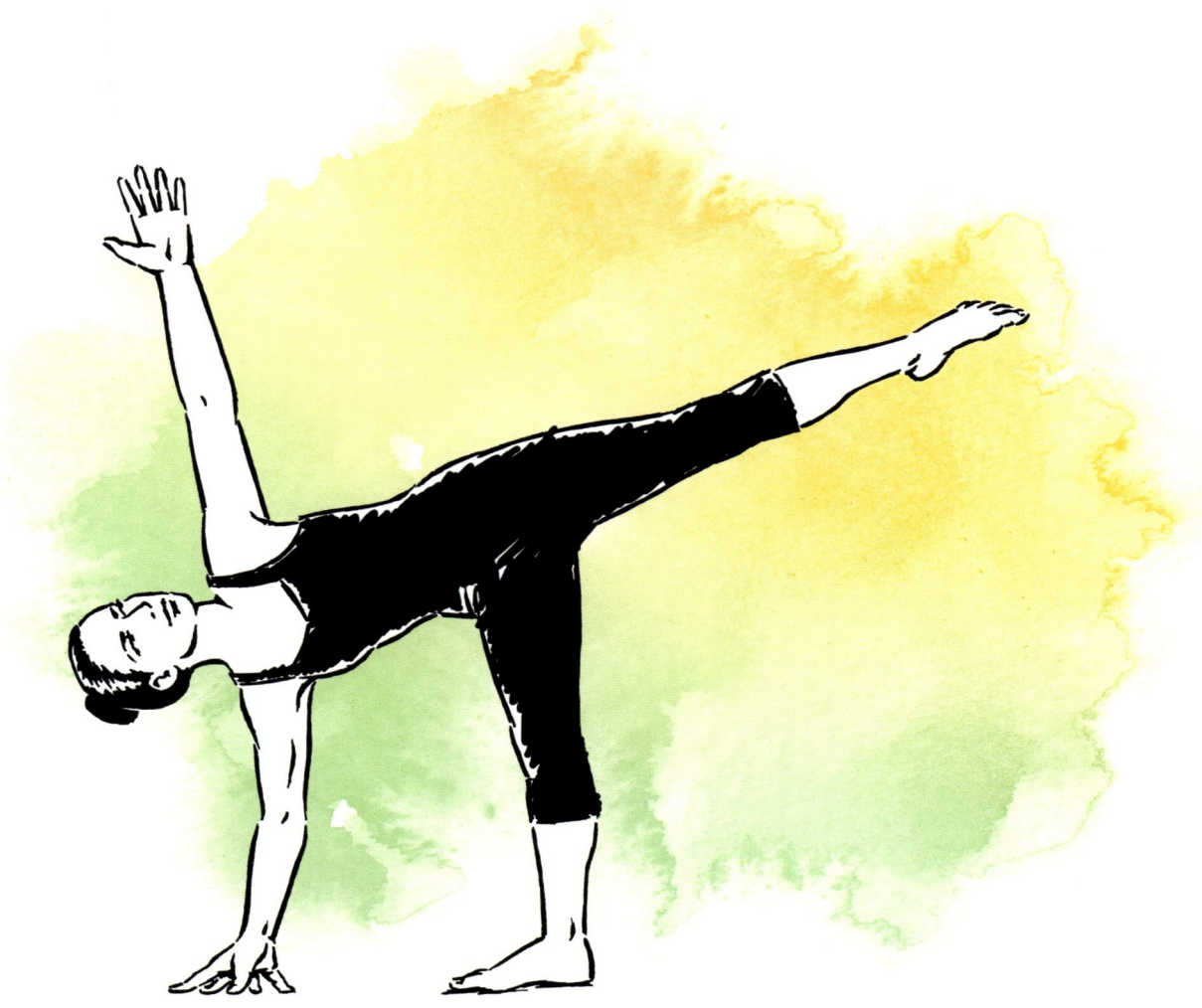

Machen Sie einen großen Ausfallschritt und grätschen Sie die Beine seitlich. Drehen Sie Ihr rechtes Bein nach außen, während Sie den linken Fuß leicht eindrehen. Strecken Sie Ihre Arme seitlich aus und beugen Sie Ihren Rumpf mit geradem Rücken nach rechts. Nun befinden Sie sich im *Dreieck*, das auf der vorherigen Seite beschrieben wird. Legen Sie nun Ihre linke Hand auf die linke Hüfte und stellen Sie Ihre rechte Hand so weit vom Fuß entfernt auf dem Boden ab, dass sie eine Linie mit Ihrer Schulter bildet. Strecken Sie nun das linke Bein und gleichzeitig Ihren linken Arm nach oben aus. Folgen Sie mit Ihrem Blick dem linken Arm. Atmen Sie fünfmal tief ein und aus, wechseln Sie dann die Seite und wiederholen Sie die Übung.

HERABSCHAUENDER HUND
Adho Mukha Svanasana

Lockert die Lendenwirbelsäule und stärkt Rumpf und Beine

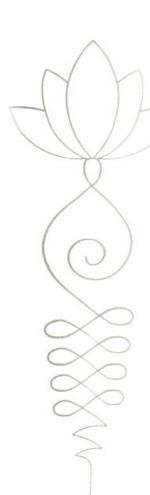

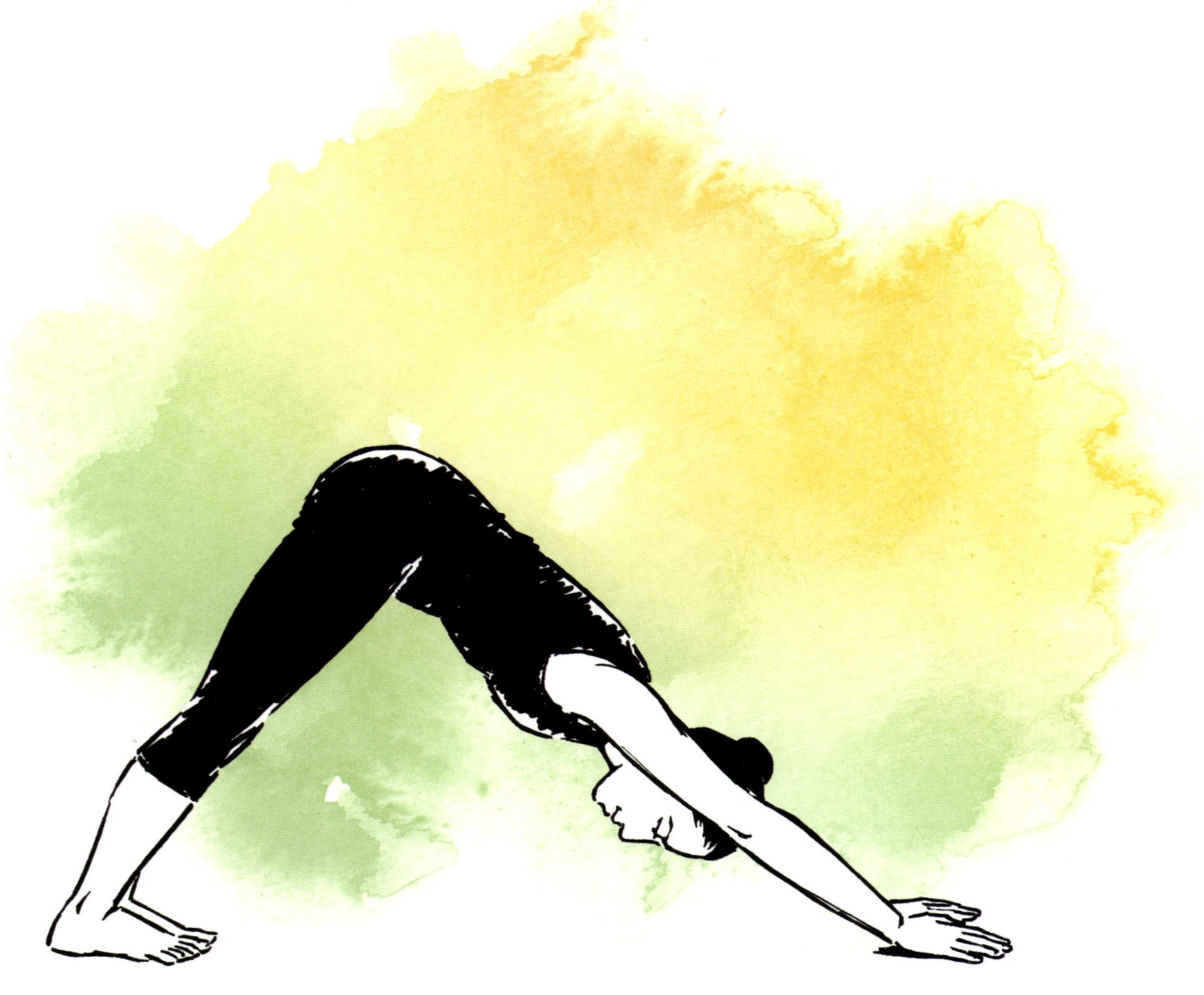

Starten Sie im *Vierfüßlerstand* (siehe Seite 35), bei dem Sie auf dem Boden knien. Die Knie sind unter den Hüftknochen positioniert und die Hände unter den Schultern. Die Finger sind gespreizt. Schieben Sie beim Ausatmen Ihr Gesäß nach hinten und die Sitzbeinhöcker nach oben. Drücken Sie Ihre Hände fest auf die Matte, jedoch ohne die Finger zu belasten. Die Oberarme sind auf der Höhe der Ohren und drehen nach außen, während die Unterarme geringfügig nach innen drehen. Der Rücken ist gerade und der Kopf bildet die Verlängerung der Wirbelsäule, der Nacken bleibt entspannt. Strecken Sie nun Ihre Beine und bringen Sie die Fersen zum Boden. Halten Sie diese Position für 5 bis 15 Atemzüge.

DREIBEINIGER HUND mit Hüftöffnung
Eka Pada Adho Mukha Svanasana

Mobilisiert die Gelenke, reduziert Stress und hilft gegen Müdigkeit

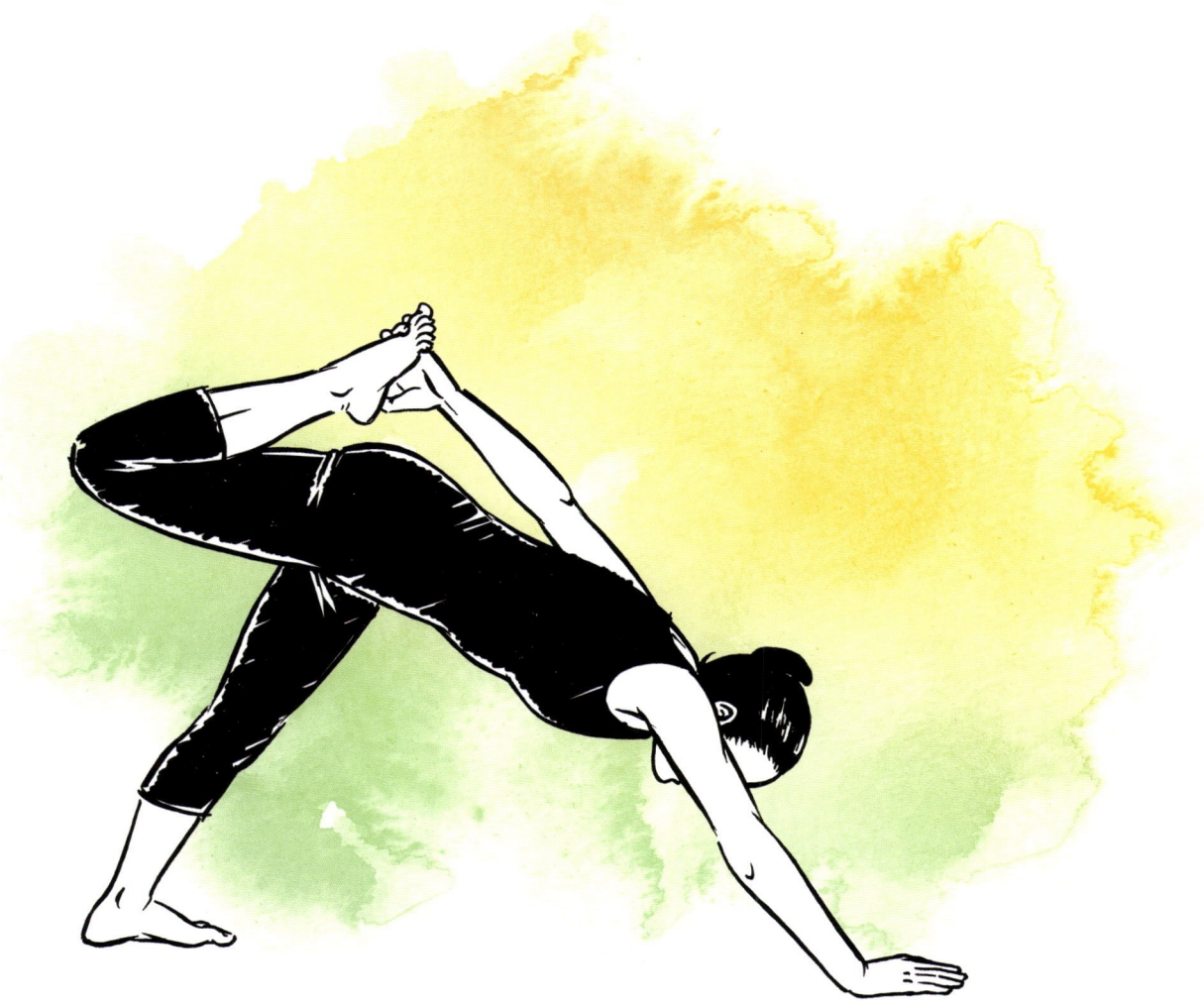

Starten Sie aus der Position des *herabschauenden Hundes* auf der vorherigen
Seite. Strecken Sie nun Ihr rechtes Bein schräg nach hinten oben. Die Hände
bleiben am Boden. Achten Sie darauf, in der Hüfte gerade zu bleiben. Nun befinden Sie sich in der Position, die *dreibeiniger Hund* genannt wird. Sie können
diese Position nun fünf Atemzüge halten oder in die Hüftöffnung gehen. Winkeln Sie dazu das gestreckte Bein an, während Sie mit der linken Hand nach
Ihrem Fuß greifen. Ziehen Sie den Fuß nun zur gegenüberliegenden Seite, sodass
Sie eine angenehme Dehnung in der Hüfte spüren. Atmen Sie fünfmal tief ein
und aus. Wechseln Sie zum Wiederholen die Seite.

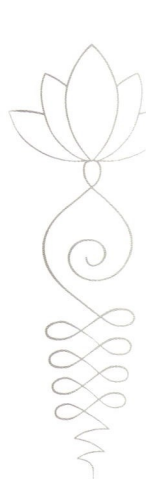

BAUM
Vrksasana

Stabilisiert das Gleichgewicht und fördert die Konzentration

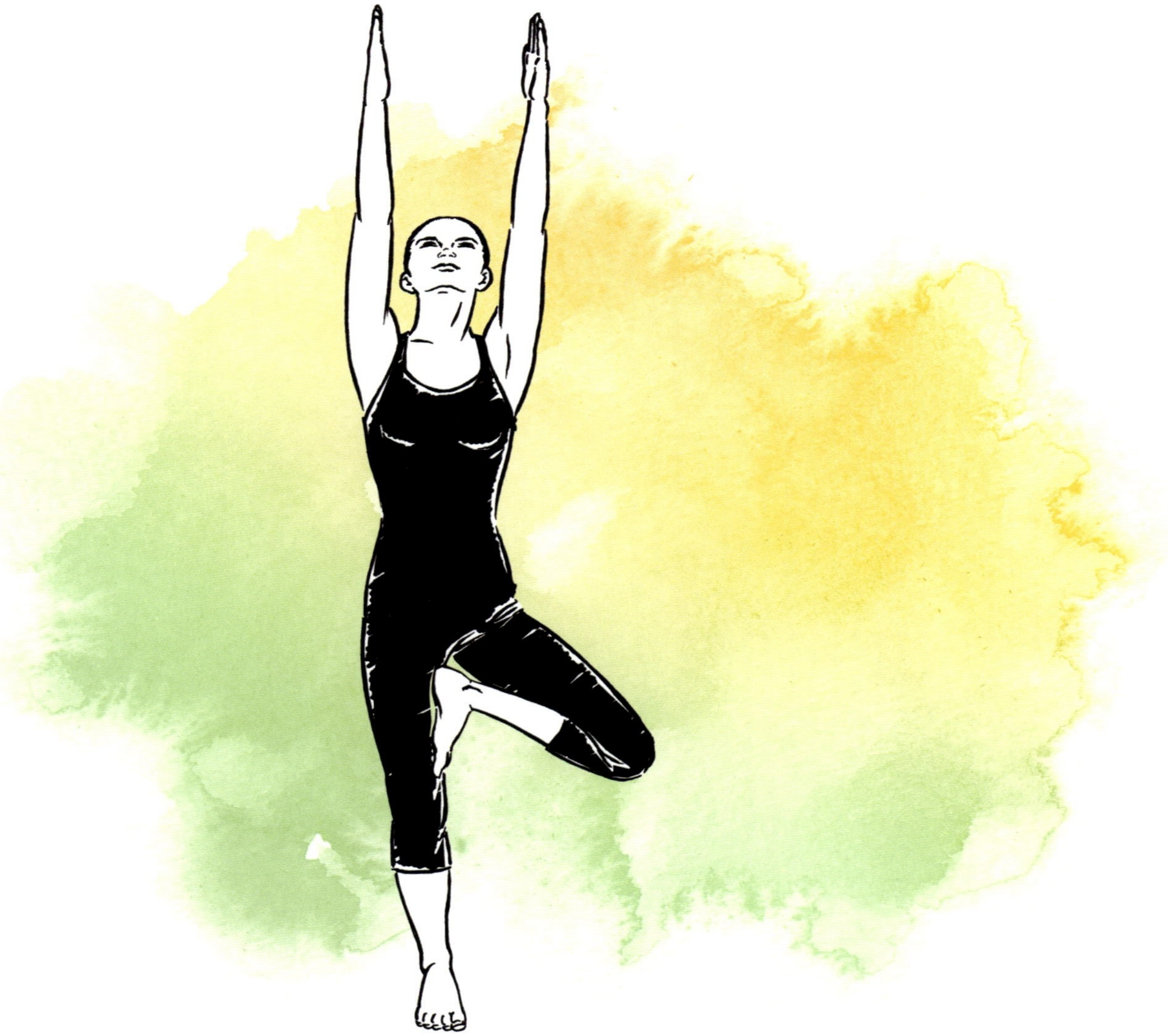

Nehmen Sie einen festen Stand ein: Stellen Sie die Füße etwa hüftbreit auseinander, legen Sie die Hände auf die Hüften und atmen Sie tief ein. Heben Sie
beim Ausatmen Ihr linkes Bein an und legen Sie die Fußsohle an die Innenseite
Ihres rechten Oberschenkels. Sie können die Sohle auch an der Wade ablegen
oder mit den Zehen auf dem Boden bleiben. Achten Sie darauf, dass Ihr Gewicht auf dem gesamten rechten Fuß verteilt ist. Strecken Sie beim Einatmen
die Arme über den Kopf senkrecht nach oben, wobei die Schultern entspannt
sind. Richten Sie Ihren Blick Richtung Decke. Atmen Sie fünf- bis zehnmal tief
ein und aus und wiederholen Sie dann die Übung auf dem anderen Bein.

HELD I
Virabhadrasana I

Öffnet die Hüften und stärkt die Beine

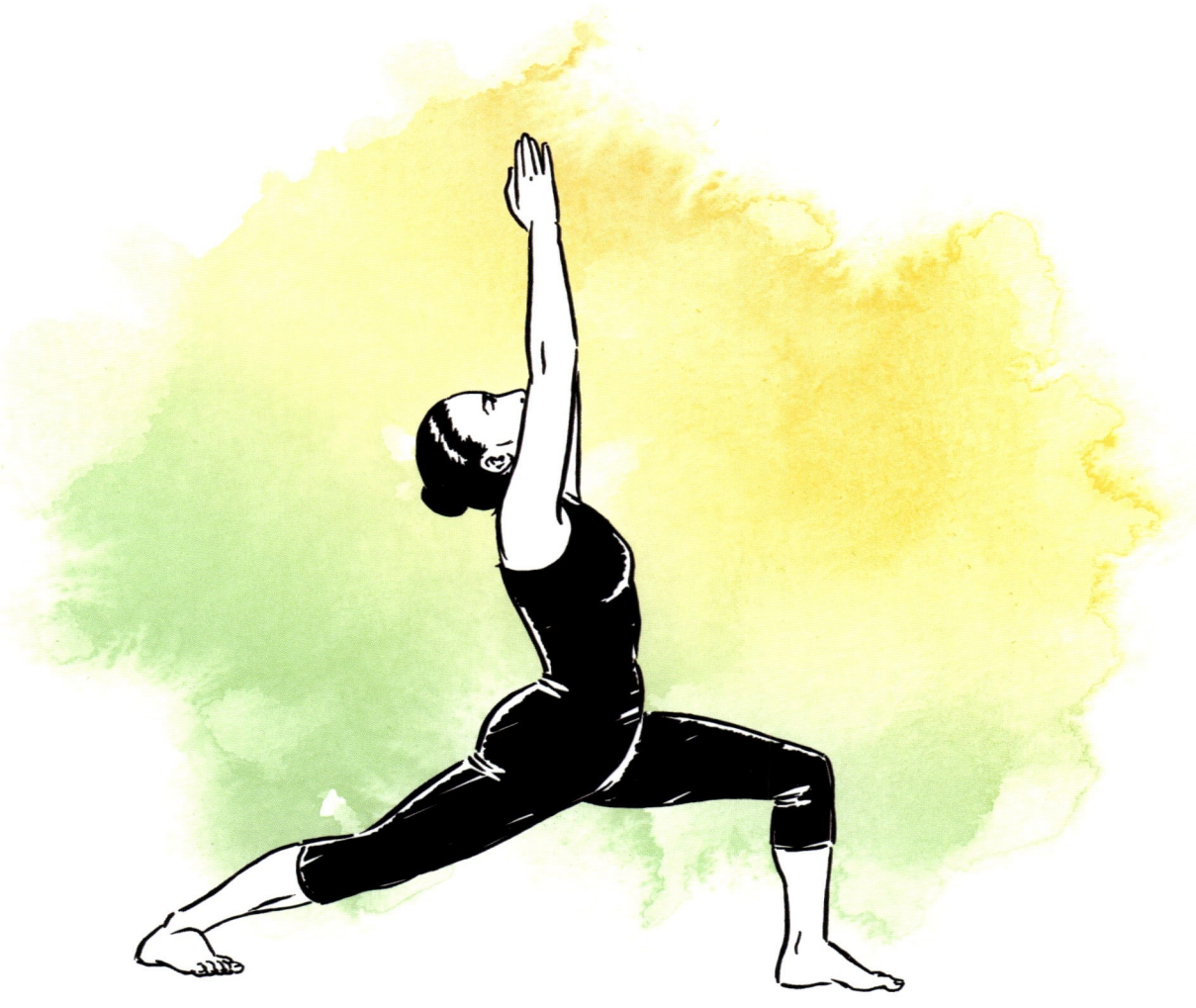

Stellen Sie aus einem festen Stand beziehungsweise der *Berghaltung* (siehe Seite 12) das linke Bein weit nach vorne und beugen Sie das Knie zu einem rechten Winkel. Drehen Sie den rechten Fuß circa 45 Grad nach außen, die Fersen des linken und rechten Fußes sind auf einer Linie. Strecken Sie Ihre Wirbelsäule, indem Sie das Schambein zum Bauchnabel ziehen. Heben Sie beim Einatmen beide Arme senkrecht nach oben. Die Handflächen zeigen zueinander und die Finger sind gestreckt. Ziehen Sie die Schulterblätter nach unten und richten Sie Ihren Blick nach oben. Atmen Sie fünfmal tief ein und aus, wechseln Sie dann die Seite und wiederholen Sie die Übung.

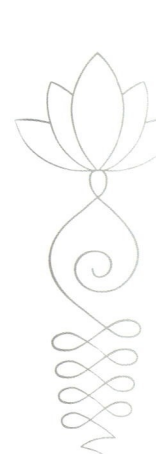

HELD II
Virabhadrasana II

Fördert die Ausdauer und stärkt die Beine

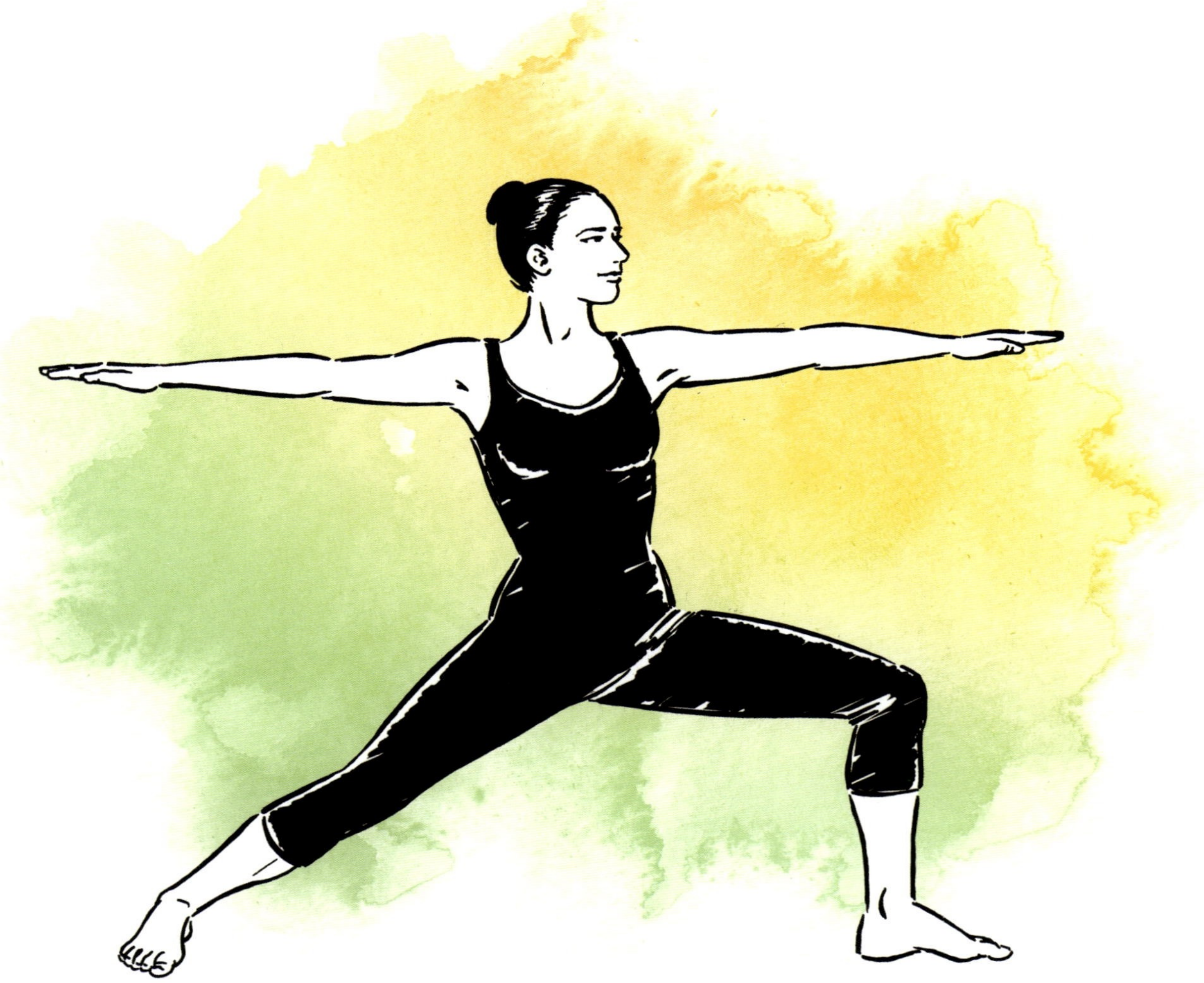

Nehmen Sie aus dem Stand das linke Bein nach vorne und beugen Sie das Knie, damit es im rechten Winkel steht. Drehen Sie den rechten Fuß etwas nach hinten und Ihre Hüfte nach rechts, sodass Sie eine angenehme Spannung in den Oberschenkeln wahrnehmen. Strecken Sie Ihre Wirbelsäule und heben Sie beim Einatmen beide Arme. Sie sollten parallel zum Boden sein und die Hände mit den Handflächen nach unten auf Schulterhöhe. Schauen Sie nun über Ihren linken Arm nach vorne. Halten Sie die Übung fünf Atemzüge lang, bevor Sie die Seite wechseln und die Übung wiederholen.

TÄNZER
Natarajasana

Trainiert das Gleichgewicht und verleiht körperliche und geistige Stabilität

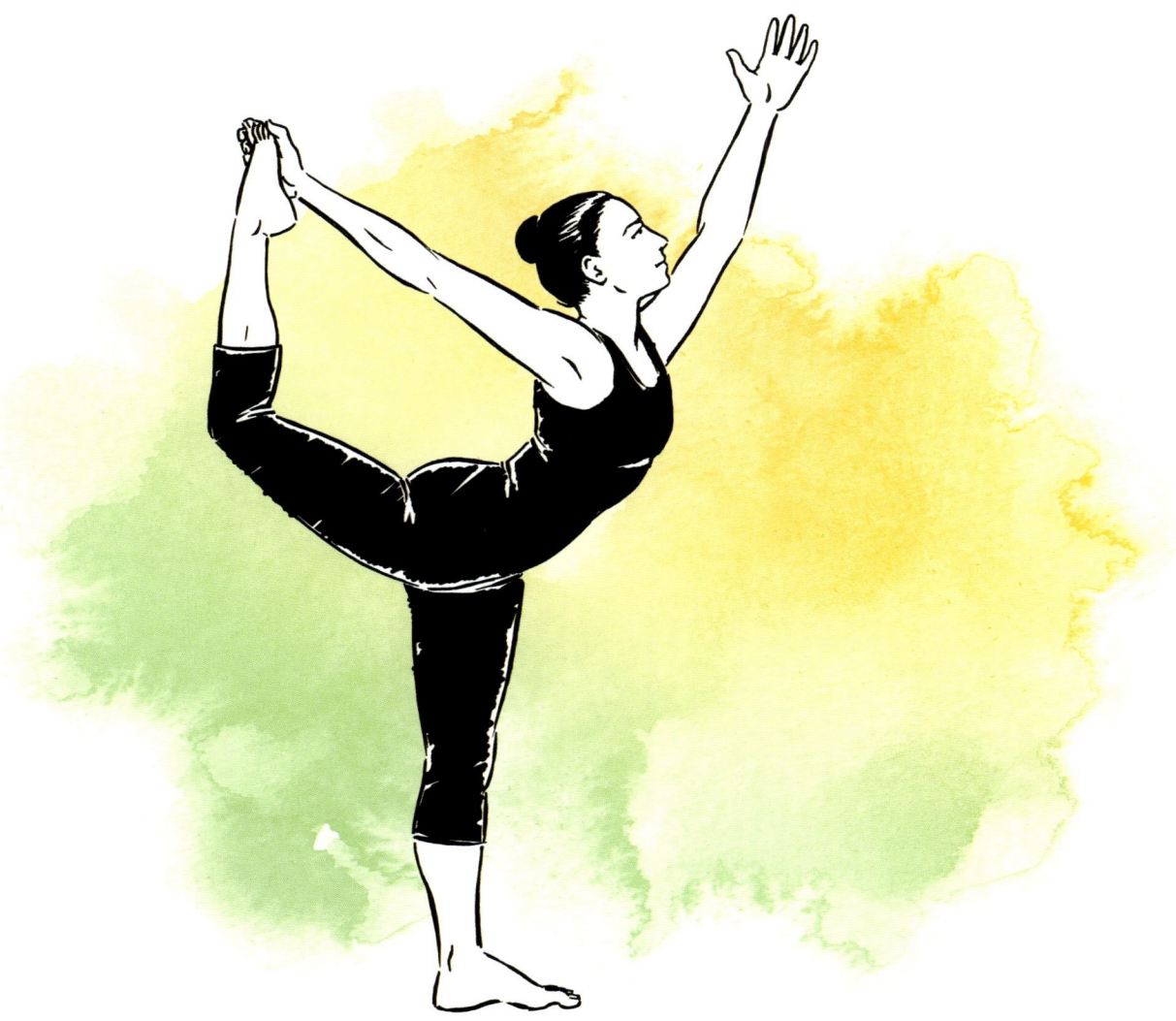

Beginnen Sie in der *Berghaltung* (siehe Seite 12). Verlagern Sie Ihr Gewicht beim Einatmen auf den linken Fuß, strecken Sie das rechte Bein angewinkelt nach oben und greifen Sie mit der rechten Hand nach Ihrem rechten Fuß. Rücken- und Bauchmuskeln sind angespannt. Strecken Sie Ihren linken Arm nach vorne oben aus. Schieben Sie jetzt Ihren rechten Unterschenkel langsam nach hinten oben. Wenn möglich, folgen Sie mit Ihrem Blick Ihrer linken Hand. Gehen Sie aber nur so weit, wie Sie es sich zutrauen. Halten Sie die Position für fünf Atemzüge und wechseln Sie dann die Seite. Bei Verletzungen der Lendenwirbelsäule oder im unteren Rücken sollte diese Übung nicht durchgeführt werden.

HAND-ZEH-STRECKUNG
Utthita Hasta Padangustasana

Dehnt die Oberschenkelrückseite und stärkt die Wirbelsäule

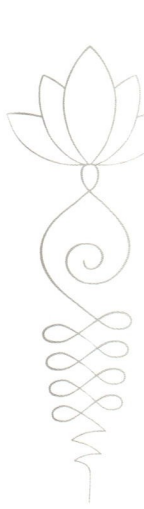

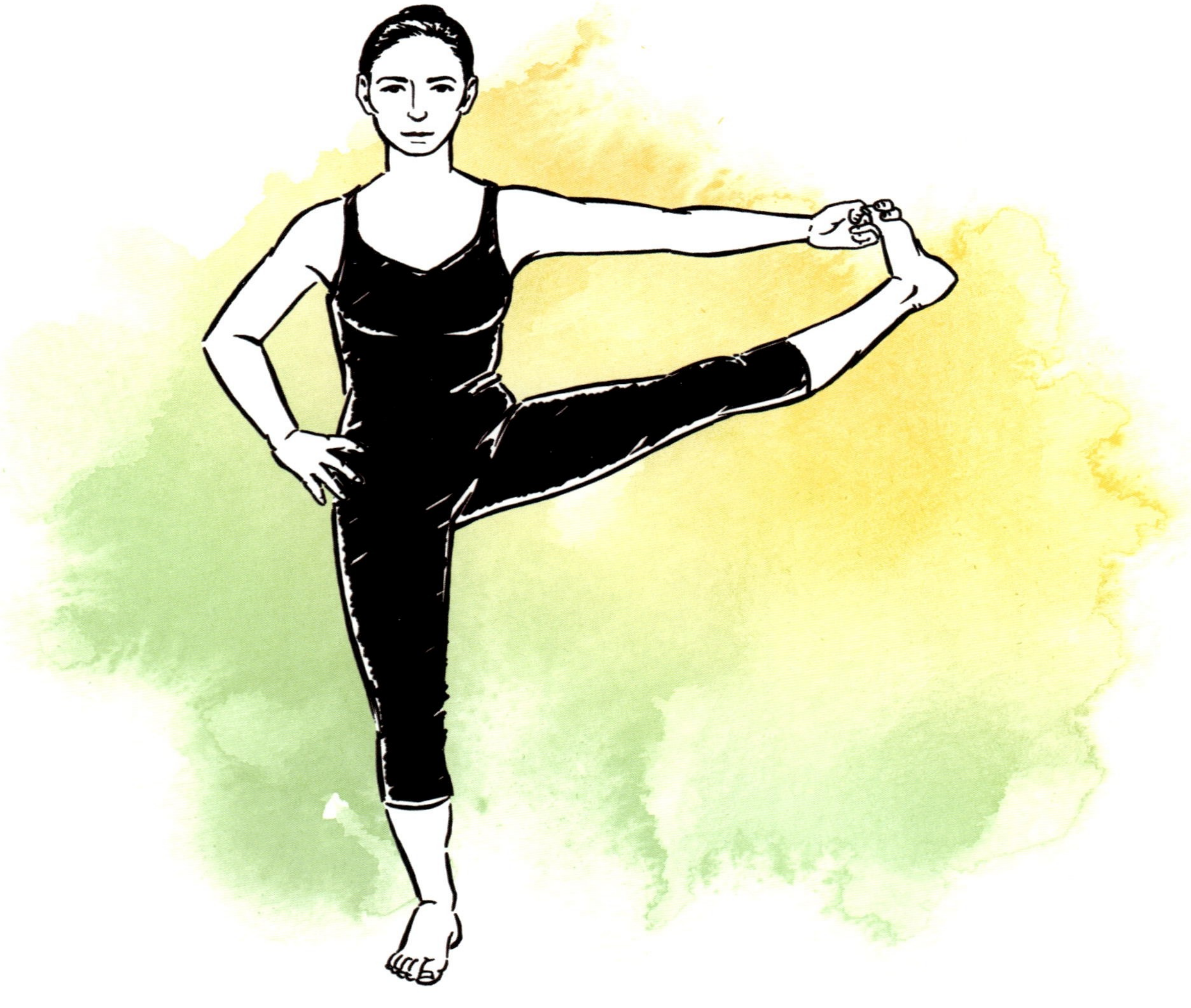

Stützen Sie in der *Berghaltung* (siehe Seite 12) Ihre rechte Hand auf die Hüfte. Heben Sie beim nächsten Einatmen Ihr linkes Bein gebeugt nach oben und ziehen Sie den Oberschenkel Richtung Brust. Greifen Sie nun Ihren großen Zeh mit der linken Hand. Strecken Sie Ihr linkes Bein nach vorne und dann zur Seite. Beide Beine sollen gestreckt und Ihre Wirbelsäule gerade sein. Atmen Sie fünfmal tief ein und aus, wechseln Sie dann die Seite und wiederholen Sie die Übung. Wenn Sie sich die Übung etwas erleichtern möchten, zögern Sie nicht, einen Yogagurt zur Hilfe zu nehmen. Schlingen Sie diesen um Ihre linke Ferse und greifen Sie mit der linken Hand den Gurt anstelle Ihres großen Zehs.

HALBES RAD I
Ardha Chakrasana I

Öffnet das Herz und dehnt die Körpervorderseite

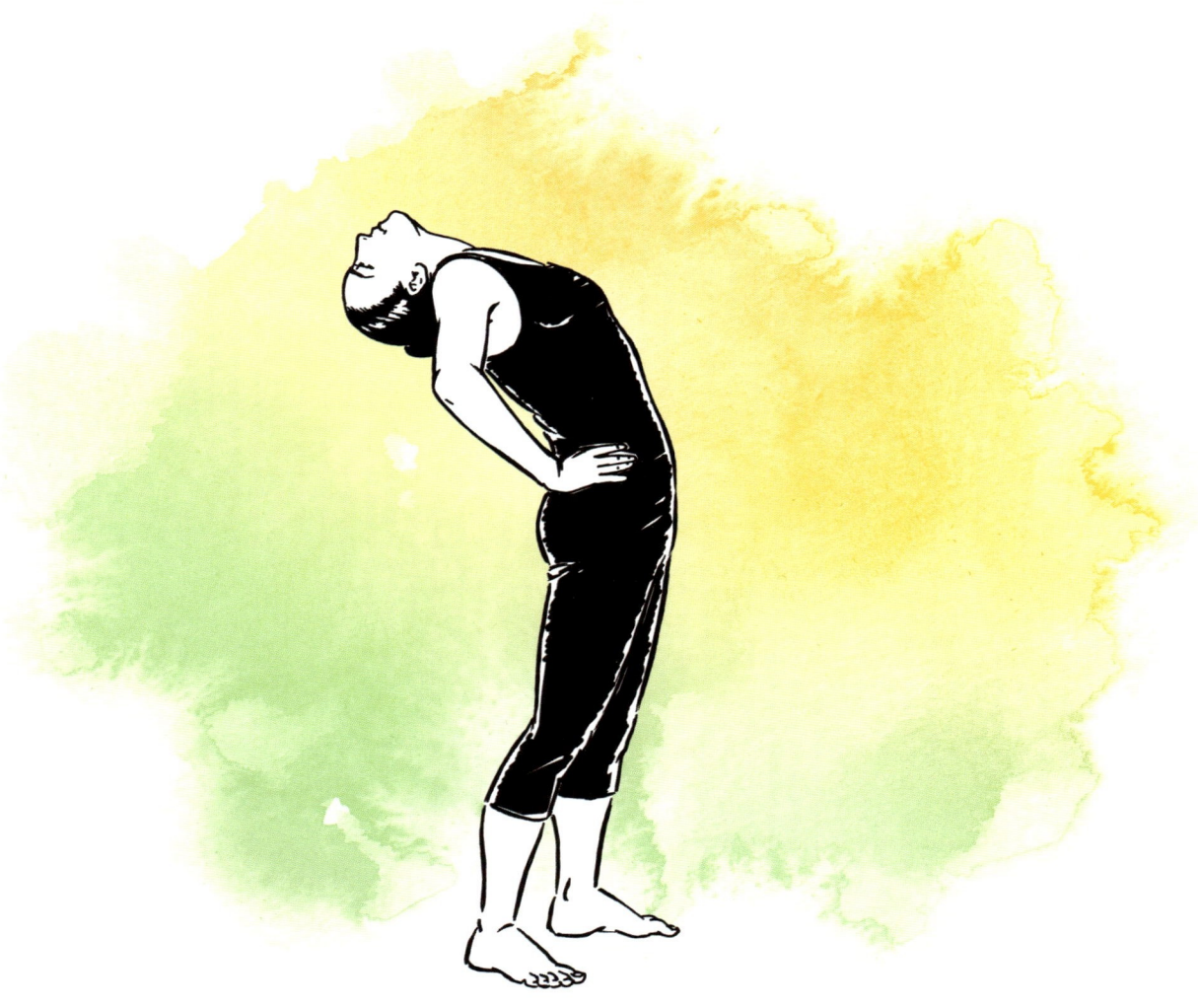

Stellen Sie sich aufrecht hin, die Beine hüftbreit auseinander. Verteilen Sie Ihr Gewicht gleichmäßig auf beide Beine. Setzen Sie Ihre Hände auf den unteren Rücken, die Daumen stützen das Kreuzbein. Beugen Sie beim Einatmen die Knie leicht, legen Sie den Kopf sanft in den Nacken und beugen Sie Ihren Oberkörper behutsam nach hinten. Die Schulterblätter sind zusammengezogen und die Brust strebt Richtung Decke. Halten Sie die Position für fünf Atemzüge.

HALBES RAD II
Ardha Chakrasana II

Öffnet den Brustkorb und beruhigt das Herz

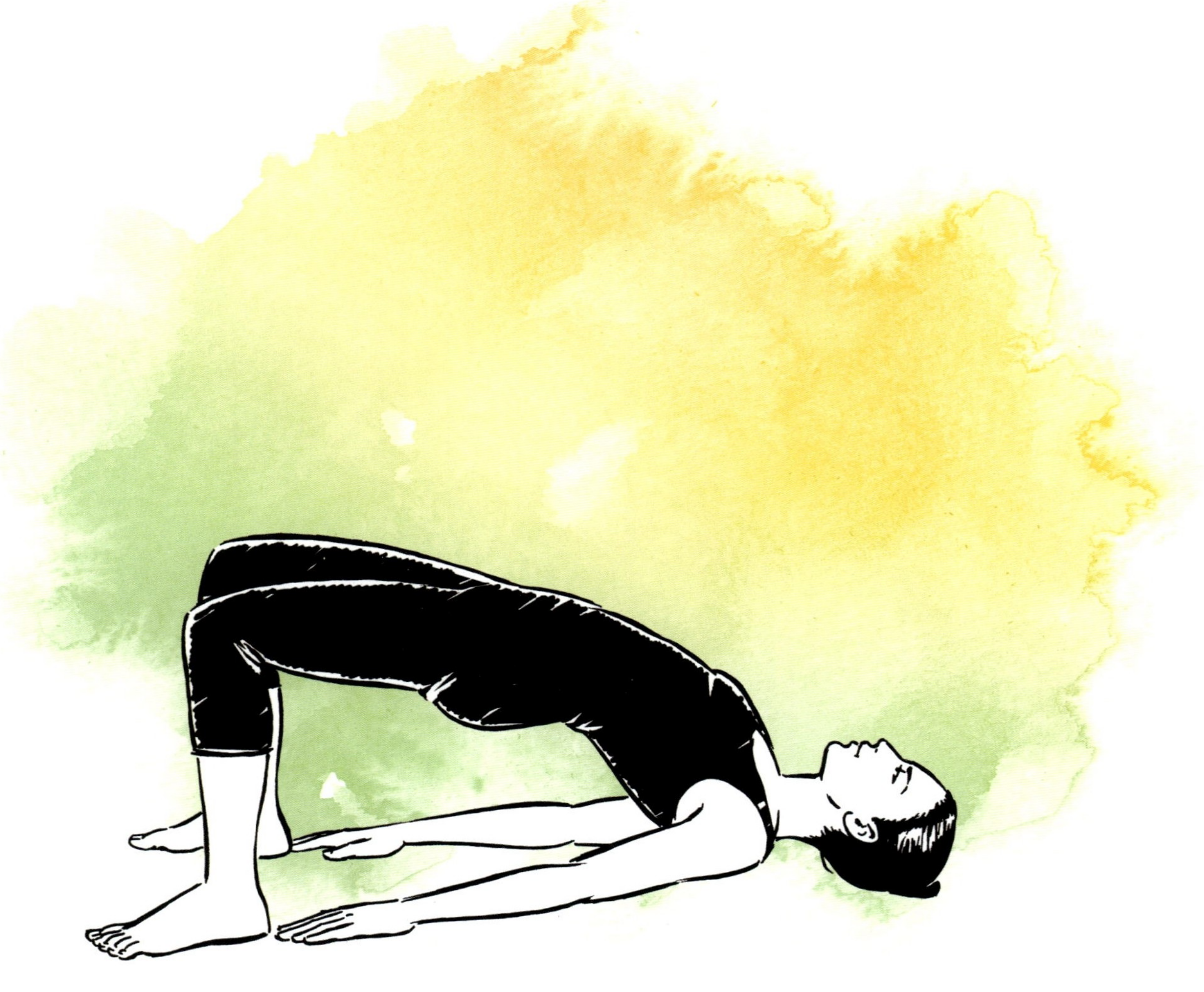

Das halbe Rad II ist eine gute Vorbereitungsübung für das volle Rad (siehe Seite 68). Es ist vor allem für Yoga-Anfänger empfehlenswert, da es sanfter und einfacher auszuführen ist als das Rad. Legen Sie sich auf den Rücken und stellen Sie die Beine hüftbreit in der Nähe des Gesäßes auf. Die Arme liegen neben dem Körper mit den Handflächen nach unten. Heben Sie beim nächsten Ausatmen Ihr Becken und Gesäß nach oben. Die Bein- und Gesäßmuskeln sind dabei angespannt. Bewegen Sie Ihre Brust auf den Kopf zu, aber achten Sie darauf, dass Nacken- und Schulterpartie entspannt bleiben. Halten Sie die Position für 5 bis 15 Atemzüge.

GIRLANDE (auch: Hocke)
Malasana

Öffnet den unteren Rücken und die Hüftbeuger

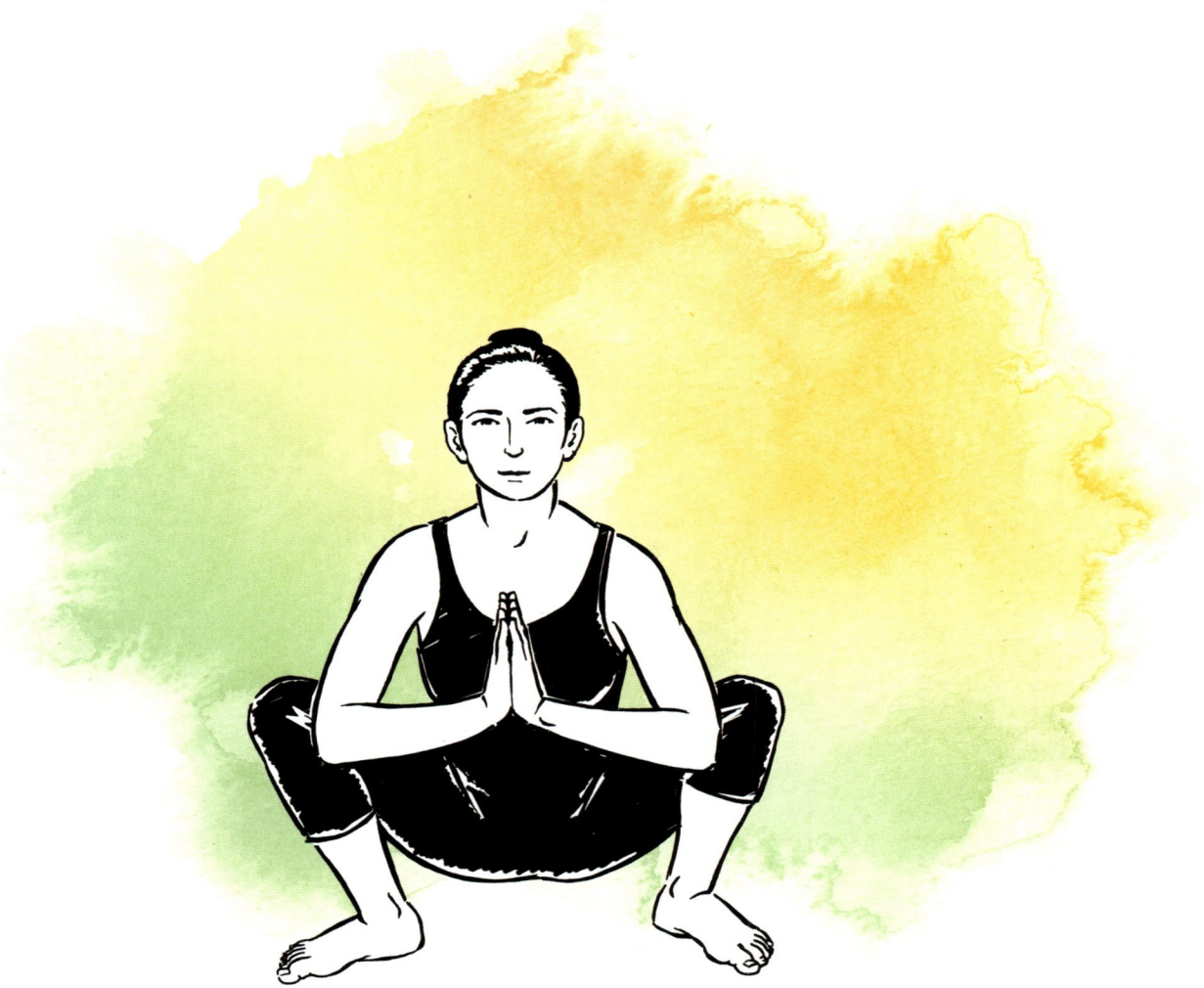

Stellen Sie sich aufrecht hin, wobei die Beine mehr als schulterbreit auseinander sind und die Fußzehen leicht nach außen zeigen. Bringen Sie die
Hände in der Gebetshaltung *Anjali Mudra* (siehe Seite 124) vor Ihren Oberkörper. Begeben Sie sich beim nächsten Ausatmen in eine tiefe Hocke. Die
Fersen sollen flach auf dem Boden stehen. Falls Ihnen das nicht möglich ist,
können Sie sich ein zusammengerolltes Handtuch unter die Fersen legen,
damit diese nicht in der Luft sind. Verlagern Sie Ihr Gewicht auf die Zehen.
Strecken Sie Ihre Wirbelsäule, während Schultern und Nacken entspannt
bleiben. Bleiben Sie für mindestens fünf Atemzüge in dieser Position.

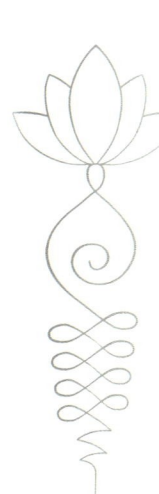

STEHENDER SPAGAT
Urdhva Prasarita Ekapadasana

Kräftigt die Beinmuskulatur und bringt Beweglichkeit

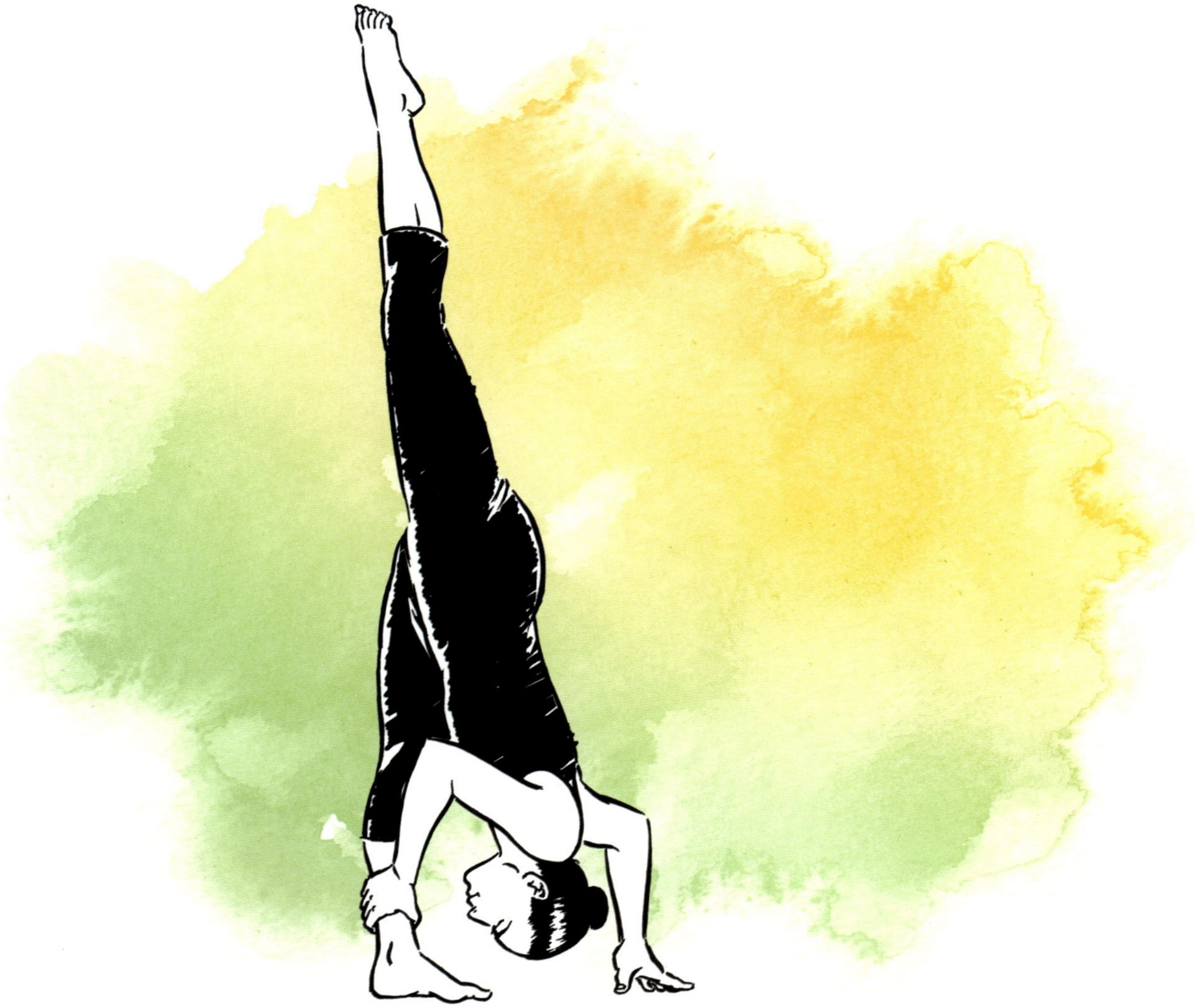

Stellen Sie sich aufrecht mit geschlossenen Beinen hin und beugen Sie sich weit nach vorne. Umfassen Sie mit der rechten Hand die linke Wade, verteilen Sie Ihr Gewicht auf dem linken Fuß und strecken Sie nun das rechte Bein nach oben. Stellen Sie Ihre linke Hand zur Unterstützung auf dem Boden ab. Wenn es Ihnen schwerfällt, das rechte Bein gerade nach oben zu strecken, können Sie es auch an der Wand abstützen. Atmen Sie fünfmal tief ein und aus, wechseln Sie dann die Seite und wiederholen Sie die Übung.

VIERFÜSSLERSTAND
Bharmanasana

Kräftigt Becken und Rücken und verbessert das Gleichgewicht

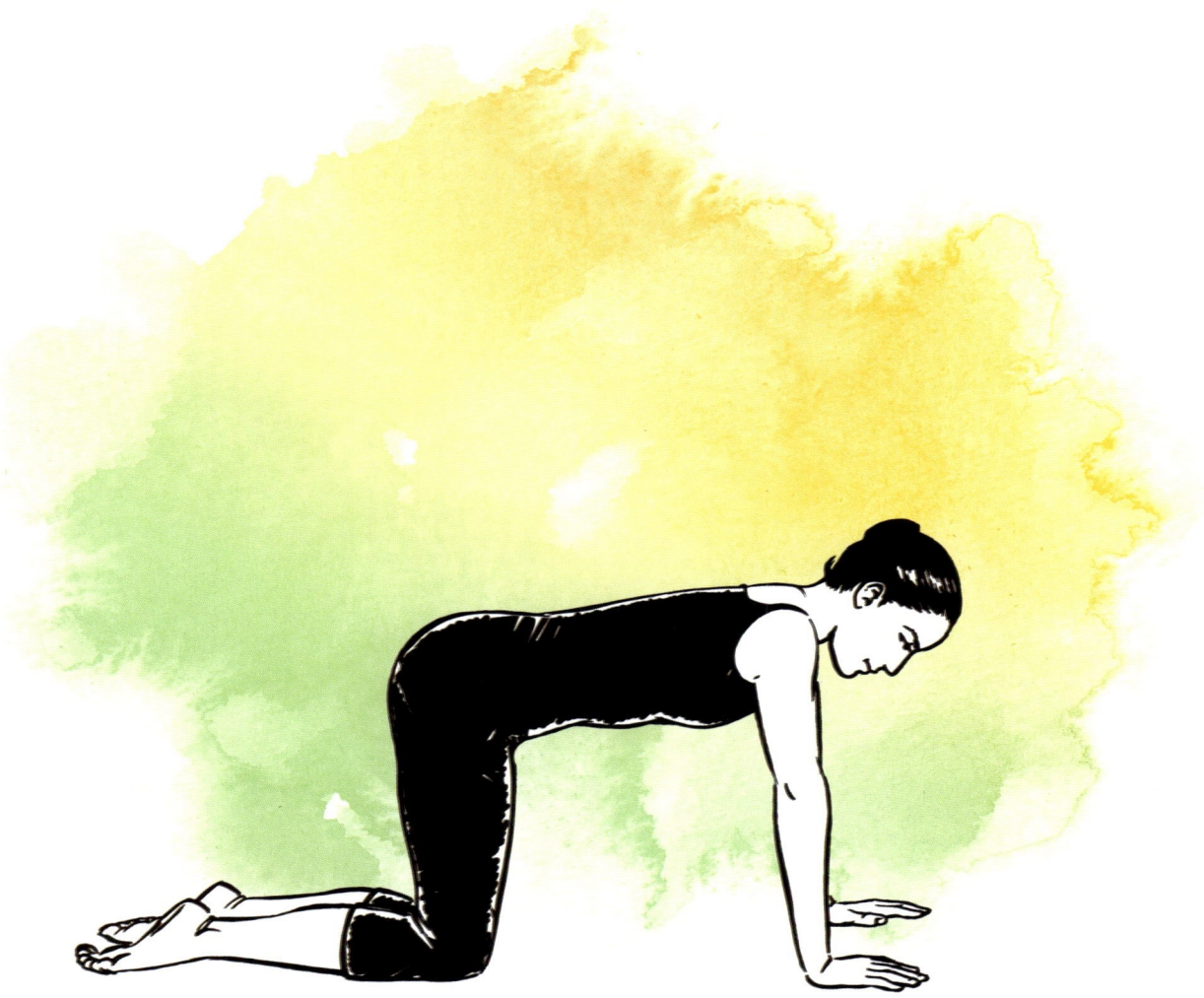

Der *Vierfüßlerstand* ist die Ausgangsposition für viele Yoga-Übungen. Deshalb ist es wichtig, sich diese Haltung besonders gut einzuprägen. Knien Sie sich zunächst auf den Boden, die Knie stehen schulterweit auseinander und befinden sich unter den Hüftgelenken. Stellen Sie nun die Hände unter Ihren Schultern auf den Boden, sodass Handgelenke, Ellbogen und Schultern eine Linie bilden. Die Finger zeigen nach vorne. Ihr Gewicht sollte gleichmäßig auf Händen und Unterschenkeln verteilt sein. Spannen Sie Ihre Bauchmuskeln an und richten Sie Ihren Blick nach unten, sodass der Kopf die gerade Verlängerung der Wirbelsäule bildet. Halten Sie diese Position für zehn Atemzüge.

GEDREHTE GEBETSHALTUNG
Namaskar Parsvakonasana

Gibt Kraft und entlastet die Wirbelsäule

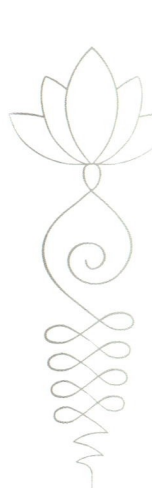

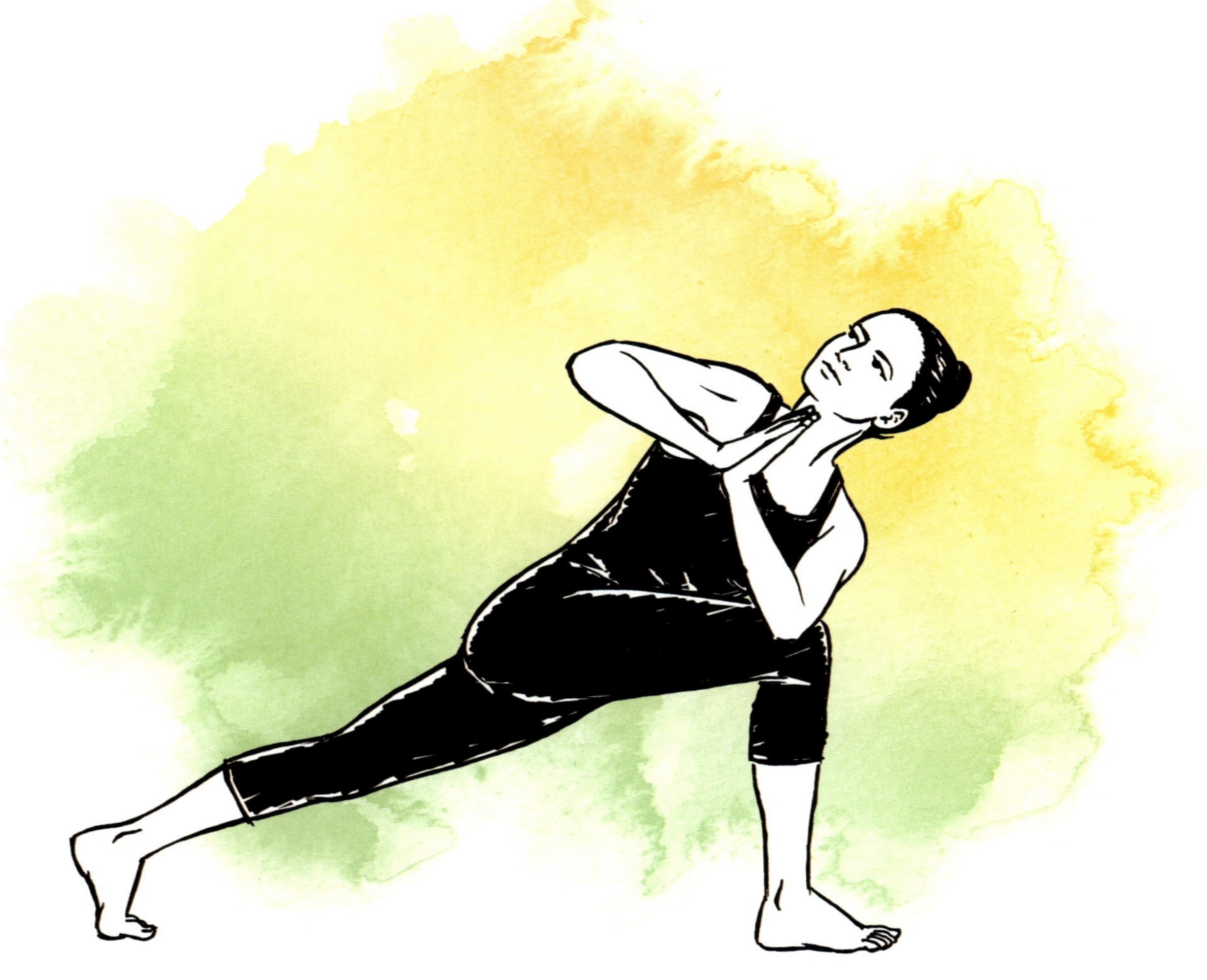

Machen Sie einen großen Ausfallschritt, winkeln Sie Ihr rechtes Knie in einem rechten Winkel an und strecken Sie das linke Bein weit nach hinten. Heben Sie die hintere Ferse vom Boden ab, sodass Sie nur auf den Zehenballen stehen und strecken Sie die Arme weit nach oben. Nun sind Sie im *hohen Ausfallschritt* (siehe Seite 17). Führen Sie nun die Hände in der Gebetshaltung *Anjali Mudra* (siehe Seite 124) vor Ihrer Brust zusammen. Drehen Sie beim nächsten Ausatmen Ihren Oberkörper nach rechts und legen Sie den linken Ellbogen auf die Außenseite des rechten Knies. Halten Sie die Position fünf Atemzüge lang und wiederholen Sie die Übung danach auf der anderen Seite.

HALBE GEDREHTE GEBETSHALTUNG
Ardha Namaskar Parsvakonasana

Beruhigt den Geist und reduziert Stress

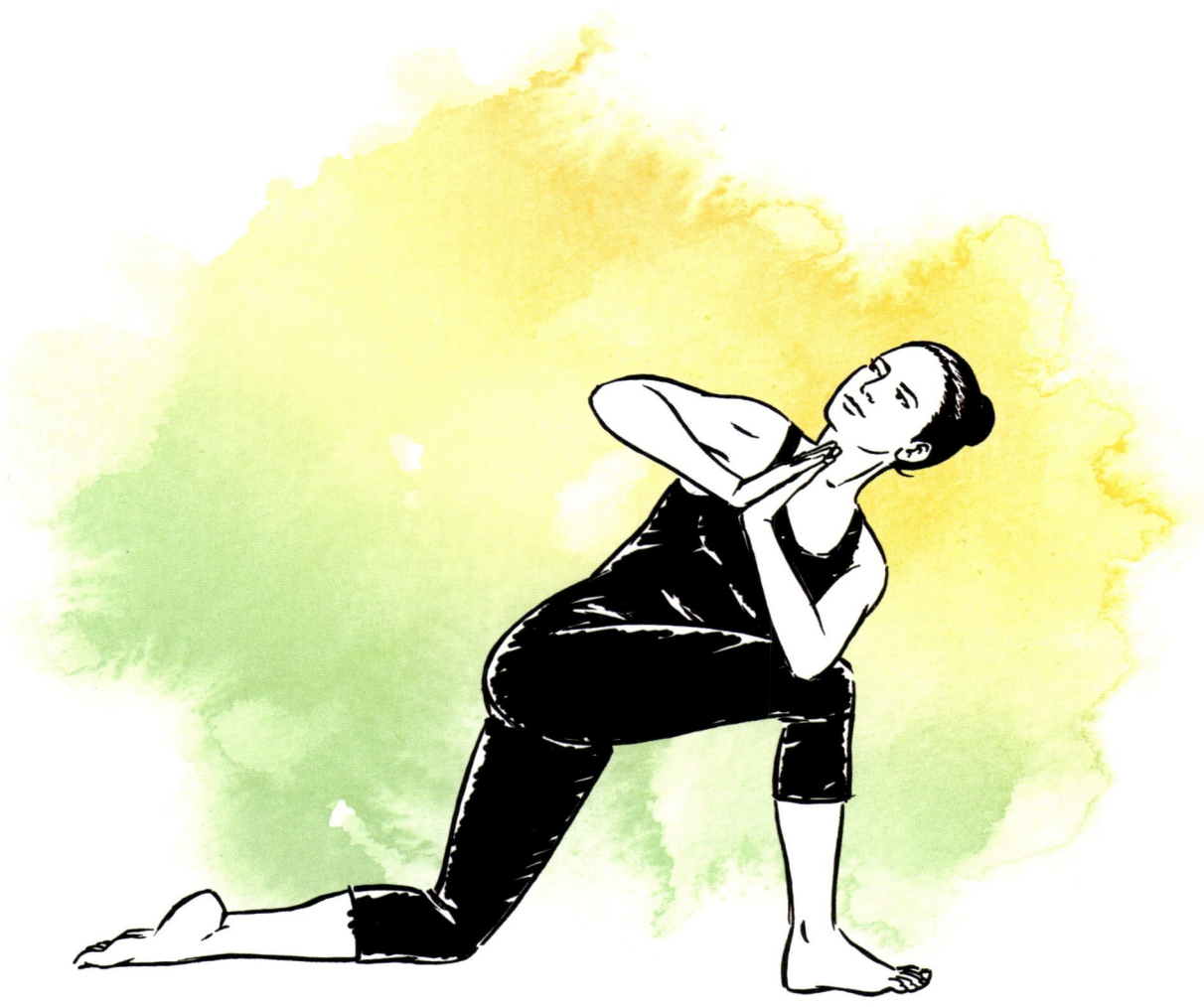

Machen Sie einen großen Ausfallschritt. Beugen Sie das rechte Knie um 90 Grad, strecken Sie das linke Bein weit nach hinten und legen Sie dabei Ihr linkes Knie auf dem Boden ab. Strecken Sie die Arme weit nach oben und führen Sie die Hände in der Gebetshaltung *Anjali Mudra* (siehe Seite 124) zusammen. Drehen Sie nun Ihren Rumpf nach rechts und legen Sie den linken Ellbogen auf die Außenseite des rechten Knies. Ihr Blick geht schräg nach oben. Halten Sie diese Position für fünf bis zehn Atemzüge. Wechseln Sie dann die Seite und wiederholen Sie die Übung.

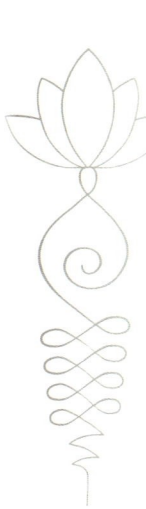

LOTUSSITZ
Padmasana

Öffnet das Becken und richtet die Wirbelsäule auf

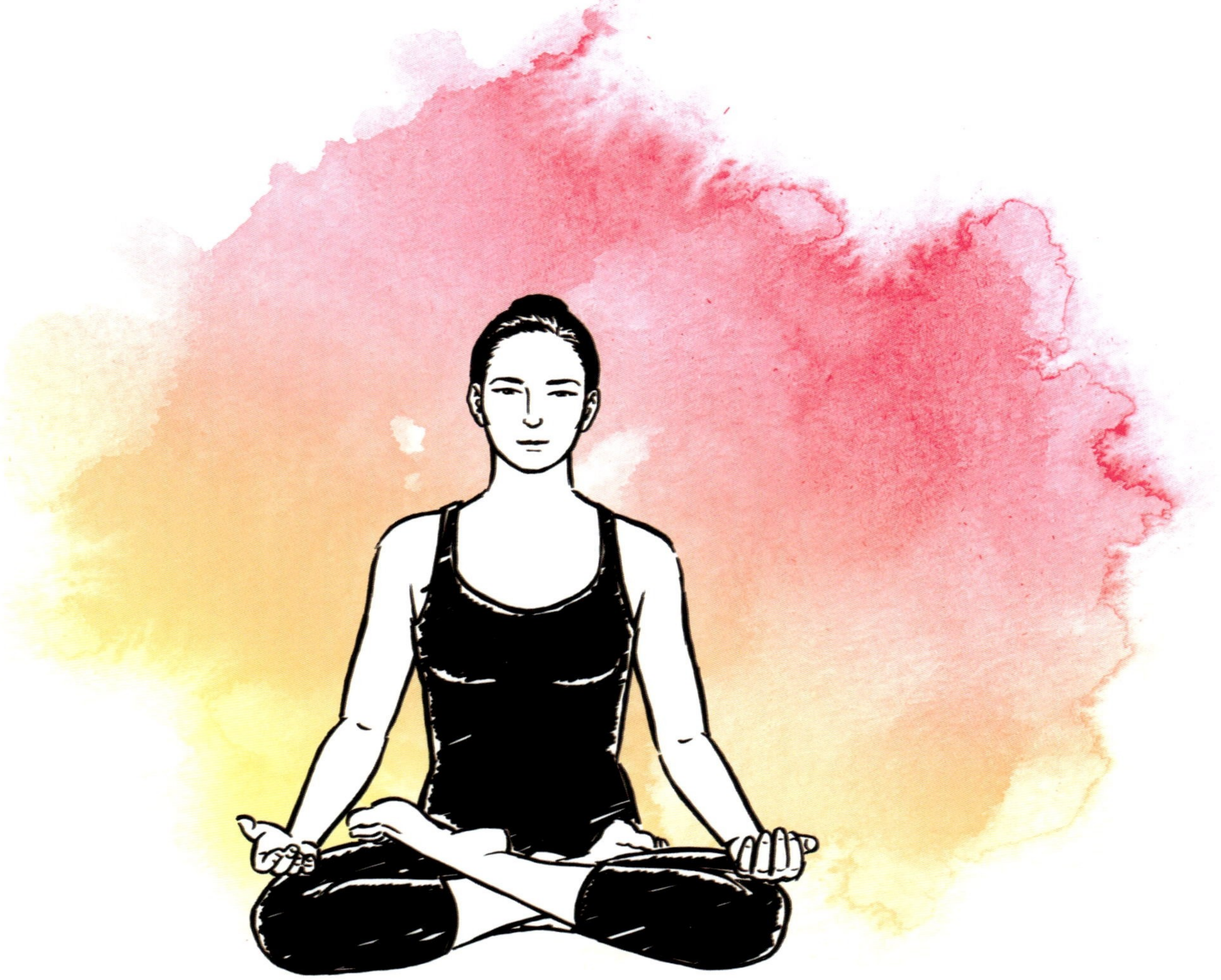

Setzen Sie sich mit ausgestreckten Beinen auf den Boden. Beugen Sie nun Ihr rechtes Bein, greifen Sie es mit beiden Händen und legen Sie Ihren rechten Fuß auf Ihren linken Oberschenkel, sodass die Ferse Ihre Hüfte berührt. Nehmen Sie dann das linke Bein, greifen Sie es am Schienbein und legen Sie Ihren linken Fuß auf den rechten Oberschenkel. Richten Sie Ihren Rücken gerade auf und senken Sie Ihr Kinn leicht in Richtung Brust, damit Ihr Nacken gestreckt ist. Ihre Hände legen Sie mit den Handflächen nach oben locker auf den Knien ab. Die Schultern sowie das Gesicht bleiben entspannt. Bleiben Sie für zehn Atemzüge in dieser Sitzhaltung. Zum Meditieren können Sie diese Position auch durchaus einige Minuten halten.

SITZENDER HELD
Virasana

Entspannt die Beine und dehnt die Vorderseiten der Oberschenkel

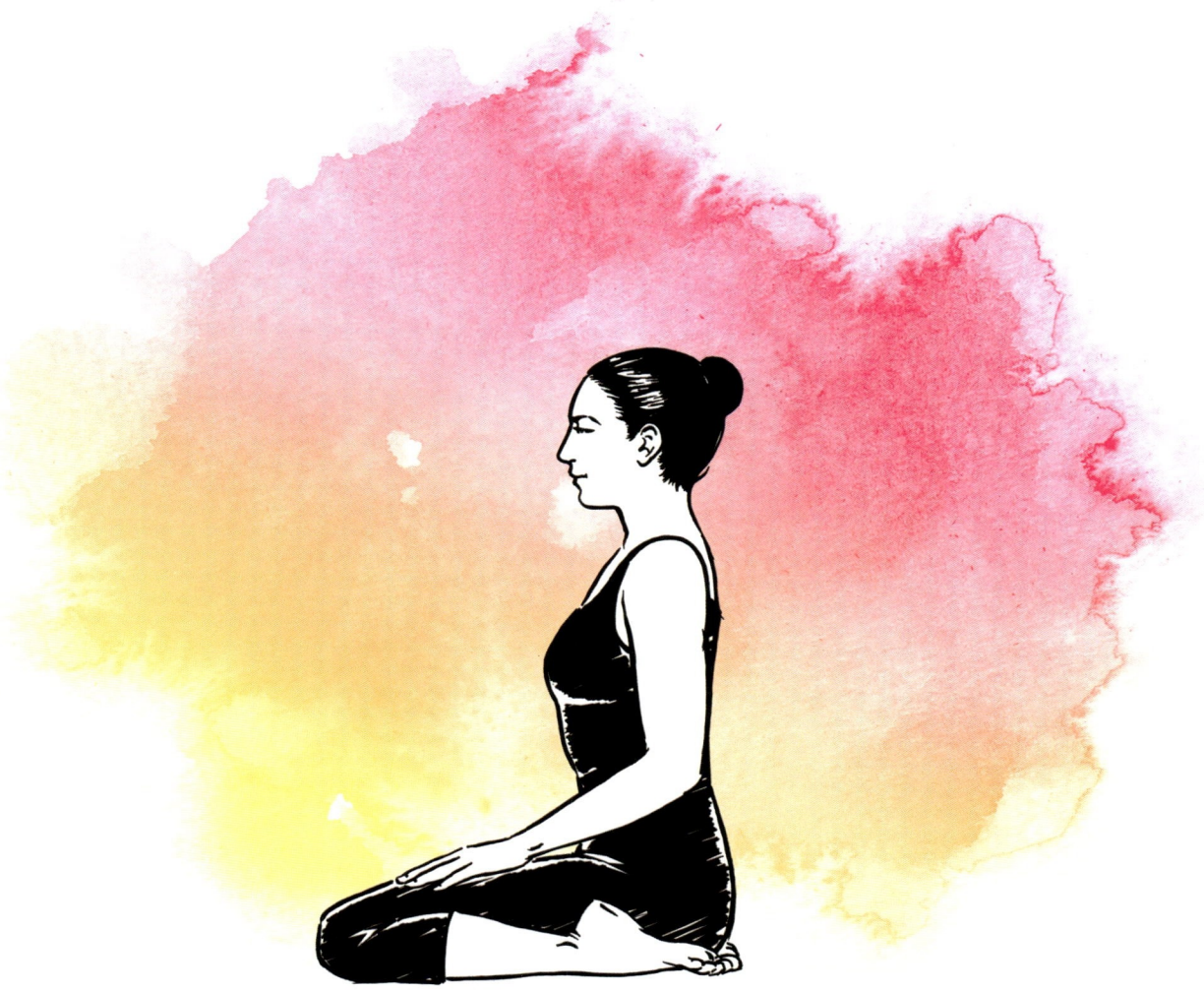

Knien Sie sich hin und halten Sie dabei die Knie geschlossen. Ihre Füße sind etwa einen halben Meter weit auseinander. Senken Sie nun langsam Ihr Gesäß, bis Sie zwischen Ihren Füßen auf der Matte sitzen. Achten Sie darauf, dass Ihr Oberkörper aufrecht bleibt und Ihr Nacken gerade. Legen Sie Ihre Hände mit den Handflächen nach unten in einer entspannten Position auf den Oberschenkeln ab. Halten Sie diese Position, während Sie zehnmal tief ein- und ausatmen.

FERSENSITZ (auch: Diamantsitz)
Vajrasana

Regt die Verdauung an und beruhigt den Geist

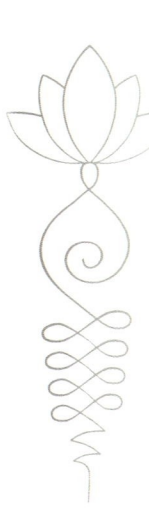

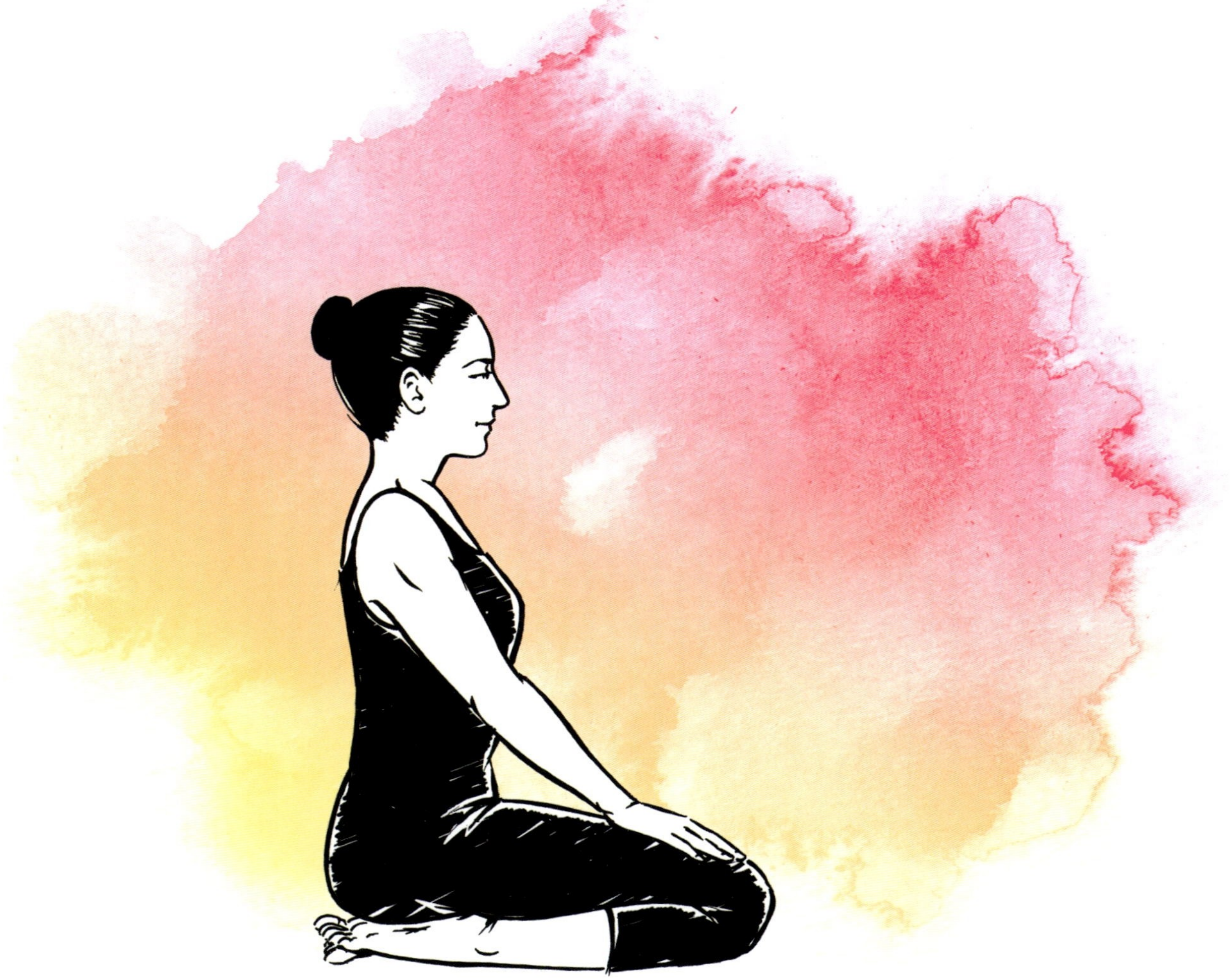

Knien Sie sich mit geschlossenen Knien hin und kreuzen Sie dann behutsam die Fußspitzen hinter sich. Senken Sie nun Ihr Gesäß und setzen Sie sich auf Ihren Fersen ab. Die untere Wirbelsäule nimmt dabei eine leichte Krümmung an. Legen Sie Ihre Hände mit den Handflächen nach unten auf Ihren Oberschenkeln ab. Strecken Sie Ihre Wirbelsäule und senken Sie das Kinn leicht nach unten. Die Schultern sind leicht nach unten gezogen, aber dennoch entspannt. Bleiben Sie für fünf bis zehn Atemzüge in dieser Position.

STAB
Dandasana

Stärkt Knie- und Fußgelenke und gibt emotionale Stabilität

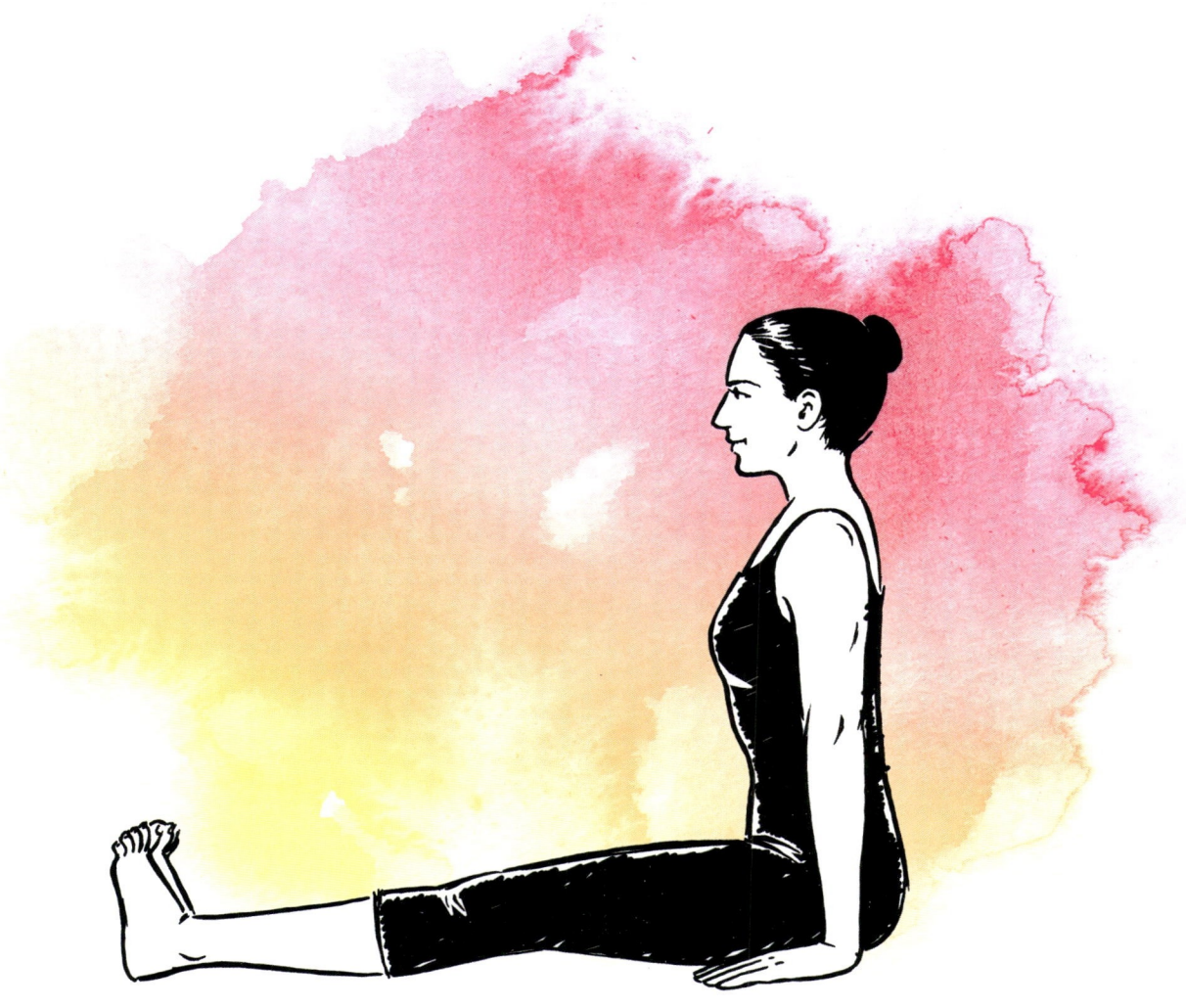

Setzen Sie sich mit nach vorne gestreckten, geschlossenen Beinen auf die Matte. Achten Sie darauf, dass Ihr Becken und Ihr Oberkörper gerade aufgerichtet sind. Führen Sie nun die Hände unter Ihr Gesäß und ziehen Sie die Muskeln sanft nach außen, sodass Sie mittig auf den Sitzbeinhöckern sitzen. Stellen Sie dann Ihre Hände seitlich neben Ihrem Körper ab und ziehen Sie die Fußzehen leicht Richtung Schienbein. Versuchen Sie, Ihren Körper mit jedem Atemzug weiter zu strecken. Halten Sie die Position für fünf Atemzüge.

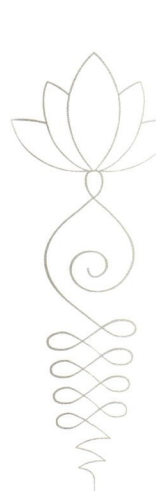

SITZ MIT GEKREUZTEN BEINEN
Swastikasana

Entspannt die Nerven und beruhigt den Geist

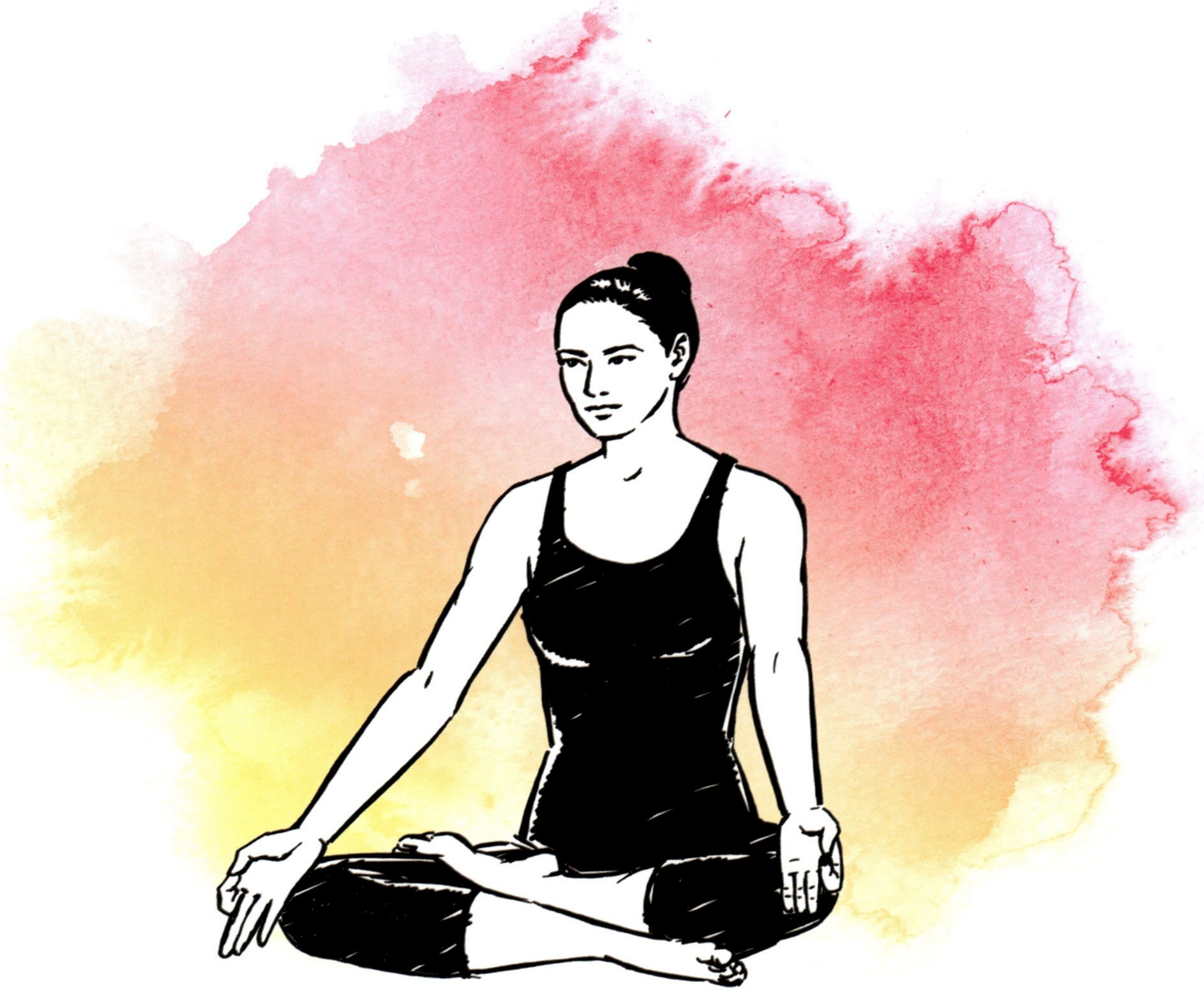

Setzen Sie sich im Schneidersitz hin und legen Sie dabei den Knöchel Ihres linken Fußes behutsam auf Ihren rechten Innenschenkel. Achten Sie darauf, dass Ihre Wirbelsäule gestreckt ist. Der Blick ist geradeaus gerichtet. Legen Sie Ihre Hände mit dem Handrücken nach unten auf den Knien ab. Bringen Sie die Hände in die *Chin Mudra* Handstellung (siehe Seite 124), indem Sie Daumen und Zeigefinger zusammenführen, sodass sie sich berühren. Halten Sie diese Position für 10 bis 15 Atemzüge oder länger, um zu meditieren.

SCHLINGE
Pashasana

Erhöht die Flexibilität der Schulter und löst Verspannungen

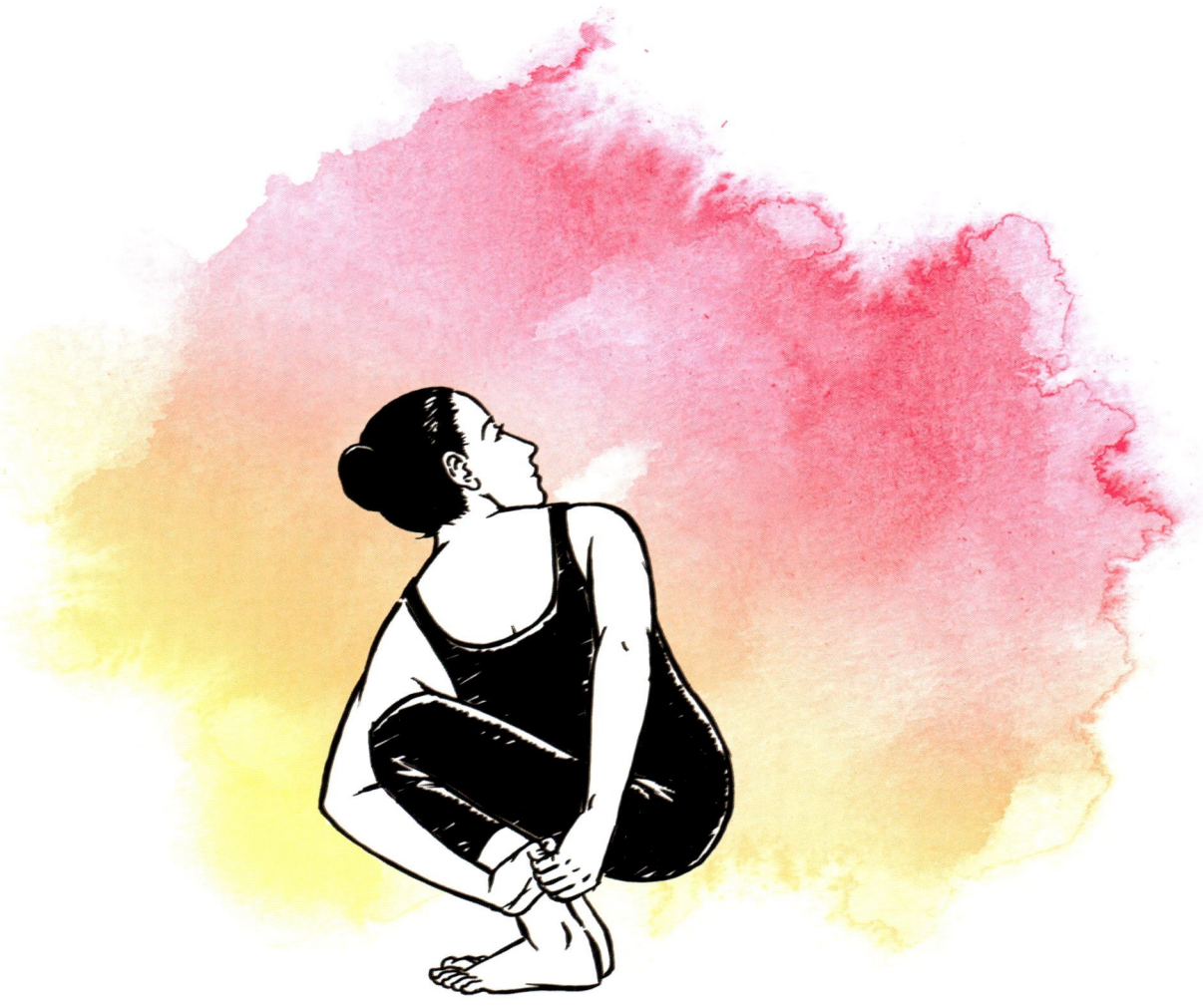

Beginnen Sie im Stehen. Die Beine sind geschlossen und die Füße stehen dicht beieinander. Gehen Sie nun in die Hocke und stellen Sie beide Fersen auf dem Boden ab. Drehen Sie beim nächsten Einatmen Ihren Rumpf soweit nach rechts, bis Ihre linke Achselhöhle das rechte Knie berührt. Bewegen Sie den linken Arm an der Außenseite Ihrer Beine nach hinten, während der Oberkörper gedreht bleibt. Führen Sie Ihren rechten Arm an der Außenseite des linken Oberschenkels nach hinten und greifen Sie mit der rechten Hand nach den Fingern der linken Hand. Halten Sie die Positon für fünf Atemzüge, wechseln Sie dann die Seite und wiederholen Sie die Übung.

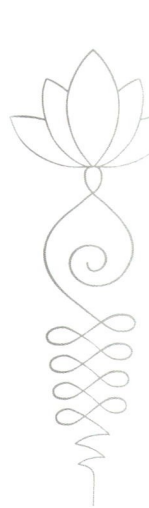

KUHGESICHT
Gomukhasana

Öffnet Schulter, Hüfte und Brustkorb und dehnt den kleinen Gesäßmuskel

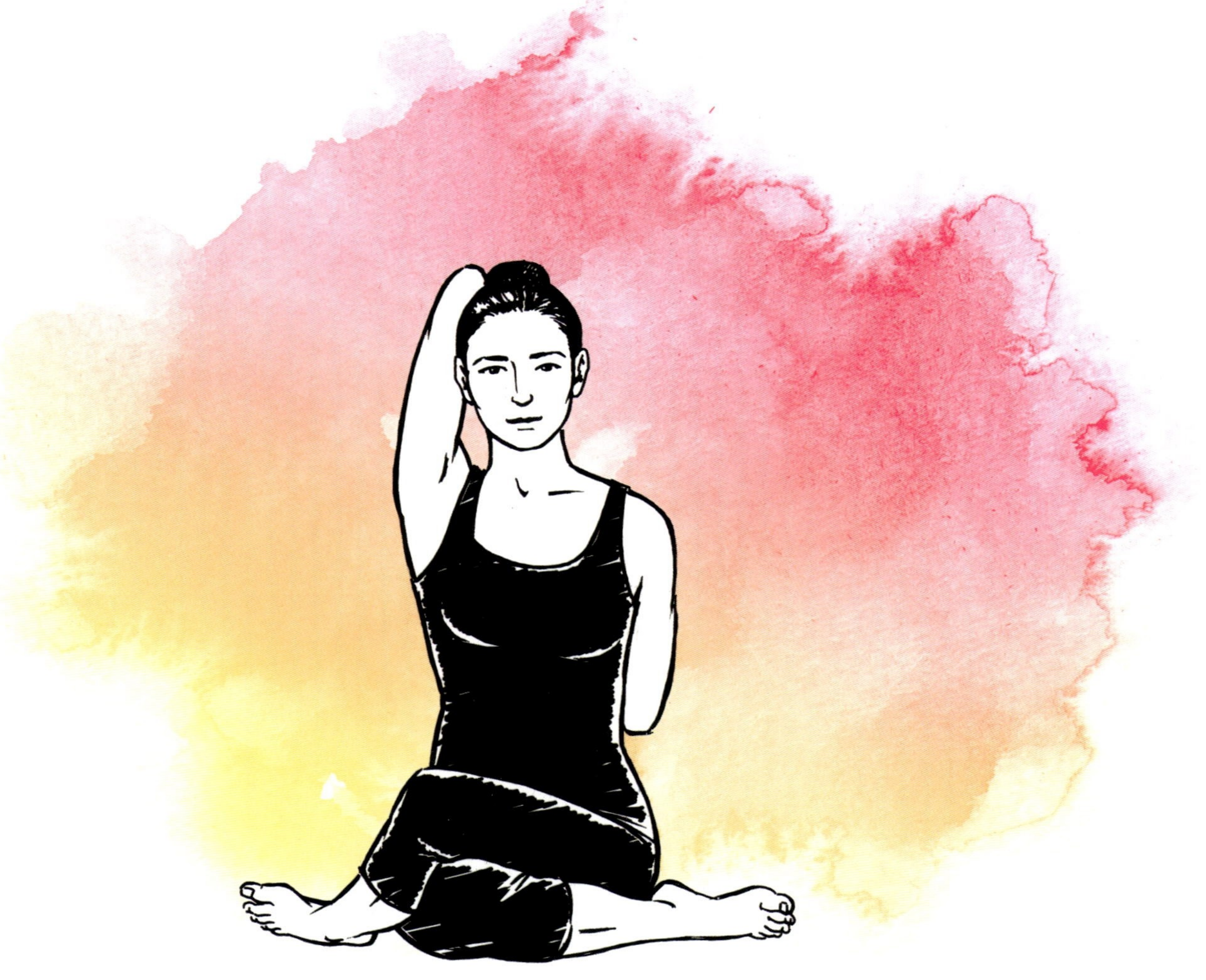

Setzen Sie sich mit ausgestreckten Beinen auf die Matte. Schieben Sie Ihren linken Fuß über den rechten Oberschenkel und legen Sie den Fuß neben der rechten Gesäßhälfte ab. Beugen Sie das rechte Knie und legen Sie Ihren rechten Fuß neben der linken Gesäßhälfte ab. Die Fußsohlen zeigen jeweils nach hinten. Heben Sie nun Ihren rechten Arm nach oben und beugen Sie ihn. Führen Sie ihn beim Ausatmen in der Mitte des Rückens nach unten und greifen Sie mit der linken Hand von unten nach den Fingern Ihrer rechten Hand. Der rechte Ellbogen zeigt dabei senkrecht nach oben. Halten Sie Ihre Wirbelsäule gestreckt und entspannen Sie die Hüften. Bleiben Sie für zehn Atemzüge in der Position, wechseln Sie dann die Seite und wiederholen Sie die Übung.

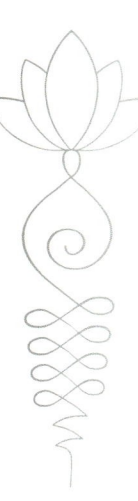

SITZENDE BERGHALTUNG
Parvatasana

Öffnet die Hüften und streckt die Wirbelsäule

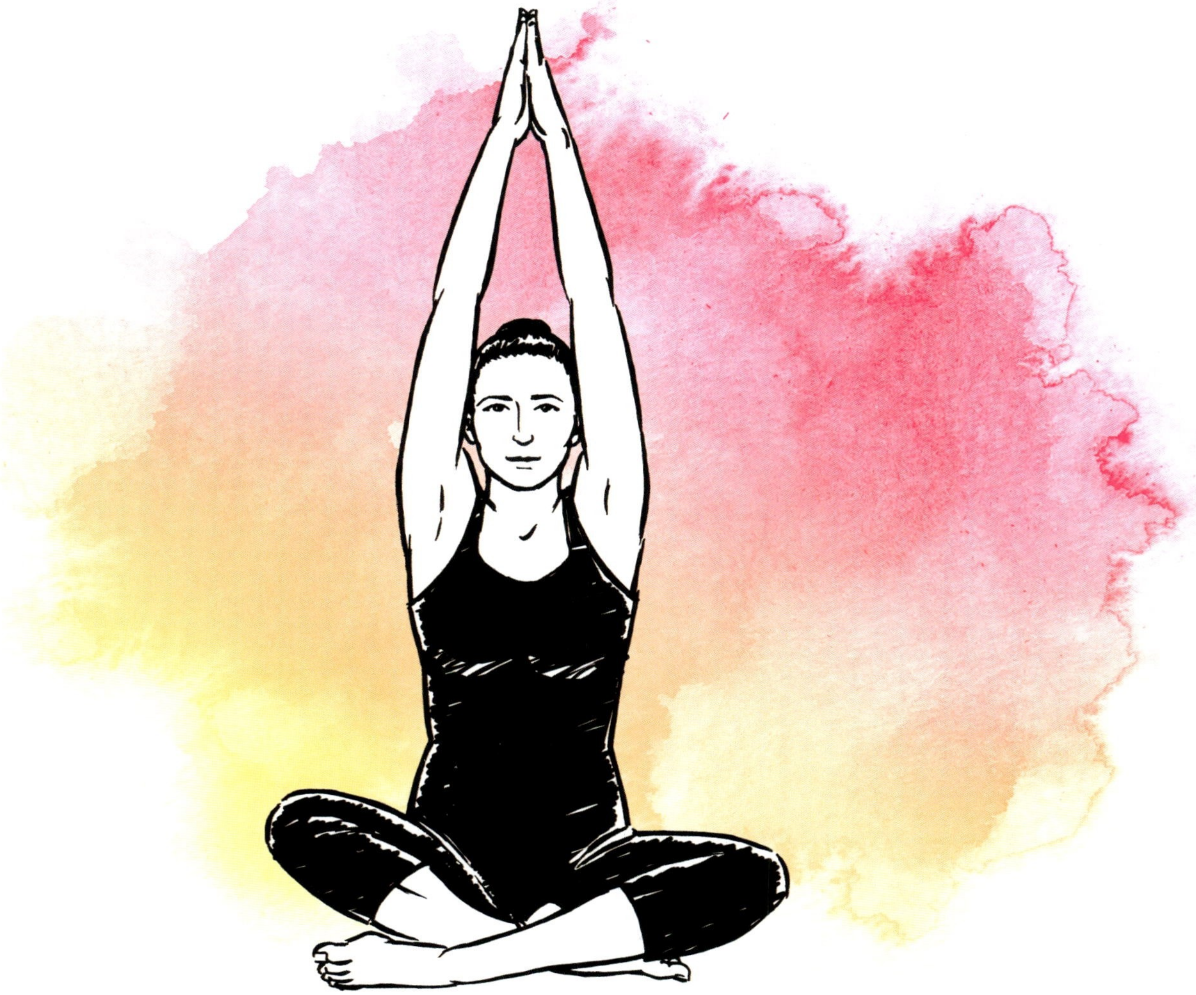

Setzen Sie sich im Schneidersitz auf die Matte. Achten Sie darauf, dass Ihr
Rücken gerade und der Oberkörper aufgerichtet ist. Legen Sie die Handflächen
vor der Brust zusammen, sodass Sie in der Gebetshaltung *Anjali Mudra* (siehe
Seite 124) sind. Strecken Sie nun die Arme senkrecht nach oben. Halten Sie
die Schultern entspannt und richten Sie Ihren Blick geradeaus. Halten Sie die
Position für fünf bis zehn Atemzüge.

OFFENE WINKELHALTUNG
Upavistha Konasana

Öffnet die Leisten und dehnt die Kniesehnen

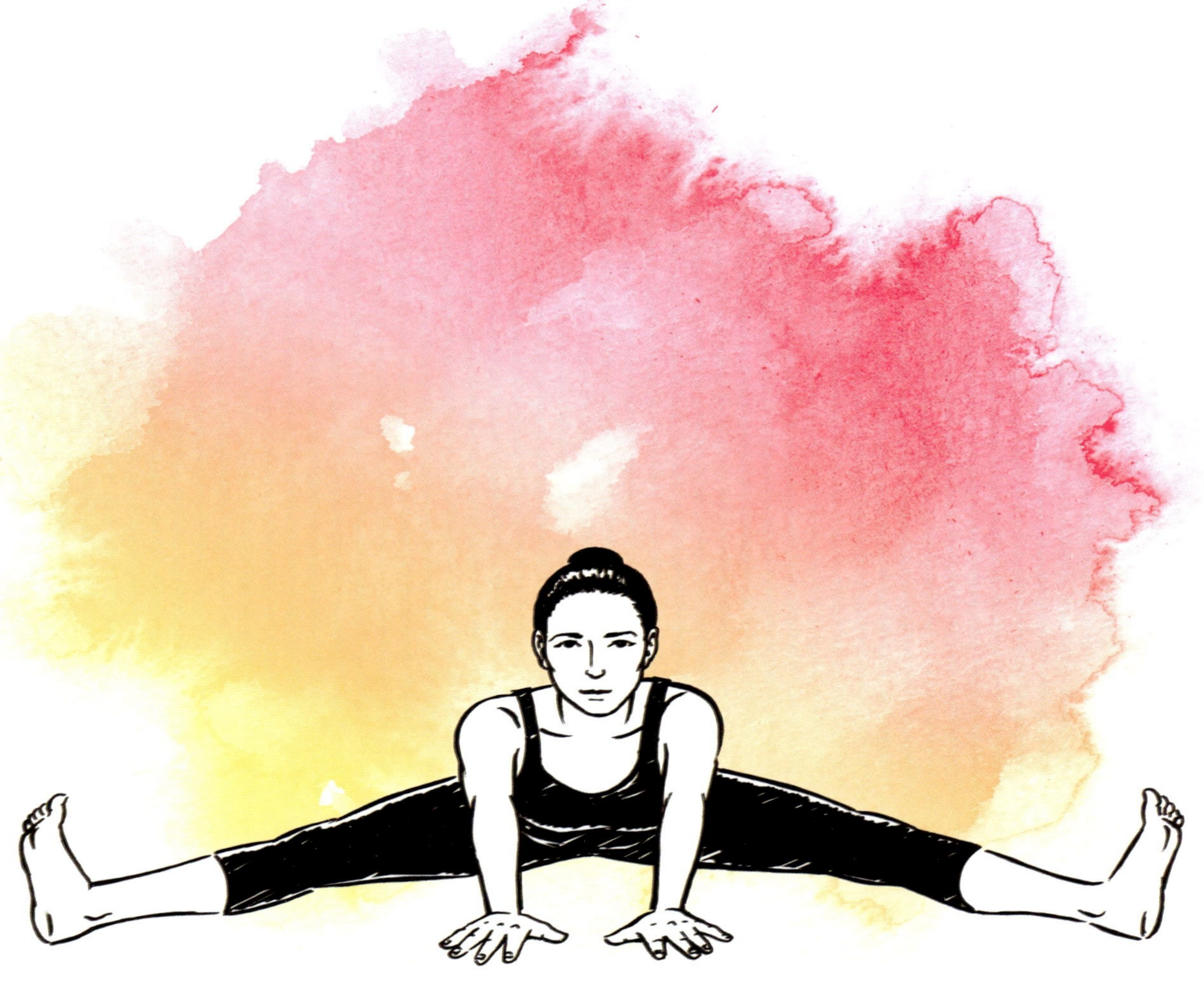

Setzen Sie sich auf den Boden und grätschen Sie Ihre Beine weit auseinander. Die Füße stehen aufrecht auf den Fersen, die Sie so weit wie möglich nach außen schieben. Heben Sie beim nächsten Einatmen die Arme nach oben. Beim Ausatmen strecken Sie Ihre Arme und Hände langsam weit nach vorne, während Sie Ihren Oberkörper beugen. Legen Sie die Hände vor Ihnen auf dem Boden ab. Achten Sie darauf, dass Ihr Rücken gerade bleibt. Bleiben Sie für fünf bis zehn Atemzüge in dieser Position.

SCHWEBENDER LOTUSSITZ
Utthita Padmasana

Stärkt den Oberkörper und verbessert die Beweglichkeit der Hüfte

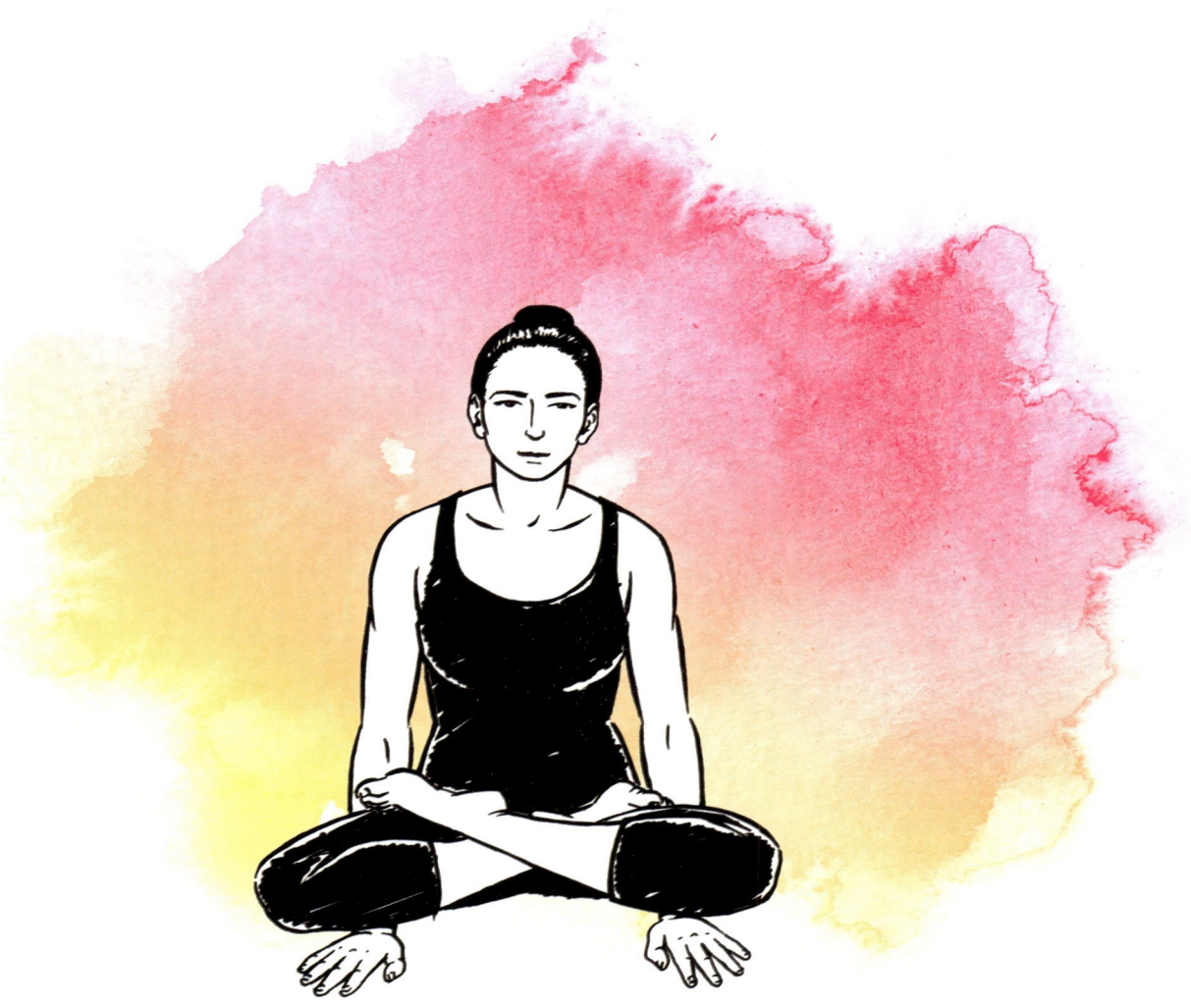

Setzen Sie sich mit nach vorne ausgestreckten Beinen hin. Heben Sie den rechten Fußknöchel an und legen Sie ihn auf die Innenseite Ihres linken Oberschenkels. Legen Sie dann Ihren linken Fußknöchel auf die rechte Oberschenkelinnenseite. Achten Sie darauf, Ihre Knie nicht zu verdrehen. Nun befinden Sie sich im *Lotussitz* (siehe Seite 38). Setzen Sie nun Ihre Hände mit den Handflächen nach unten neben sich auf den Boden. Strecken Sie beim Einatmen die Wirbelsäule, während Sie Ihren Körper mit den Händen vom Boden abheben und atmen Sie dann aus. Halten Sie diese Position für fünf Atemzüge.

GEBUNDENER LOTUSSITZ
Baddha Padmasana

Öffnet den Brustkorb und die Schultern und erhöht die Hüftbeweglichkeit

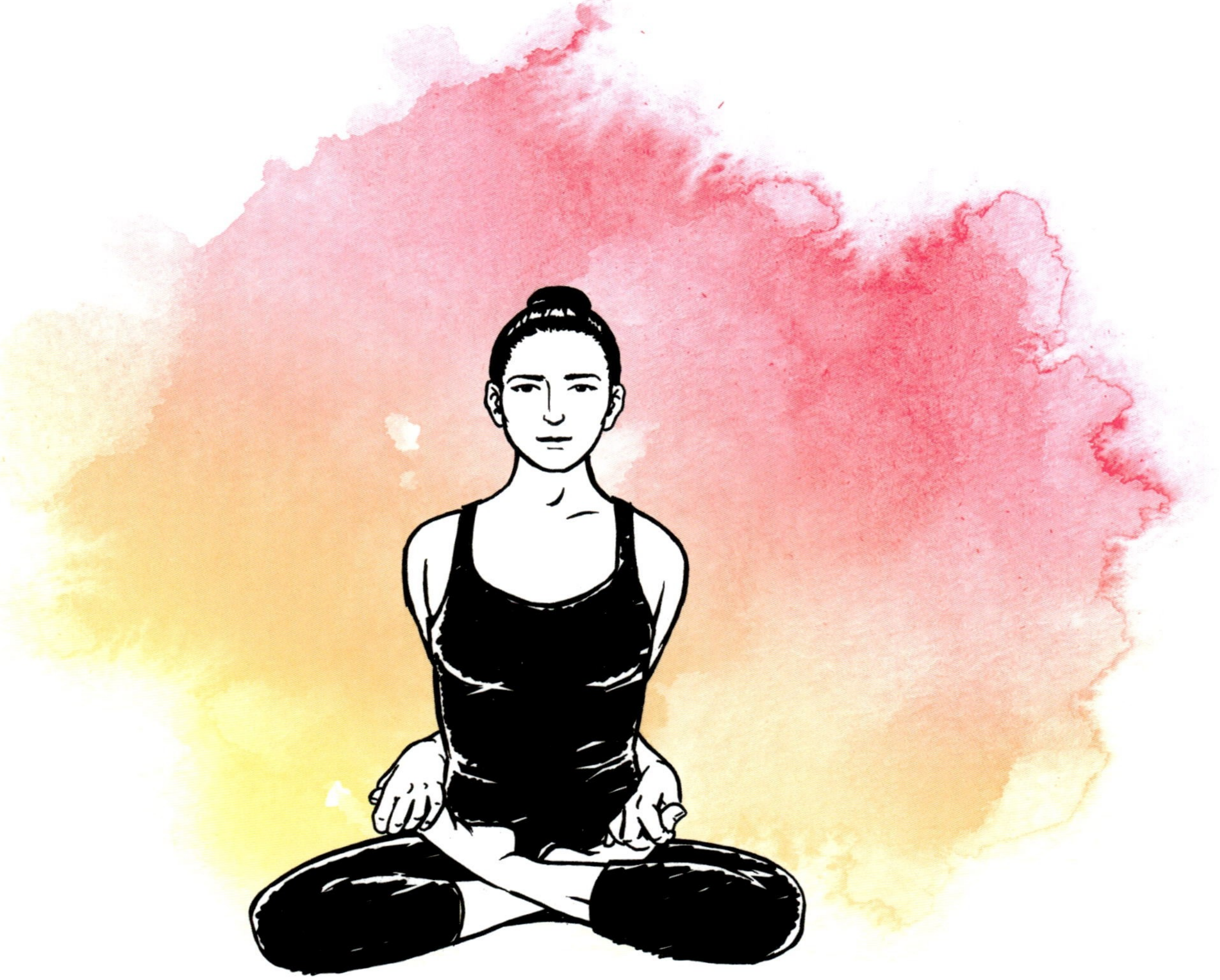

Begeben Sie sich für diese Übung zunächst in den *Lotussitz* (siehe Seite 38): Sie sitzen mit den Beinen nach vorne ausgestreckt auf dem Boden. Greifen Sie nun Ihren rechten Unterschenkel und legen Sie den rechten Fuß auf Ihren linken Oberschenkel. Legen Sie dann Ihren linken Fuß über das rechte Bein auf den rechten Oberschenkel. Die Fersen sollten den unteren Teil des Bauchs berühren. Kreuzen Sie nun die Arme hinter Ihrem Rücken. Führen Sie den rechten Arm hinter Ihrem Rücken nach vorne und fassen Sie Ihren rechten großen Fußzeh. Den linken Arm führen Sie auch hinter sich und fassen damit Ihren linken großen Fußzeh. Achten Sie darauf, dass Ihr Rücken gerade ist. Atmen Sie in dieser Position fünfmal ein und aus.

PFEIL UND BOGEN
Akarna Dhanurasana

Dehnt Muskeln, Hüftgelenke und Schultern und wirkt harmonisierend
auf die Verdauung

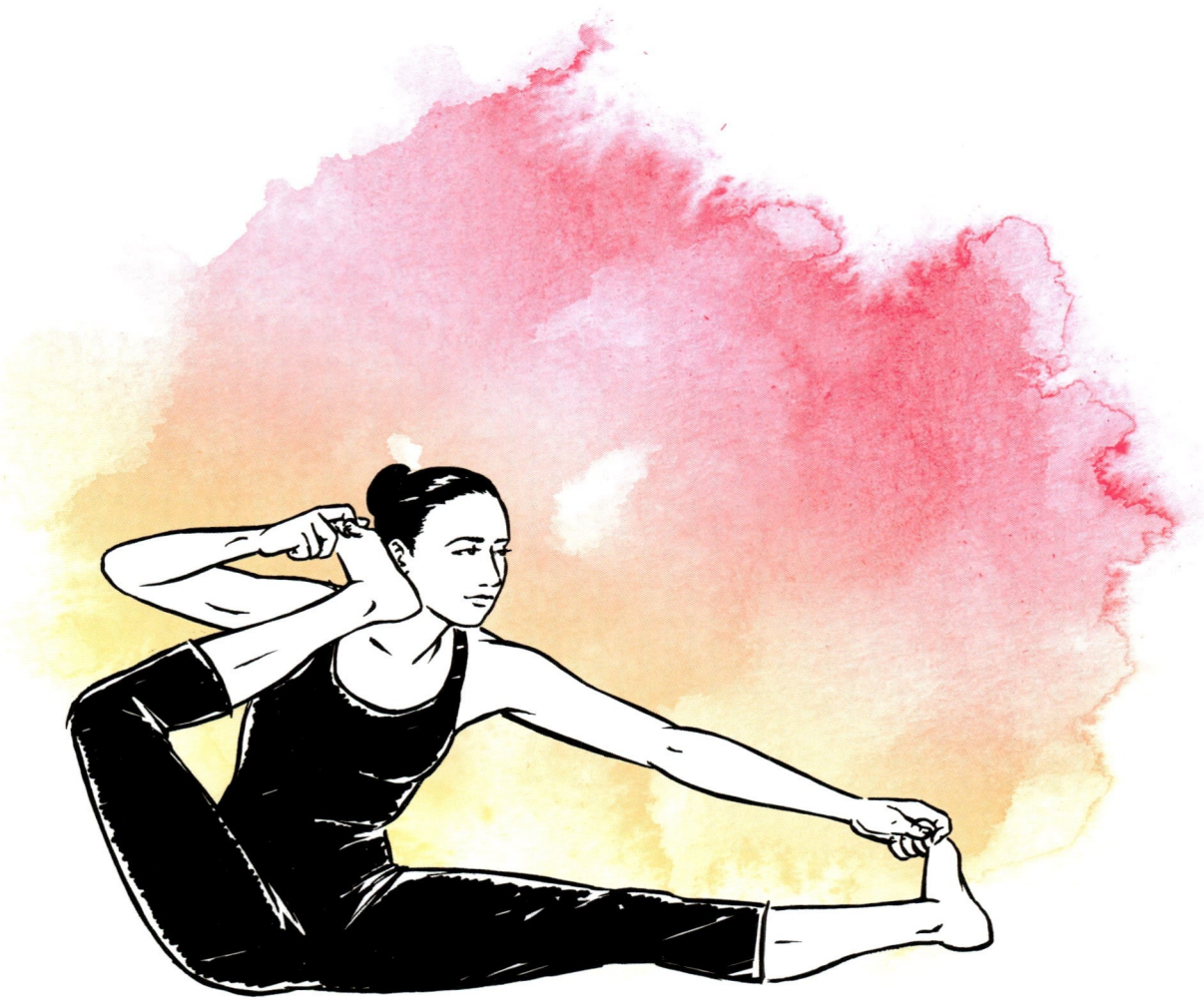

Setzen Sie sich mit nach vorne ausgestreckten Beinen auf den Boden. Beugen
Sie sich nun nach vorne und umfassen Sie jeweils mit Mittel- und Zeigefinger
den großen Zeh der gleichen Körperseite. Der Daumen sollte jeweils auf der
Nagelwurzel des großen Zehs aufliegen. Beugen Sie nun das rechte Knie und
ziehen Sie den rechten Fuß an Ihr rechtes Ohr. Das linke Bein bleibt flach auf
dem Boden liegen, während Sie weiterhin den linken Zeh festhalten. Ihr Oberkörper sollte dabei gerade bleiben. Halten Sie die Position für fünf Atemzüge,
wechseln Sie dann die Seite und wiederholen Sie die Übung.

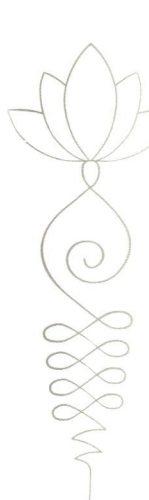

HALBER DREHSITZ
Ardha Matsyendrasana

Erhöht die Beweglichkeit der Wirbelsäule und entlastet die Schultern

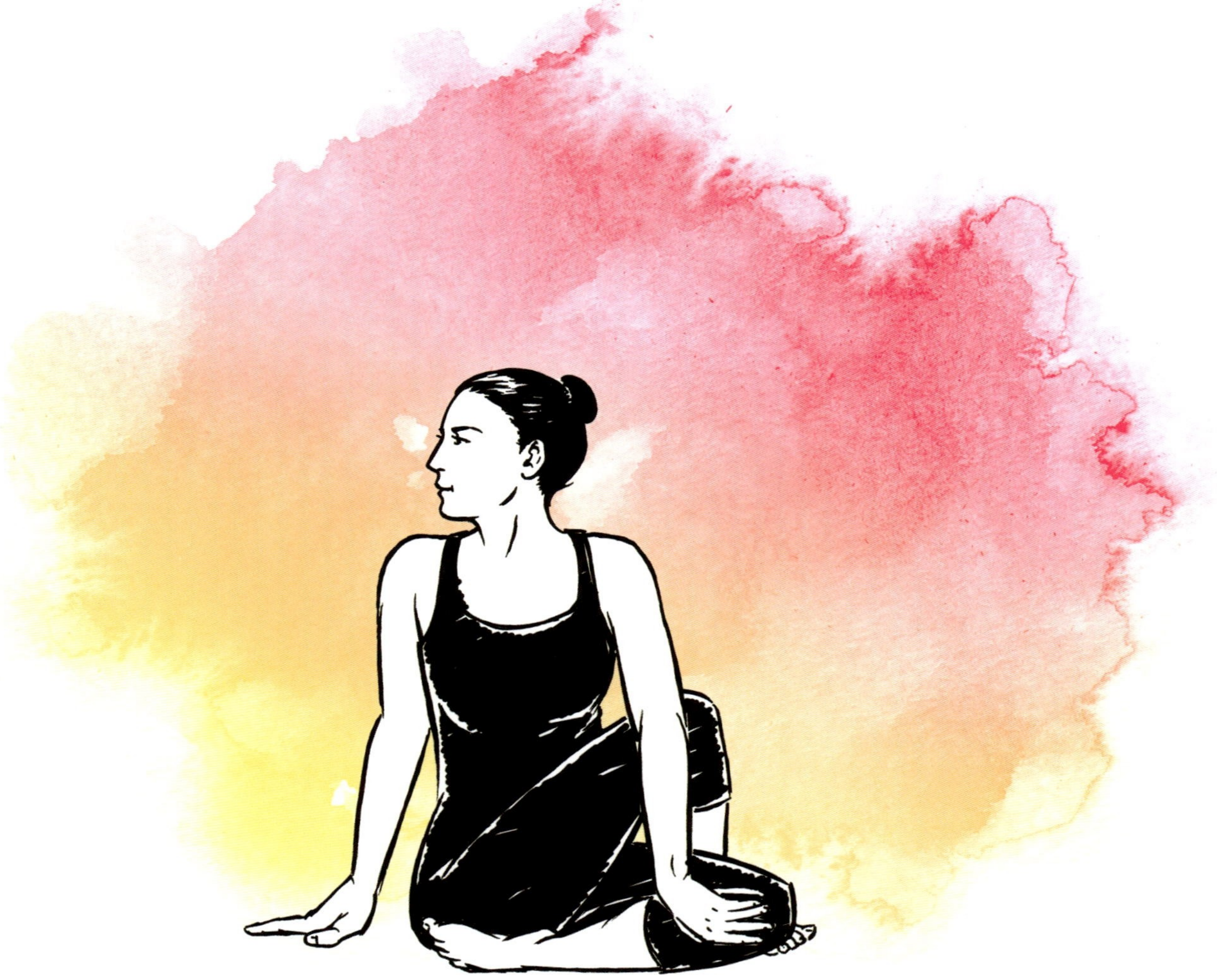

Beginnend mit einer Sitzposition mit ausgestreckten Beinen, stellen Sie Ihren rechten Fuß neben dem linken Oberschenkel ab. Schieben Sie die Ferse Ihres linken Fußes an die rechte Gesäßhälfte. Setzen Sie sich jedoch nicht auf den Fuß, damit das Becken gerade bleibt. Drehen Sie beim Ausatmen Ihren Oberkörper nach rechts. Legen Sie Ihren linken Arm auf dem rechten Knie auf und stellen Sie Ihre rechte Hand in der Höhe des Kreuzbeins auf dem Boden ab. Drehen Sie Ihren Kopf zur rechten Schulter und halten Sie Ihren Kiefer dabei parallel zum Boden. Die Wirbelsäule bleibt aufrecht. Bleiben Sie für fünf bis zehn Atemzüge in dieser Position und wechseln Sie dann die Seite.

EINFACHE WIRBELSÄULENDREHUNG
Vakrasana

Erhöht die Beweglichkeit der Wirbelsäule und dehnt die Hüften

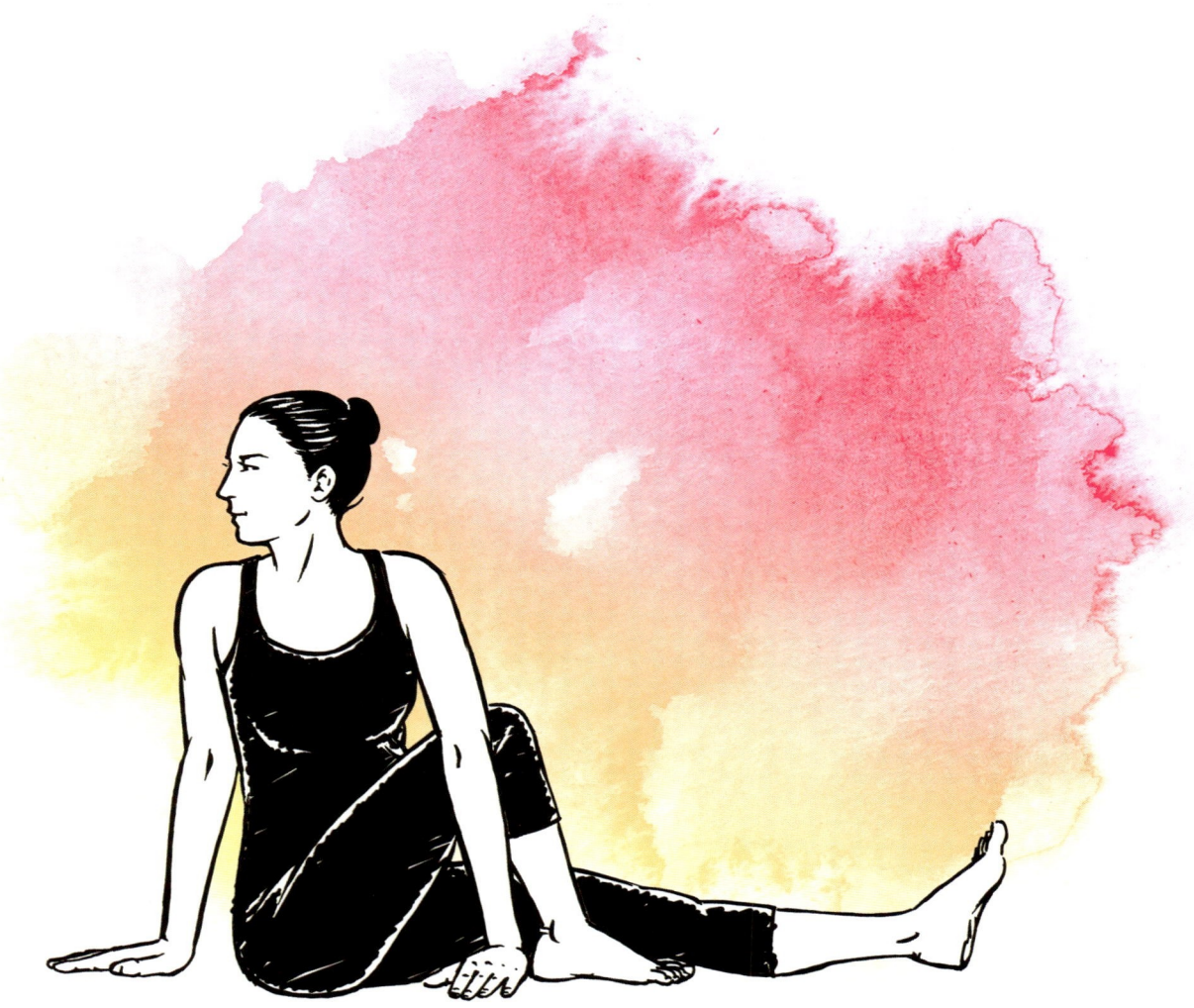

Setzen Sie sich mit nach vorne ausgestreckten Beinen auf den Boden, beugen Sie das rechte Bein und stellen Sie den rechten Fuß neben die Innenseite Ihres linken Knies. Heben Sie beim nächsten Einatmen die Arme nach oben. Beim Ausatmen senken Sie die Arme und drehen Ihren Oberkörper nach rechts, wobei Sie die rechte Hand hinter sich in Höhe des Kreuzbeins auf dem Boden abstellen. Die linke Hand platzieren Sie neben Ihrem rechten Bein, sodass der linke Ellbogen und das rechte Knie sich berühren. Halten Sie die Position fünf bis zehn Atemzüge und wechseln Sie dann zum Wiederholen die Seite.

GEDREHTE KOPF-ZUM-KNIE-POSE
Parivrtta Janu Sirsasana

Erhöht die Beweglichkeit der Wirbelsäule und beruhigt die Nerven

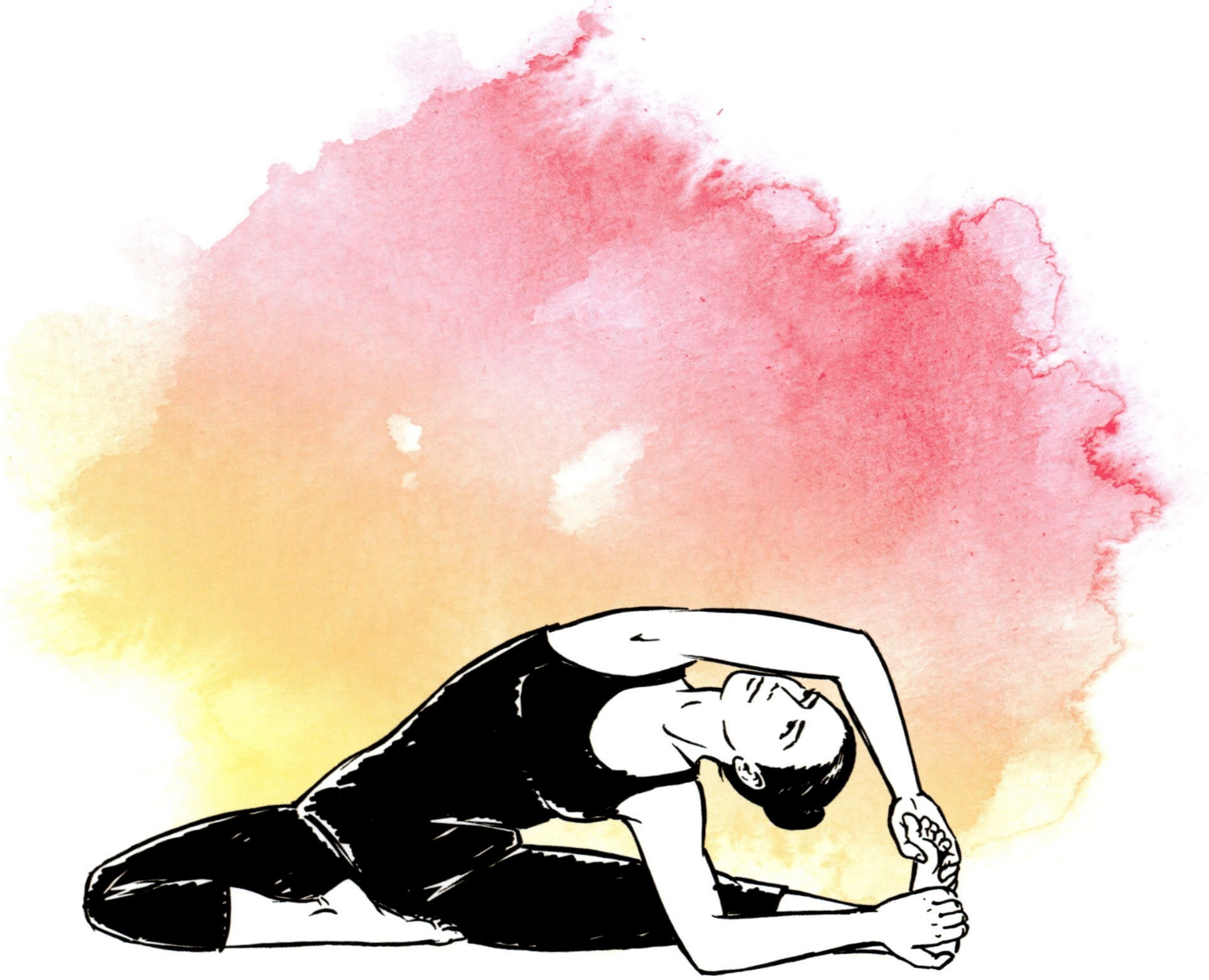

Setzen Sie sich mit weit gespreizten Beinen auf den Boden. Winkeln Sie Ihr rechtes Bein an und bringen Sie den Fuß an Ihren linken Oberschenkel, die Ferse ist an der Leiste. Das linke Bein bleibt weit gestreckt. Heben Sie beim Einatmen beide Arme nach oben. Neigen Sie Ihre Wirbelsäule beim Ausatmen nach links, strecken Sie dabei den rechten Arm über Ihren Kopf und umfassen Sie mit der rechten Hand Ihren linken Fuß. Greifen Sie mit der linken Hand nach Ihrer linken Fußsohle. Halten Sie diese Position für fünf bis zehn Atemzüge und wiederholen Sie die Übung dann auf der anderen Seite.

BRETT
Chaturanga Dandasana

Verleiht der Wirbelsäule Kraft und Stabilität

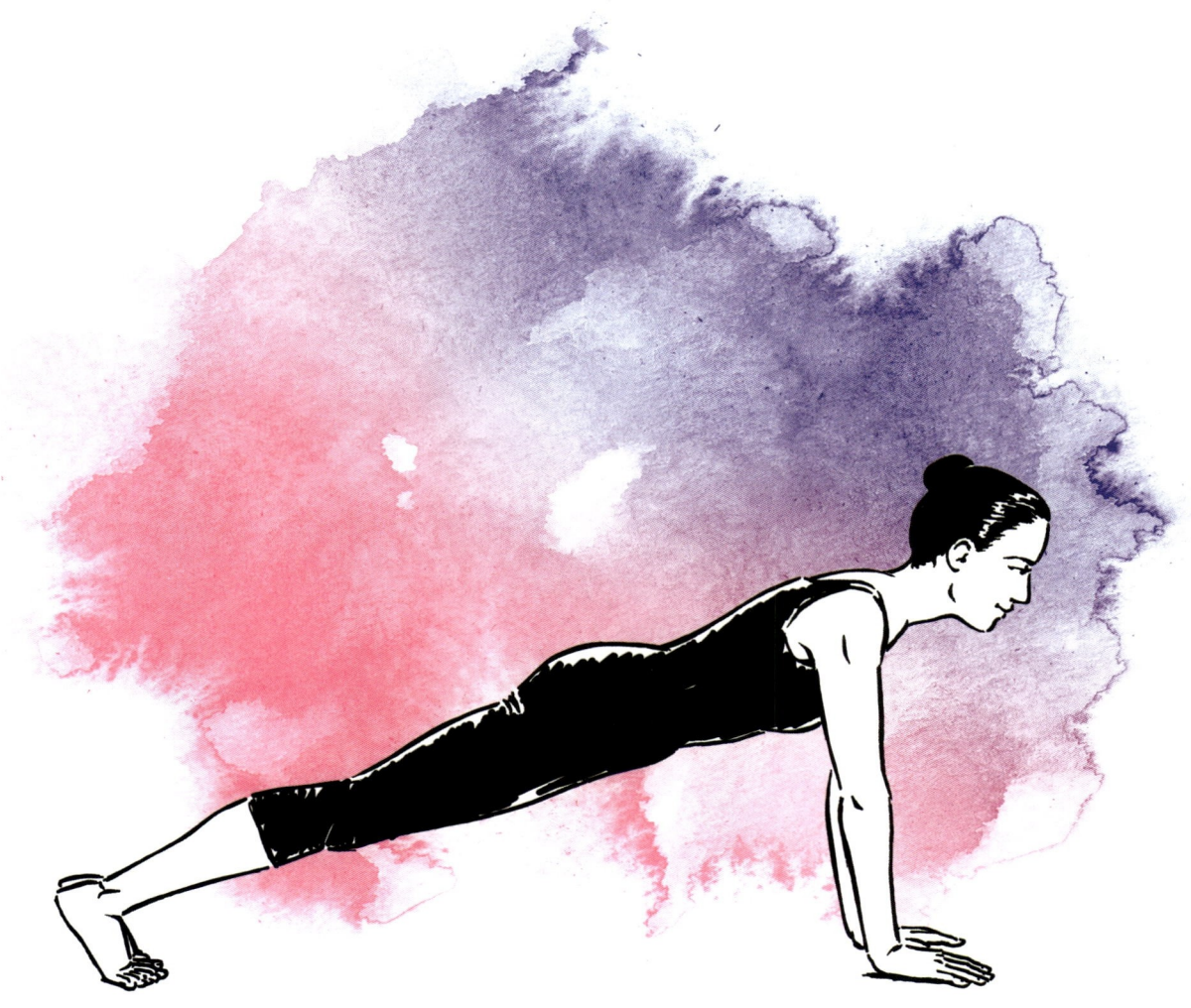

Beginnen Sie im *Vierfüßlerstand* (siehe Seite 35): Die Hände sind unter den
Schultern auf dem Boden aufgestellt und die Knie befinden sich unter der
Hüfte. Strecken Sie nun die Beine weit nach hinten aus. Bauch-, Gesäß- und
Rückenmuskeln sind fest angespannt. Während Ihr Gewicht auf Zehen und
Fußballen verteilt ist, schieben Sie die Fersen weit nach hinten. Versuchen
Sie, Ihren Rücken lang zu machen und lassen Sie Ihren Nacken entspannt.
Bleiben Sie für fünf bis zehn Atemzüge in dieser Position.

BRUST-KNIE-KINN-POSE
Ashtanga Namaskara

Kräftigt den Oberkörper und die Armmuskulatur

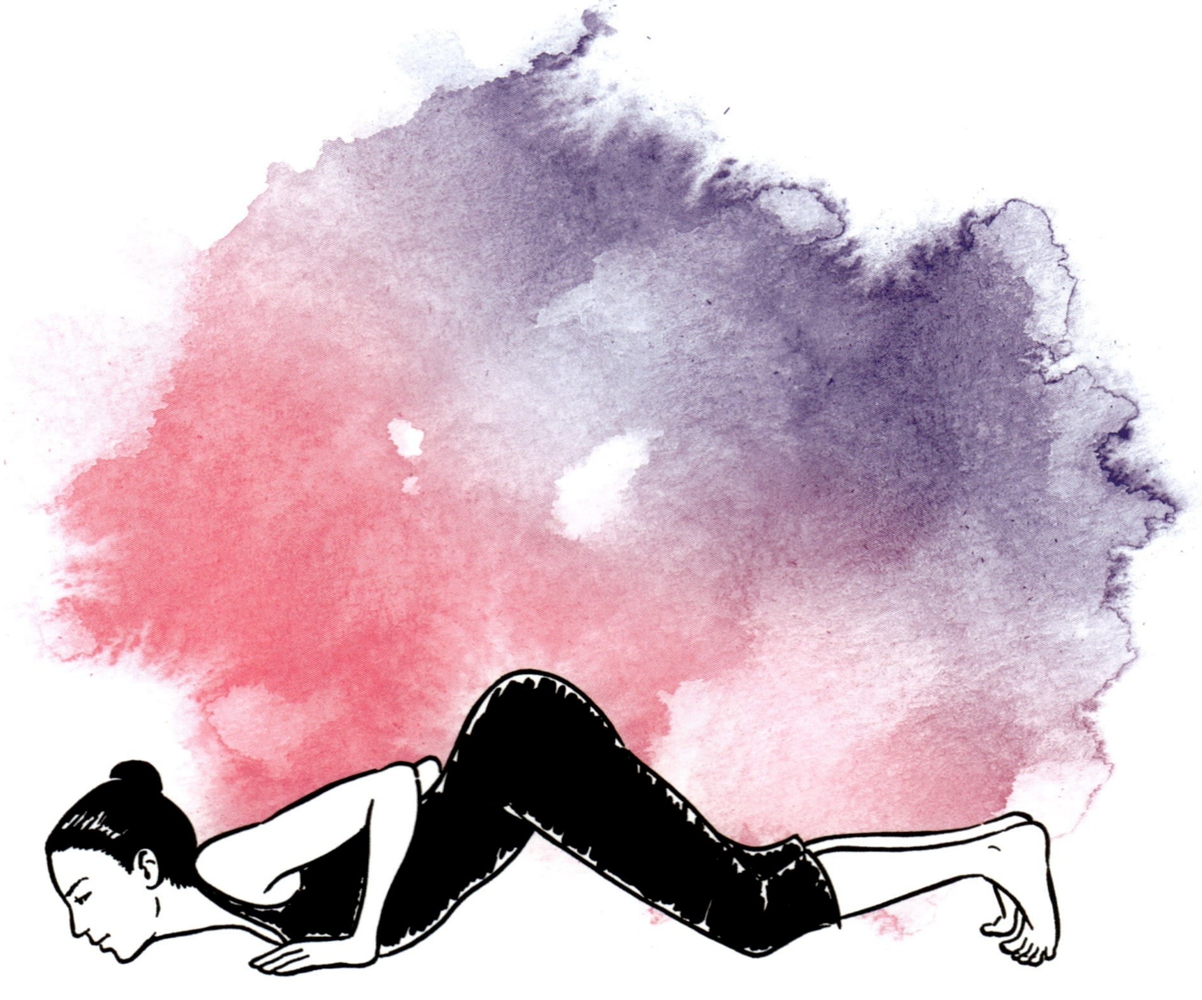

Begeben Sie sich in den *Vierfüßlerstand* (siehe Seite 35): Auf dem Boden kniend stellen Sie Ihre Hände unter den Schultern auf dem Boden auf. Danach strecken Sie Ihre Beine weit nach hinten, während Bauch-, Gesäß- und Rückenmuskeln angespannt sind. Nun befinden Sie sich in der *Brett*-Position (siehe Seite 53). Um in die Brust-Knie-Kinn-Pose zu gelangen, lassen Sie nun Ihre Knie behutsam auf den Boden sinken. Beugen Sie Ihre Ellbogen und senken Sie Brust und Kinn zum Boden ab, während Ihr Gesäß nach oben gestreckt bleibt. Ihre Ellbogen befinden sich seitlich an Ihrem Oberkörper. Halten Sie die Position für fünf Atemzüge.

SEITSTÜTZ
Vasisthasana

Stärkt die seitliche Taille und verbessert das Gleichgewicht

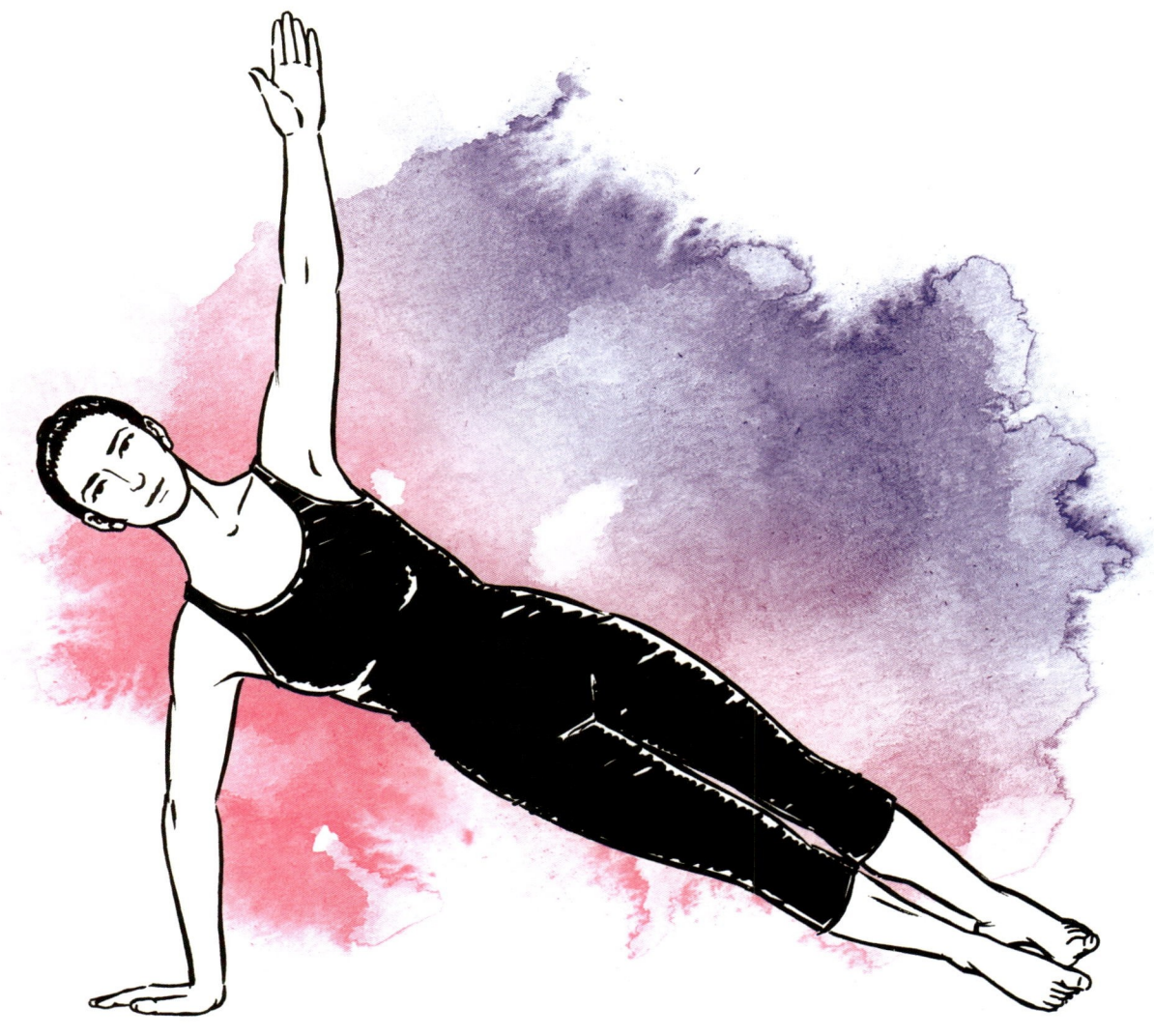

Begeben Sie sich aus dem *Vierfüßlerstand* (siehe Seite 35) in das *Brett* (siehe Seite 53), indem Sie die Beine weit nach hinten strecken. Die Hände sind unter den Schultern auf dem Boden positioniert und Ihr Gewicht ist auf Fußballen und Zehen verteilt. Ihre Bauch-, Gesäß- und Rückenmuskeln sind fest angespannt. Verlagern Sie nun Ihr Gewicht auf die rechte Seite, rollen Sie Ihren rechten Fuß langsam auf die Außenkante ab und drehen Sie dabei Ihren Körper. Der linke Fuß wird auf dem rechten abgelegt. Achten Sie darauf, die Körperspannung durchgehend aufrechtzuerhalten. Strecken Sie Ihren linken Arm nach oben aus. Halten Sie die Position für fünf bis zehn Atemzüge.

KRÄHE
Bakasana

Kräftigt den Oberkörper und verbessert das Gleichgewicht

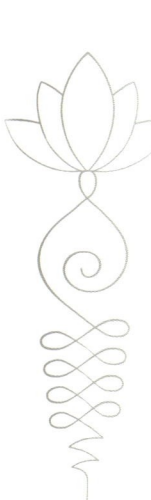

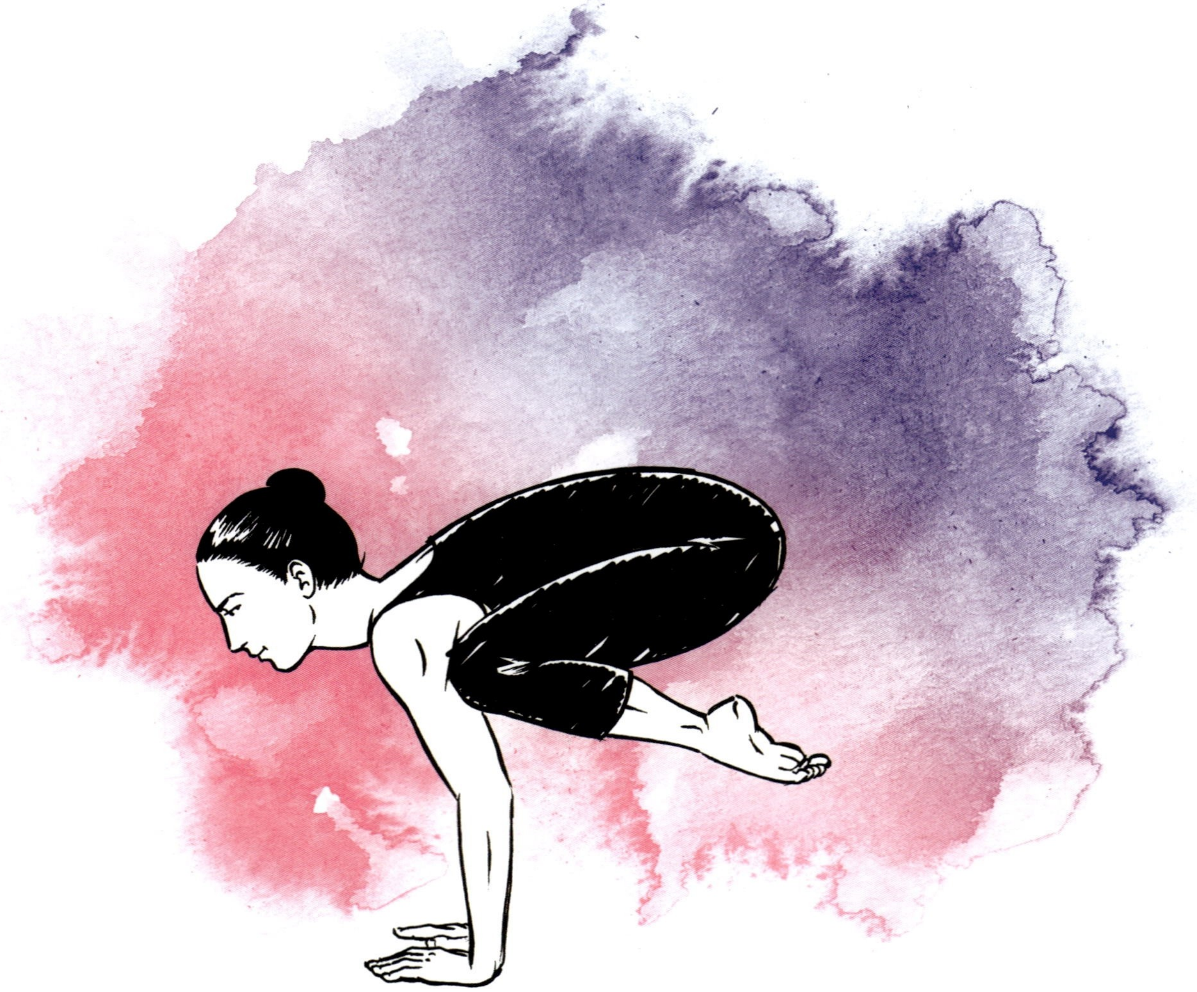

Gehen Sie in die Hocke und platzieren Sie Ihre Hände mit gespreizten Fingern auf dem Boden. Die Hände sollten etwa schulterweit auseinander stehen. Schieben Sie beim Einatmen Ihre Knie in die Achselhöhlen und pressen Sie Ihre Beine fest an den Oberkörper. Verlagern Sie Ihr Gewicht nun auf die Hände, stellen Sie sich auf die Zehenspitzen und heben Sie beim Ausatmen die Füße vom Boden ab. Fixieren Sie am besten einen Punkt vor Ihnen, um das Gleichgewicht besser halten zu können. Bleiben Sie für mindestens fünf Atemzüge in dieser Position.

FEUERFLIEGE
Tittibhasana

Stärkt die Muskulatur in den Schultern und im Rumpf

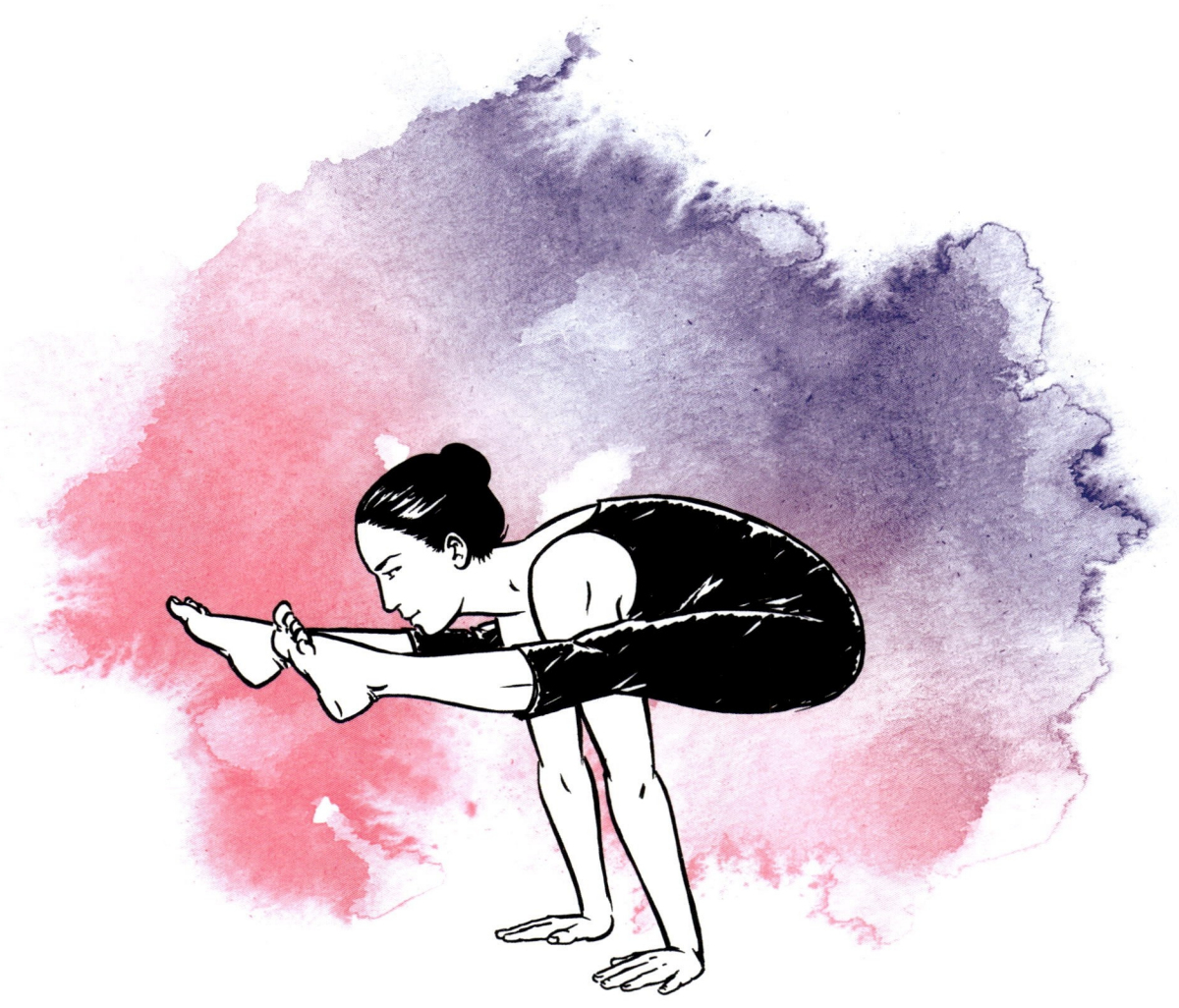

Stellen Sie sich aufrecht hin, die Füße etwas mehr als hüftbreit auseinander. Beugen Sie sich nun nach vorne und führen Sie Ihre Arme zwischen Ihren Beinen hindurch nach hinten und schieben Sie Ihre Schultern hinter Ihre Waden. Wenn die Schultern richtig ausgerichtet sind, stellen Sie die Hände hinter Ihren Fersen auf dem Boden ab, die Finger zeigen nach vorne. Beugen Sie nun die Knie und drücken Sie Ihre Oberschenkel fest an Ihren Rumpf. Das Gesäß ist gesenkt und Ihre Arme sollten nun eine Art Sitz bilden. Heben Sie die Füße vom Boden ab und begeben Sie Ihre Beine allmählich in die Streckung. Halten Sie diese Position für fünf Atemzüge.

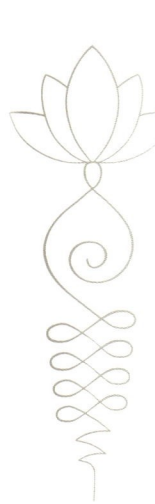

HALBE HEUSCHRECKE
Ardha Shalabhasana

Gibt Kraft und stabilisiert die Wirbelsäule

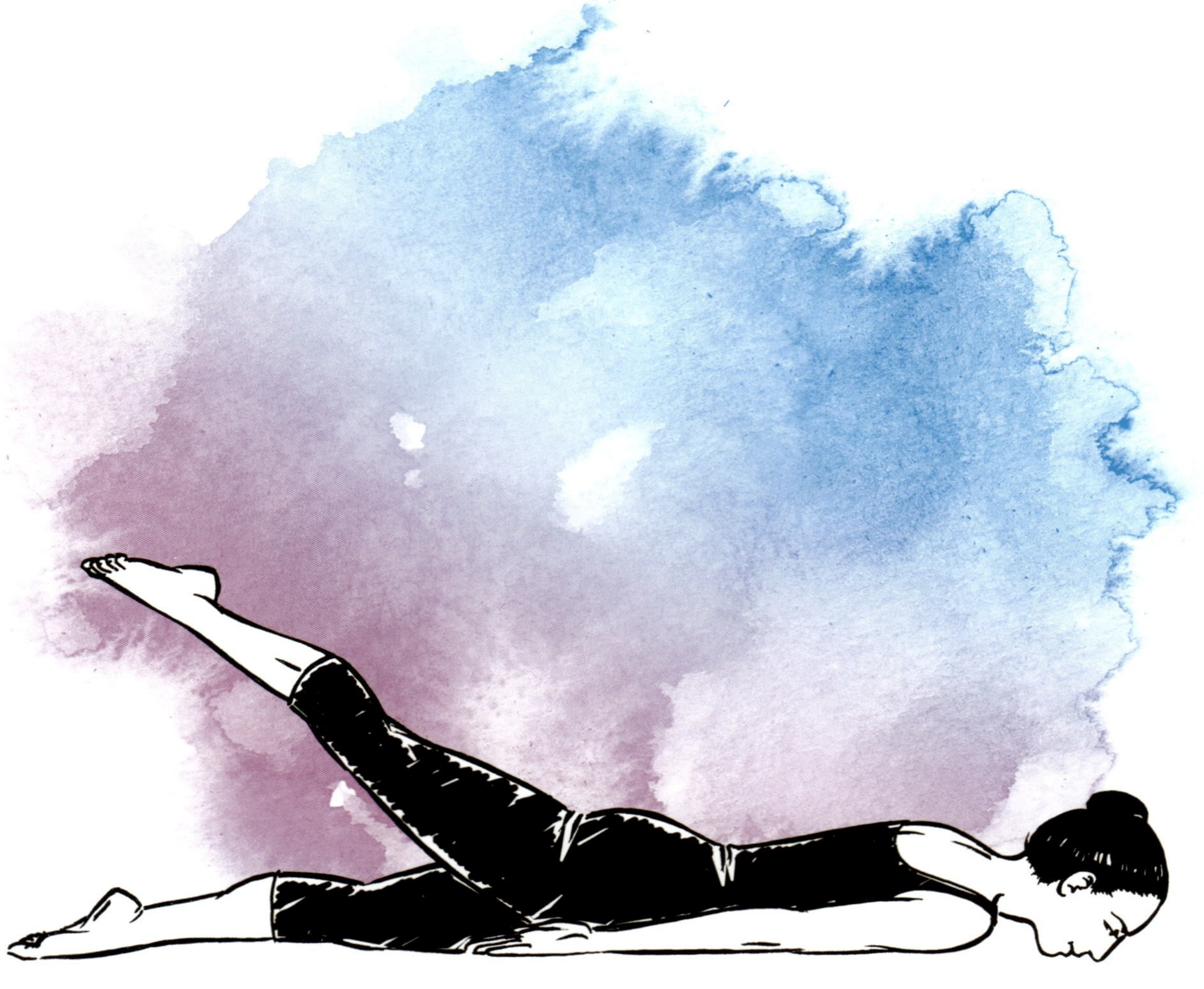

Begeben Sie sich in Bauchlage und legen Sie Ihr Kinn auf der Matte ab, während Ihr Nacken entspannt bleibt. Ihre Hände liegen mit den Handflächen nach oben unterhalb Ihres Beckens. Spannen Sie Ihre Bauchmuskeln an und heben Sie beim nächsten Ausatmen Ihr rechtes Bein vom Boden ab. Achten Sie darauf, das Bein bis in die Fußzehen zu strecken. Bleiben Sie für fünf bis zehn Atemzüge in der Position und wiederholen Sie dann die Übung mit dem linken Bein.

HEUSCHRECKE
Shalabhasana

Schenkt Vertrauen und Selbstwertgefühl und öffnet das Herz

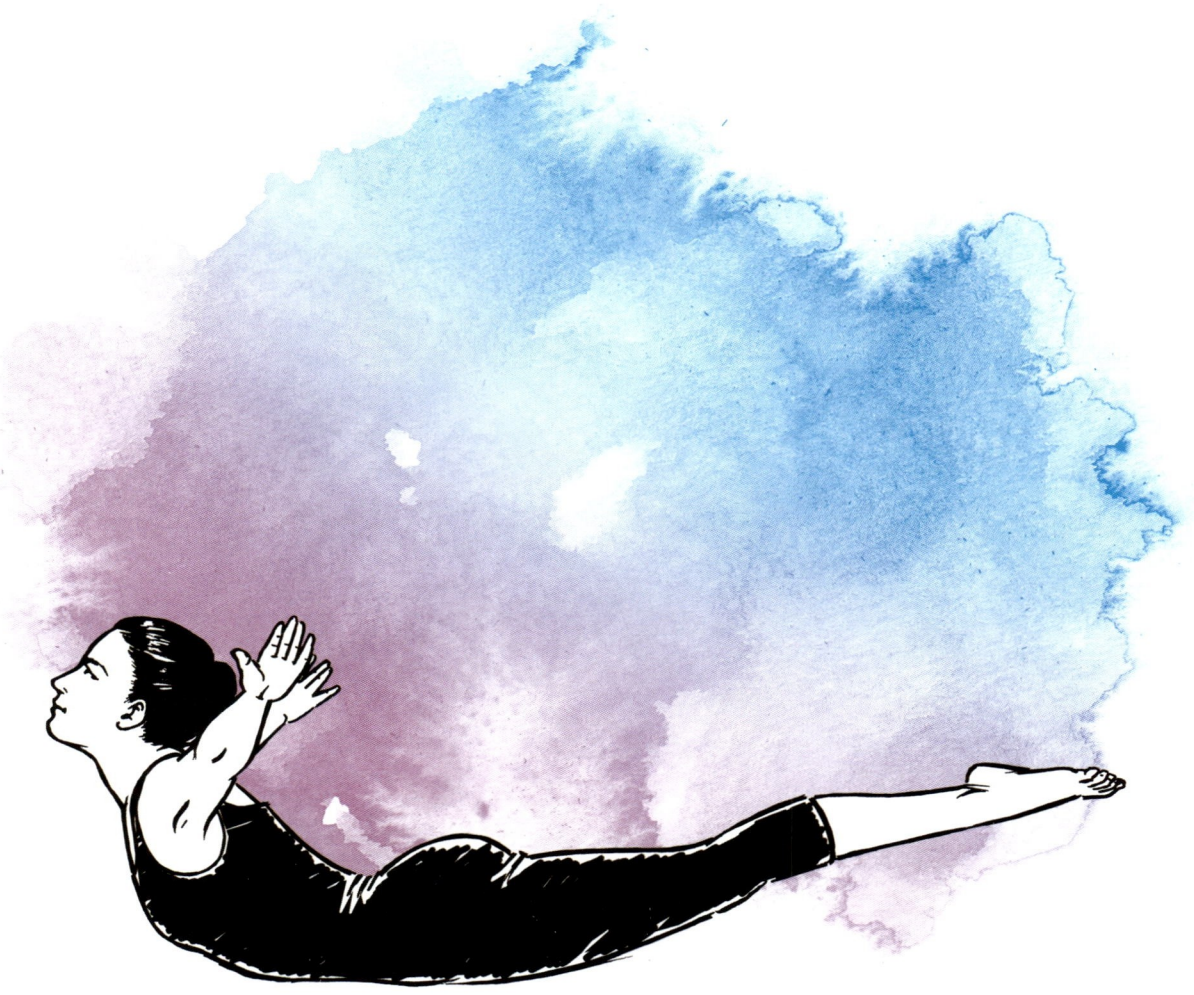

Legen Sie sich in Bauchlage auf die Matte. Ihre Beine sind gestreckt und die Schenkel und Füße berühren einander. Legen Sie Ihre Arme seitlich ausgestreckt neben Ihren Körper, die Handflächen zeigen nach unten. Heben Sie nun mit der Ausatmung Kopf, Oberkörper, beide Beine und Arme vom Boden ab. Strecken Sie die Arme seitlich nach hinten aus, als würden Sie fliegen. Spannen Sie Ihre Rumpfmuskulatur fest an. Richten Sie Ihren Blick leicht nach oben und halten Sie die Position für mindestens fünf Atemzüge. Legen Sie dann Oberkörper, Arme und Beine langsam wieder auf dem Boden ab und entspannen Sie sich.

HERAUFSCHAUENDER HUND
Urdvha Mukha Svanasana

Streckt Bauch und Oberkörper, entlastet die Schultern und fördert
die Verdauung

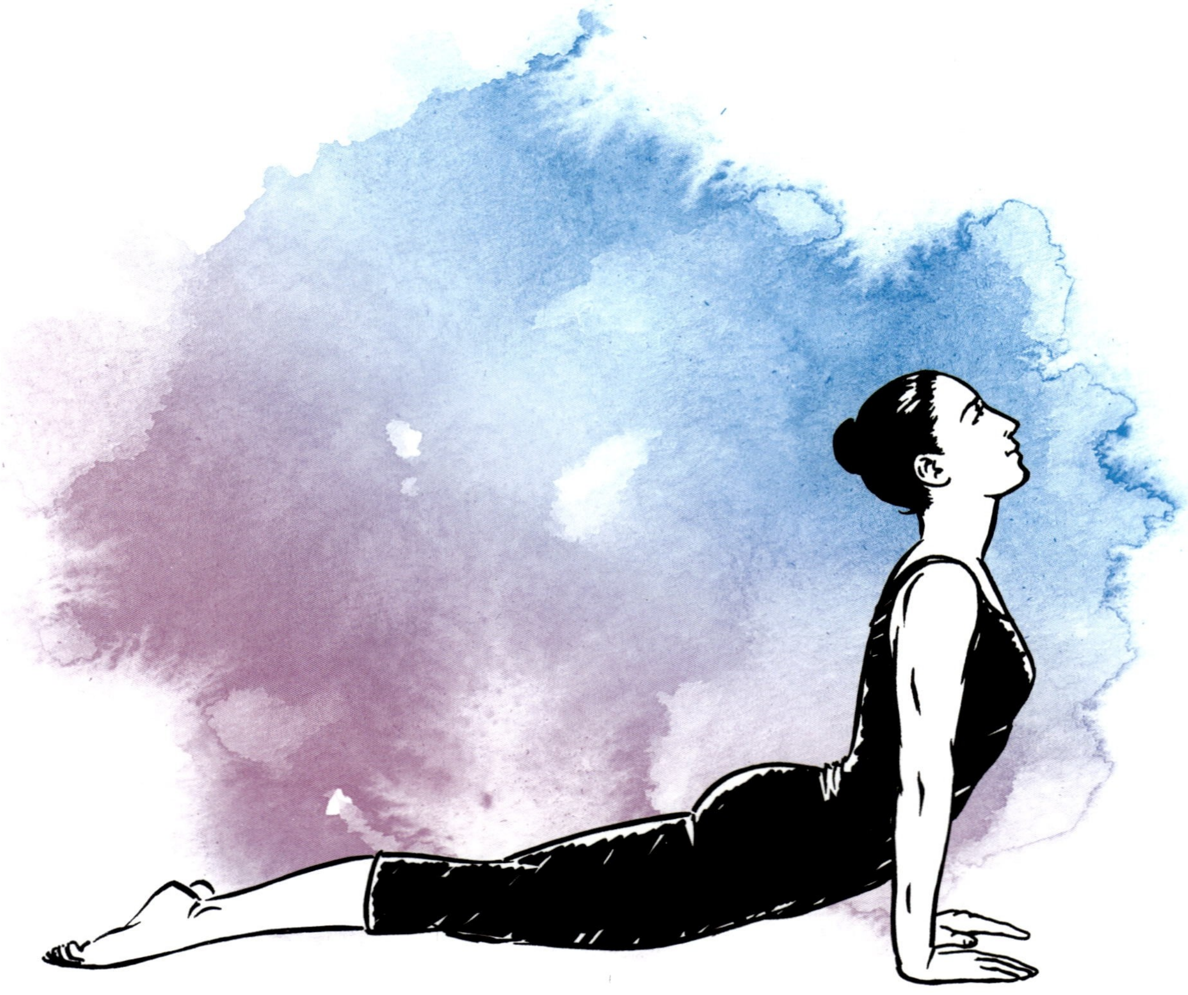

Begeben Sie sich in Bauchlage und legen Sie Ihre Hände neben dem Brustkorb
auf dem Boden ab. Pressen Sie beim Einatmen die Hände fest in die Matte.
Strecken Sie beim nächsten Ausatmen Ihre Arme durch und heben Sie Ihren
Oberkörper, sowie Beine inklusive Knie vom Boden ab. Ihren Fußspann drücken Sie fest in die Matte. Achten Sie auf Ihre Körperspannung. Die Rumpfmuskulatur ist angespannt, damit der Rücken nicht durchhängt und auch die
Beinmuskeln sind aktiv. Ziehen Sie Ihr Schambein Richtung Bauchnabel und
machen Sie den Nacken lang. Ziehen Sie Ihre Schulterblätter leicht zusammen,
damit Ihr Brustkorb geöffnet wird. Halten Sie diese Position für fünf Atemzüge. Bei Rückenschmerzen ist diese Übung nicht geeignet.

KOBRA I
Bhujangasana

Fördert die Verdauung, dehnt den Bauch und erhöht die Beweglichkeit
der Wirbelsäule

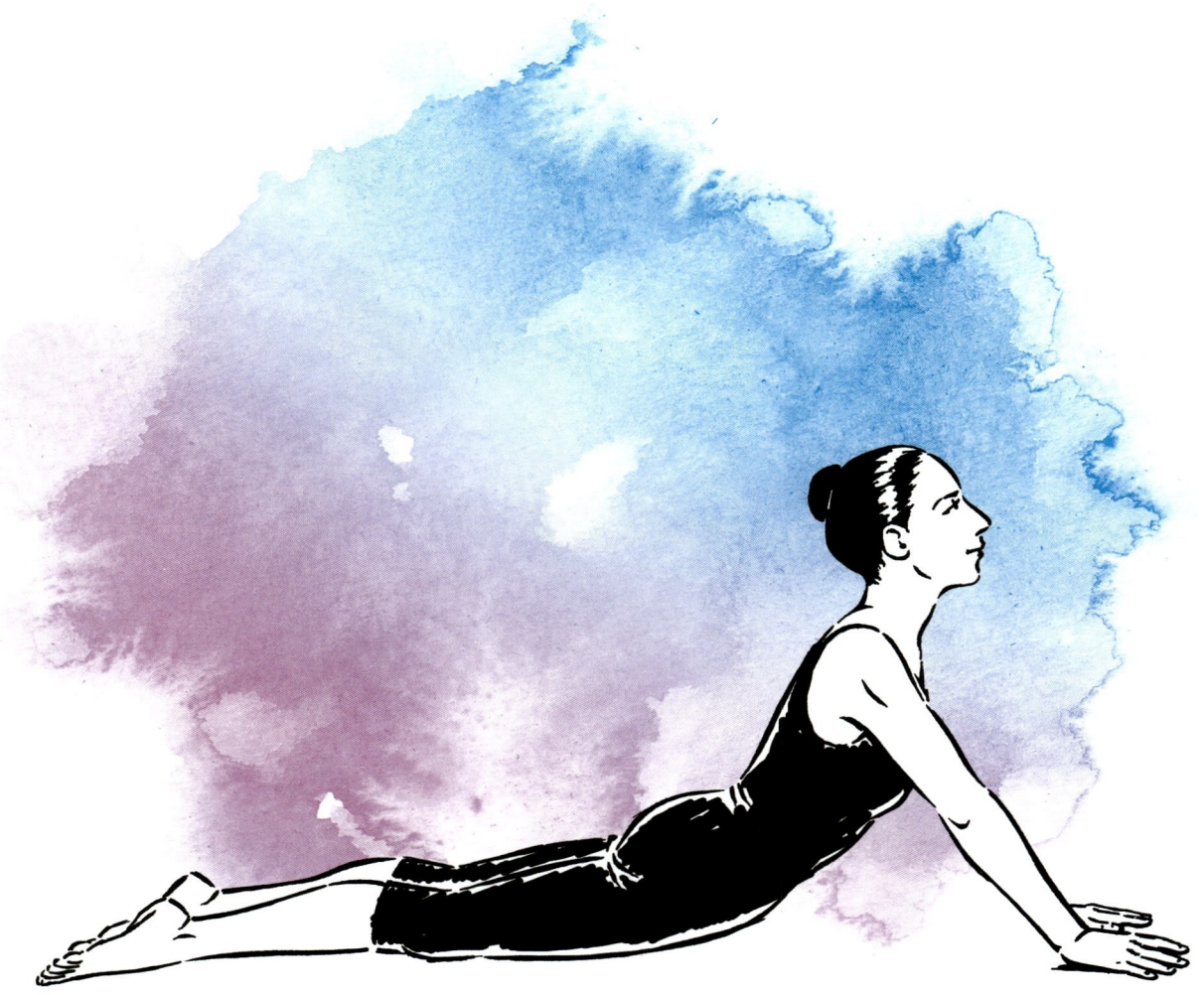

Legen Sie sich auf den Bauch und platzieren Sie Ihre Hände etwa schulterweit
auseinander oberhalb Ihres Kopfes auf den Boden. Heben Sie beim Ausatmen
Ihren Oberkörper langsam vom Boden ab und richten Sie ihn Wirbel für Wirbel
auf, wobei Sie auch allmählich die Arme durchstrecken. Drücken Sie Ihr Schambein fest in die Matte und strecken Sie Ihren Rücken. Ziehen Sie die Schulterblätter leicht zusammen und richten Sie Ihren Blick leicht nach oben, sodass
der Nacken die Wirbelsäule verlängert. Halten Sie diese Position für fünf bis
zehn Atemzüge.

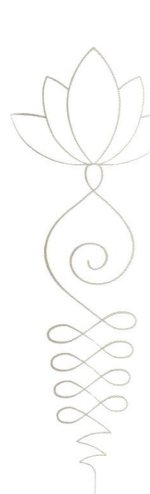

KOBRA II
Saral Hasta Bhujangasana

Erhöht die Beweglichkeit der Wirbelsäule und fördert die Verdauung

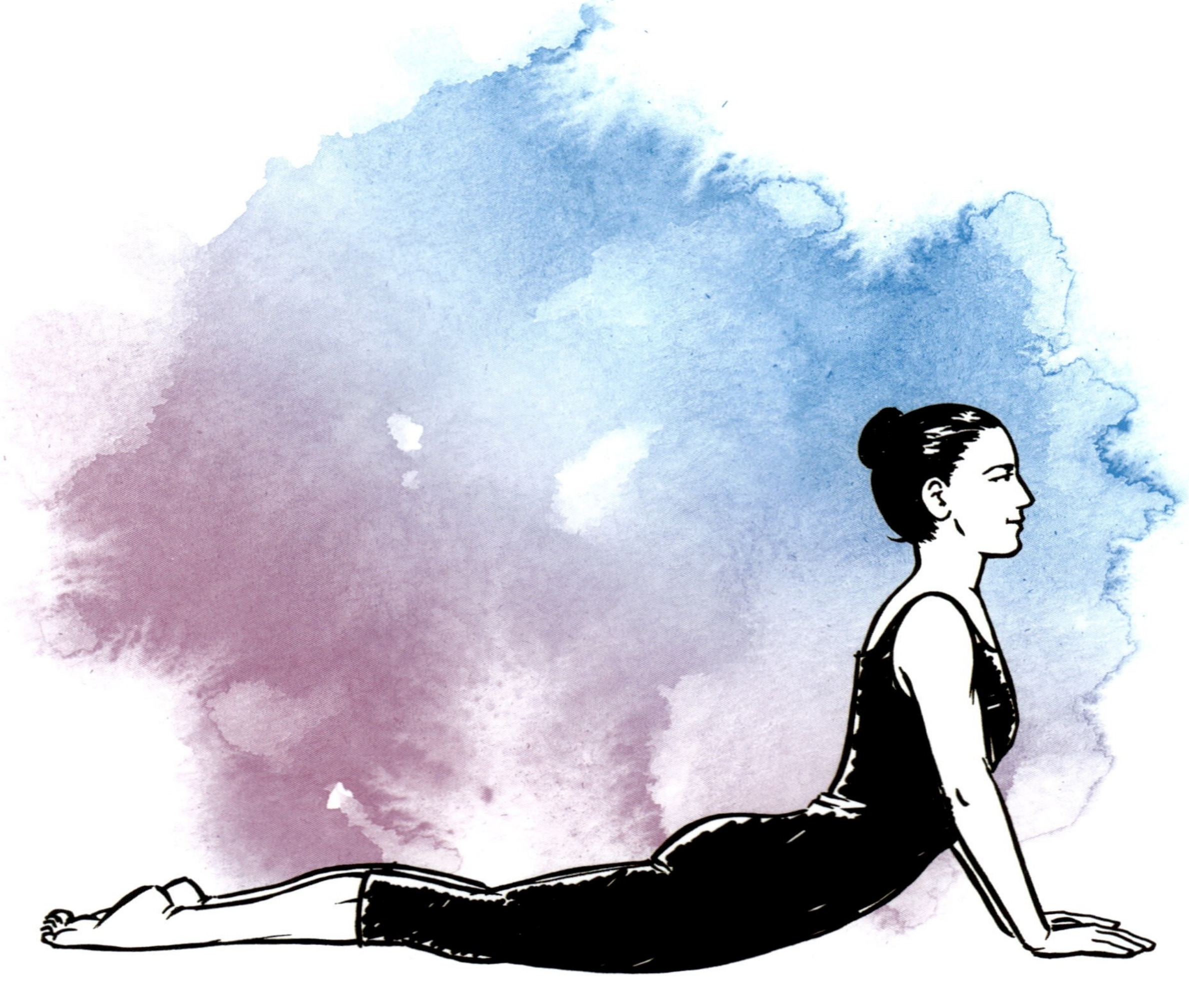

Beginnen Sie in Bauchlage und platzieren Sie Ihre Hände knapp unterhalb der Schultern. Die Hände und Ellbogen liegen dabei dicht am Körper an. Heben Sie beim Ausatmen Ihren Oberkörper langsam vom Boden ab, während Sie Ihre Fußrücken und Oberschenkel sowie Ihr Schambein in die Matte drücken. Halten Sie Ihr Kinn parallel zum Fußboden und den Kopf gerade. Bleiben Sie für fünf bis zehn Atemzüge in dieser Position.

KUH
Bitilasana

Mobilisiert die Wirbelsäule und massiert die Bauchorgane

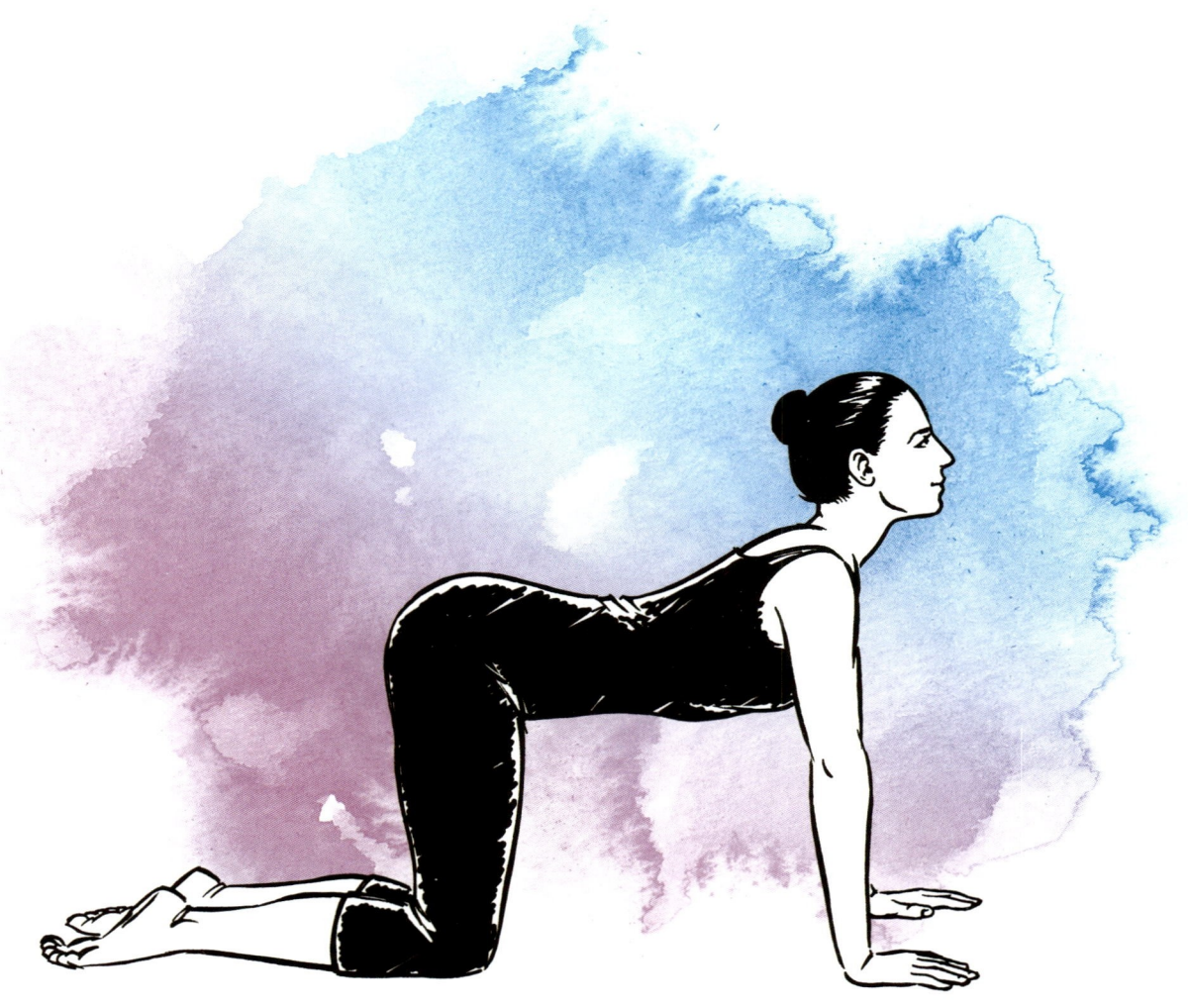

Beginnen Sie im *Vierfüßlerstand* (siehe Seite 35): Sie knien auf dem Boden, während die Hände unter Ihren Schultern auf dem Boden platziert sind. Die Knie befinden sich unter den Hüftknochen. Ihr Blick ist zunächst auf den Boden gerichtet, sodass der Kopf die Halswirbelsäule gerade verlängert. Heben Sie mit der Einatmung Ihre Sitzknochen und den Kopf, sodass Ihr Blick nun geradeaus gerichtet ist. Der Bauch senkt sich nach unten. Ziehen Sie Ihre Schulterblätter zusammen, um die Rückwärtsbeuge zu intensivieren. Sie können diese Position für fünf Atemzüge halten, oder die Übung dynamisch gestalten, indem Sie bei jedem Atemzug Ihren Rücken wieder gerade strecken. Die Übung kann auch mit der *Katze* (siehe Seite 79) kombiniert werden.

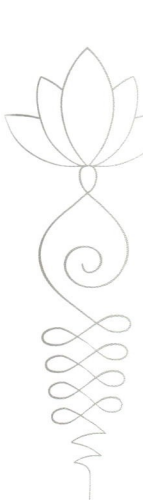

EINBEINIGE TAUBE
Eka Pada Rajakapotasana

Erhöht die Flexibilität der Hüftbeuger und entlastet die Wirbelsäule

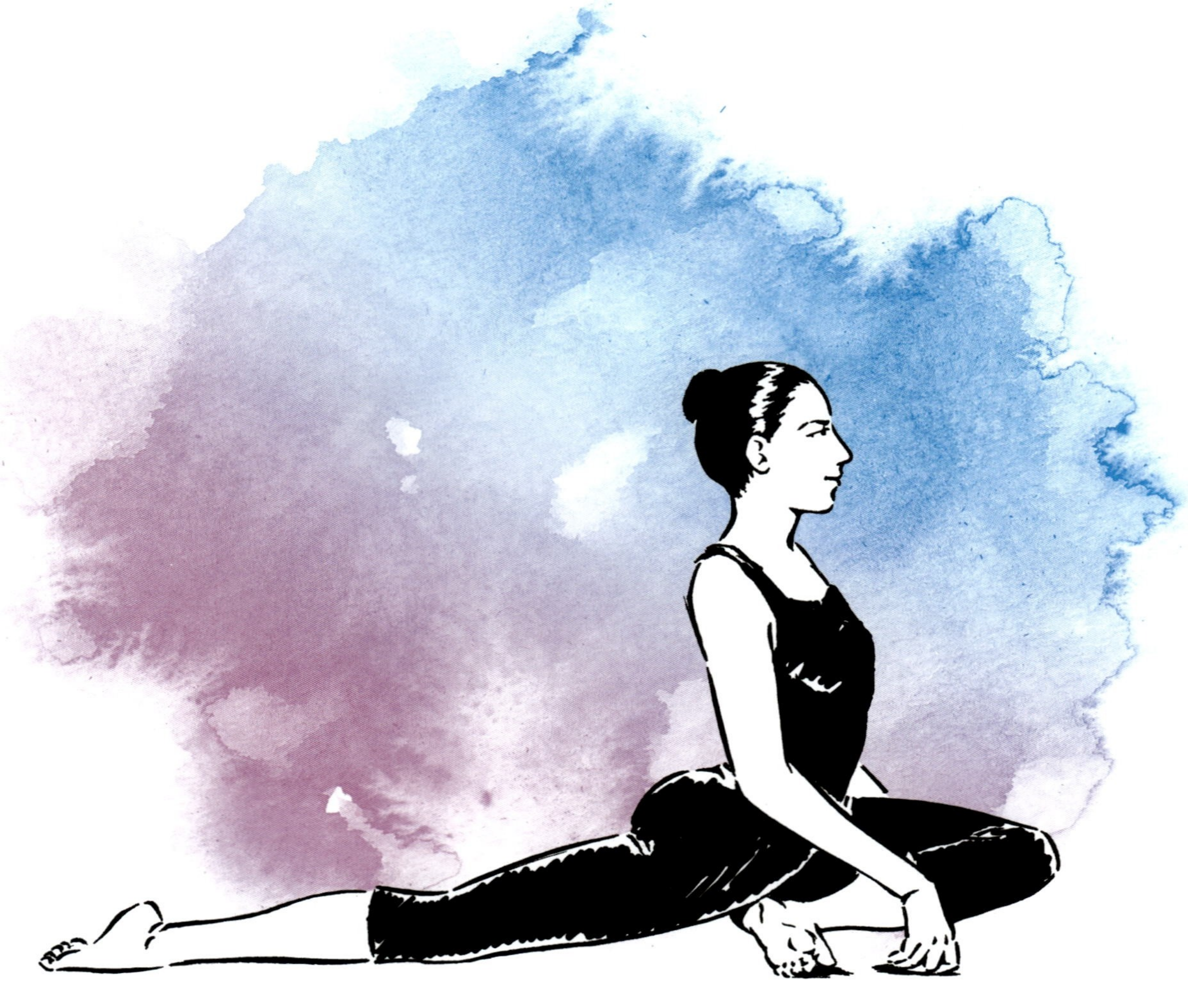

Beginnen Sie im *Vierfüßlerstand* (siehe Seite 35): Sie sind auf allen Vieren, während die Knie unterhalb der Hüftknochen und die Hände unter den Schultern platziert sind. Schieben Sie nun Ihren linken Unterschenkel zwischen Ihre Hände. Achten Sie darauf, dass Ihr Knie nicht verdreht ist. Bringen Sie die linke Gesäßhälfte zum Boden und strecken Sie das rechte Bein weit nach hinten aus. Lehnen Sie Ihren Oberkörper leicht nach vorne, während Sie Ihr Schambein Richtung Bauchnabel ziehen. Ziehen Sie die Schulterblätter leicht zusammen, um den Brustkorb zu öffnen. Halten Sie die Position für fünf bis zehn Atemzüge und wiederholen Sie die Übung danach auf der anderen Seite.

SCHULTERBRÜCKE
Setu Bandha Sarvangasana

Erhöht die Beweglichkeit der Wirbelsäule und öffnet das Herz- und Solarplexuszentrum

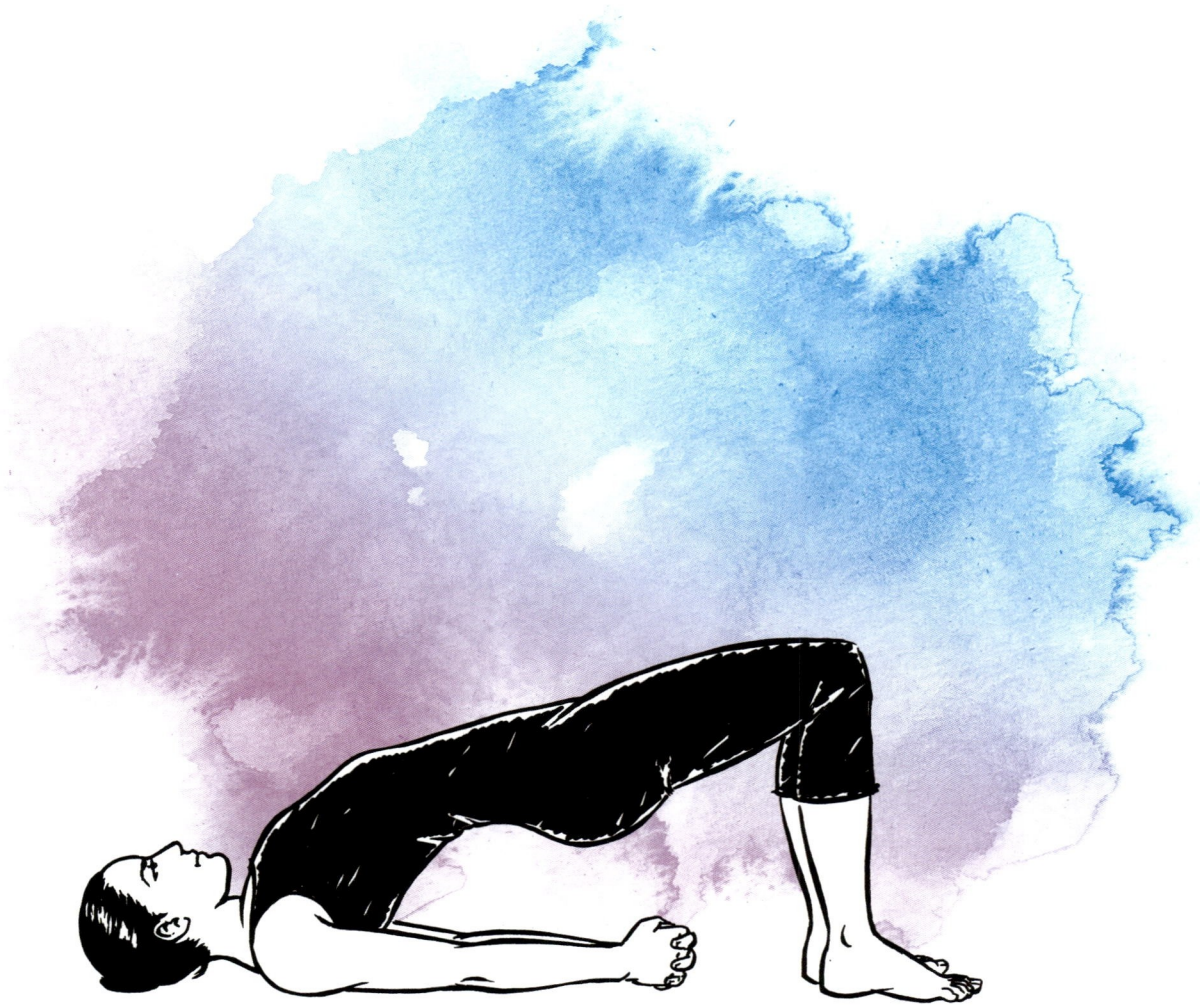

Legen Sie sich auf den Rücken, winkeln Sie die Beine an und stellen Sie die Füße in der Nähe des Gesäßes hüftbreit auf. Legen Sie die Arme dicht neben Ihrem Körper ab. Drücken Sie die Füße fest in den Boden und heben Sie beim Ausatmen Ihr Becken langsam nach oben, während Ihr Gesäß entspannt bleibt. Verschränken Sie nun die Hände unter dem Gesäß und strecken Sie Ihre Arme in Richtung Füße. Atmen Sie 5 bis 15 Mal tief ein und aus, während Sie diese Position halten und legen Sie dann langsam Ihr Gesäß wieder auf dem Boden ab.

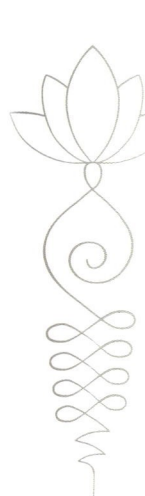

KAMEL
Ustrasana

Verleiht Energie und entlastet Schultern und untere Wirbelsäule

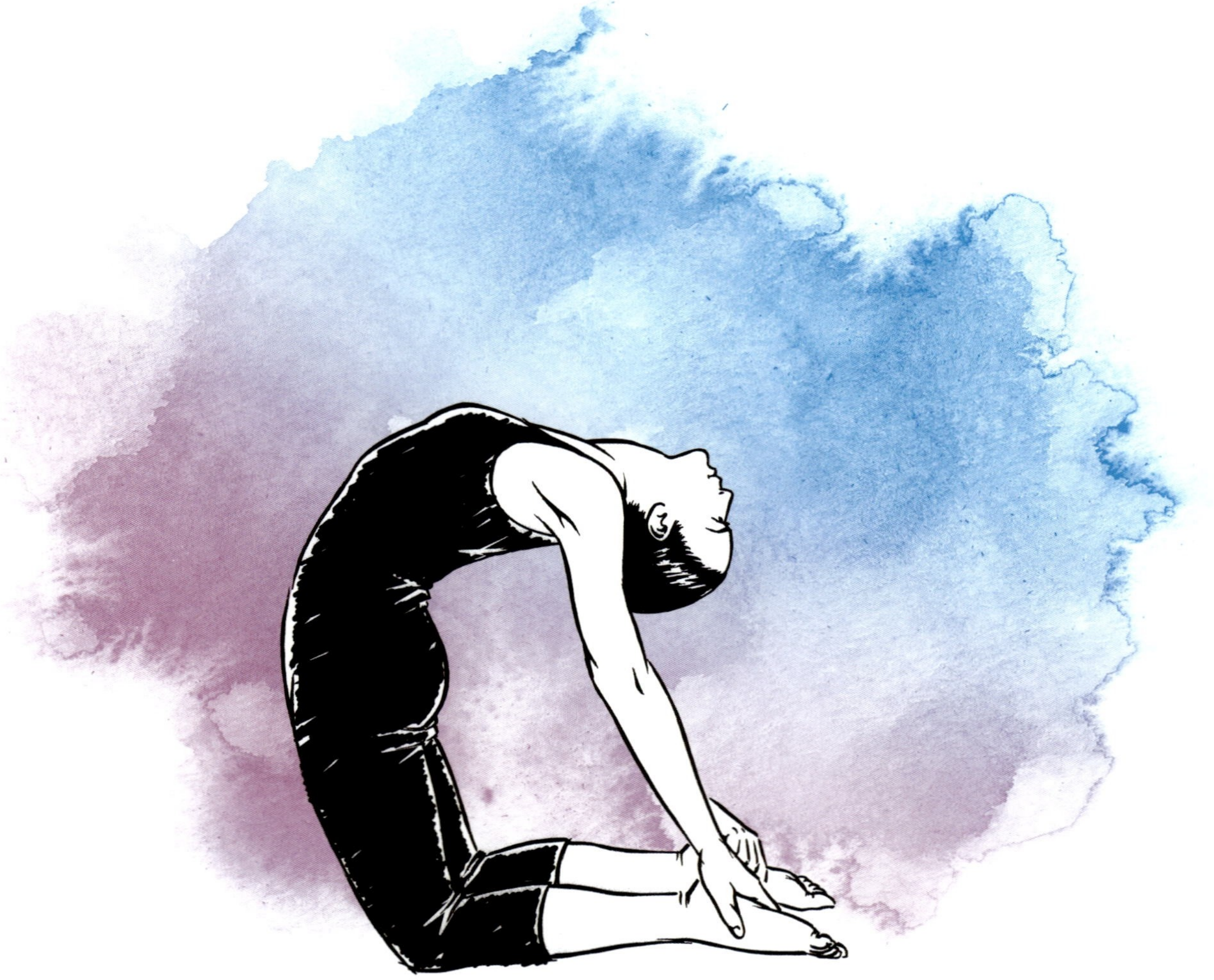

Knien Sie sich mit aufgerichtetem Oberkörper auf die Matte. Ober- und Unterschenkel sind geschlossen und die Füße berühren sich. Legen Sie die Hände zunächst auf Ihr Kreuzbein, schieben Sie die Hüfte nach vorne und bereiten Sie sich auf die Rückwärtsbeuge vor. Nehmen Sie nun die Hände von Ihrem unteren Rücken und beugen Sie sich langsam nach hinten, bis Sie mit den Händen Ihre Fersen greifen können. Achten Sie darauf, dass Sie Ihren Oberkörper lang machen, damit Ihr unterer Rücken nicht zusammen-gestaucht wird. Oberschenkel und Gesäß sind angespannt. Legen Sie Ihren Kopf so weit wie möglich in den Nacken, bleiben Sie in diesem Bereich aber entspannt. Halten Sie die Position für fünf bis zehn Atemzüge.

BOGEN
Dhanurasana

Erhöht die Beweglichkeit der Wirbelsäule und sorgt für Wohlbefinden

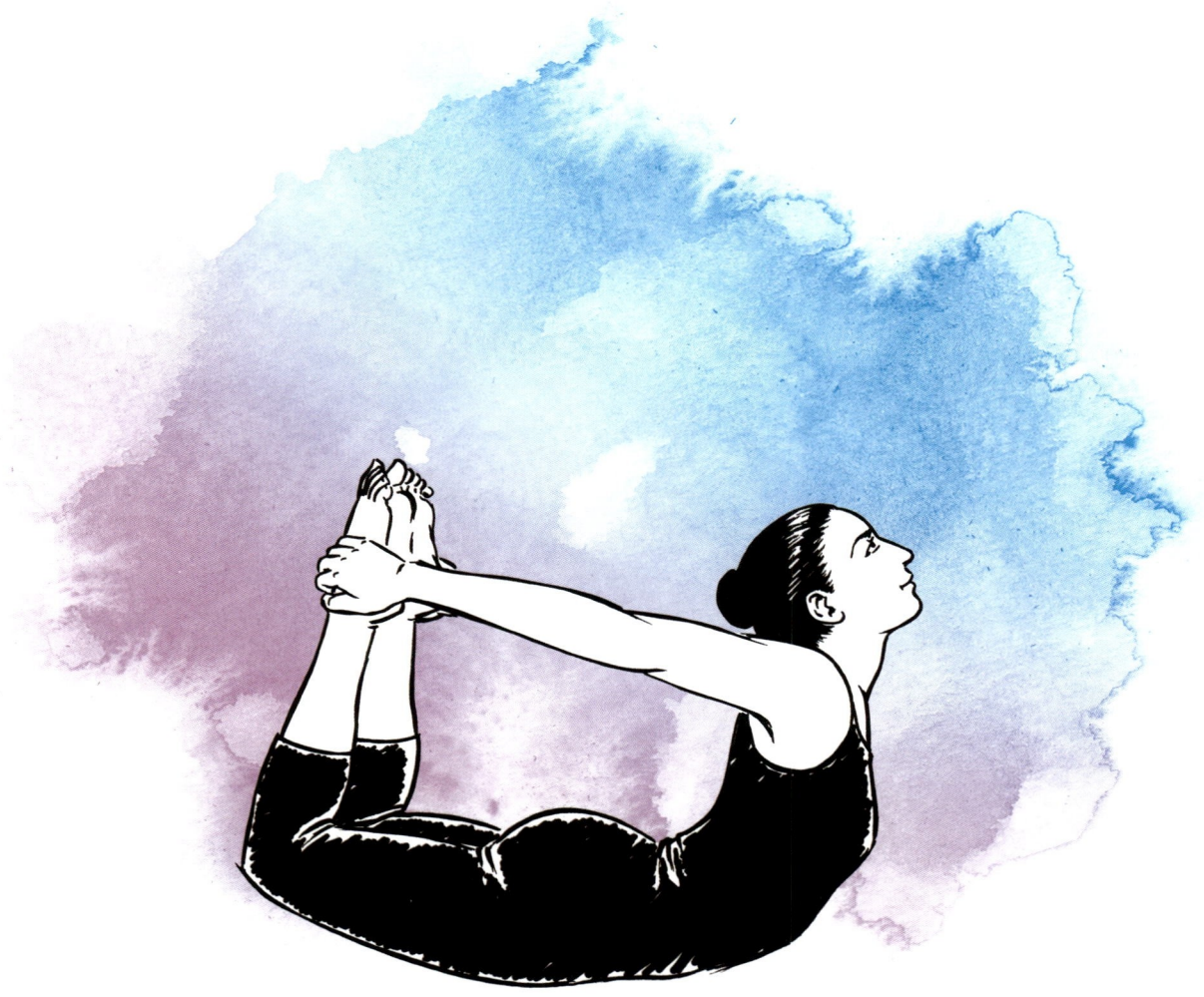

Legen Sie sich in Bauchlage auf die Matte, die Beine sind nach hinten gestreckt. Beugen Sie nun beim Ausatmen die Knie, die Fußzehen zeigen nach
oben. Strecken Sie Ihre Arme nach hinten und ergreifen Sie Ihre Fußgelenke
mit den Händen, während Sie Ihren Oberkörper anheben. Heben Sie nun auch
die Knie an und versuchen Sie, Ihre Füße und Schienbeine vom Oberkörper
wegzuschieben. Als Nächstes heben Sie auch die Oberschenkel an und bringen
Ihren Oberkörper noch weiter nach oben. Ziehen Sie gleichzeitig Ihre Schulterblätter nach hinten zusammen. Halten Sie die Körperspannung und bleiben
Sie für fünf bis zehn Atemzüge in dieser Position, wobei Sie gegebenenfalls
in eine Schaukelbewegung kommen.

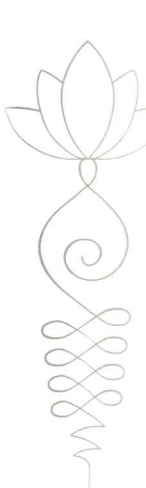

RAD
Urdhva Dhanurasana

Erhöht die Flexibilität der Wirbelsäule und öffnet das Herz

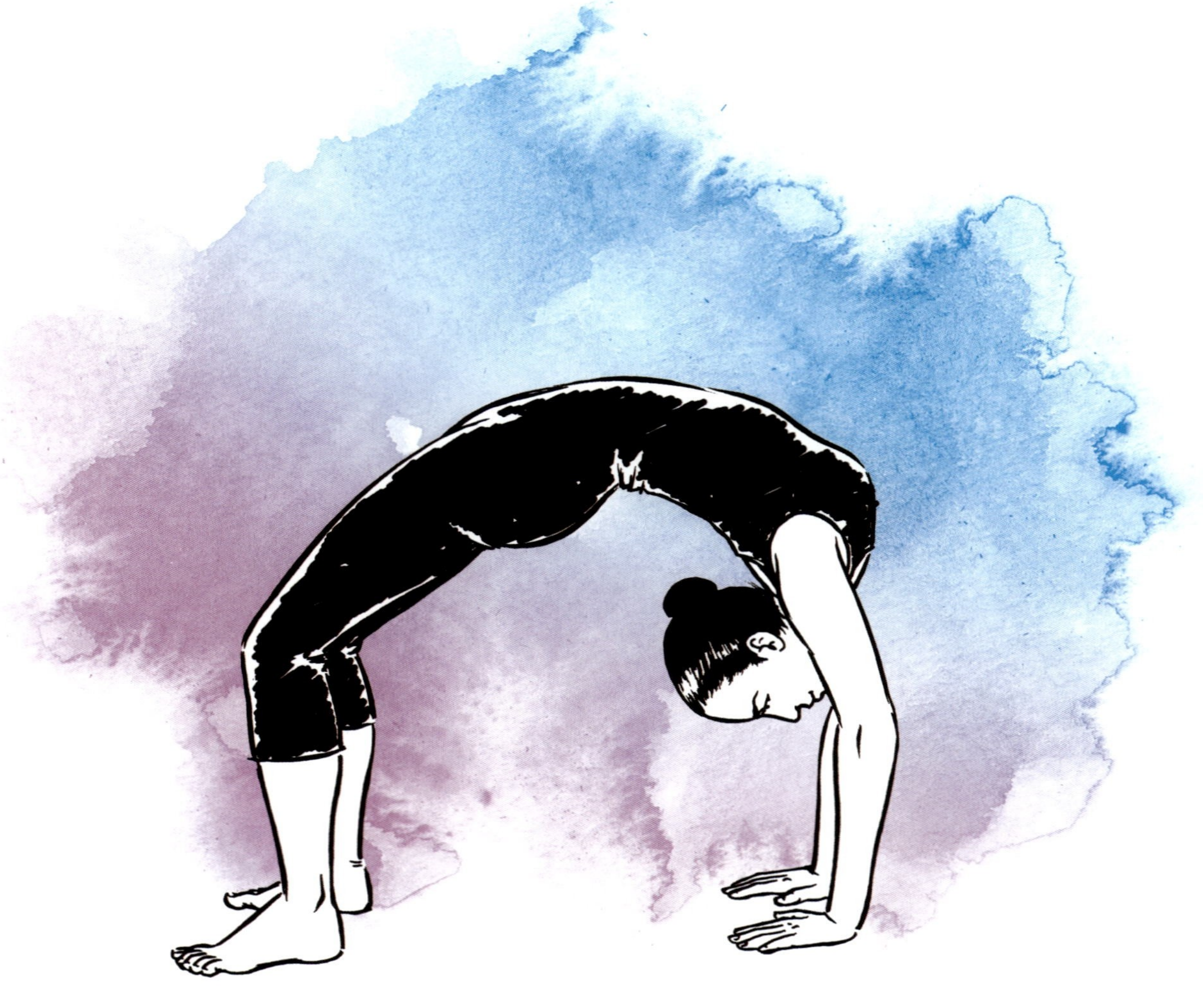

Begeben Sie sich in Rückenlage und stellen Sie Ihre Hände mit den Handflächen nach unten dicht neben Ihren Ohren und in Schulternähe auf. Die
Fingerspitzen zeigen in Richtung der Schultern. Stellen Sie Ihre Füße hüftbreit auseinander auf den Boden. Heben Sie beim Ausatmen Becken und
Oberkörper vom Boden ab. Verlagern Sie Ihr Gewicht auf die Hände und
schieben Sie Ihr Becken weit nach oben, bis Sie Ihre Schädeldecke auf der
Matte aufsetzen können. Abhängig von Ihrem Niveau und Ihrer Tagesform
können Sie in dieser Position bleiben oder weitermachen und Ihre Arme und
Beine durchstrecken. Halten Sie diese Position für drei bis fünf Atemzüge.

TAUBE
Kapotasana

Öffnet Hüften und Schultern, erhält die Beweglichkeit des Beckens
und der Wirbelsäule

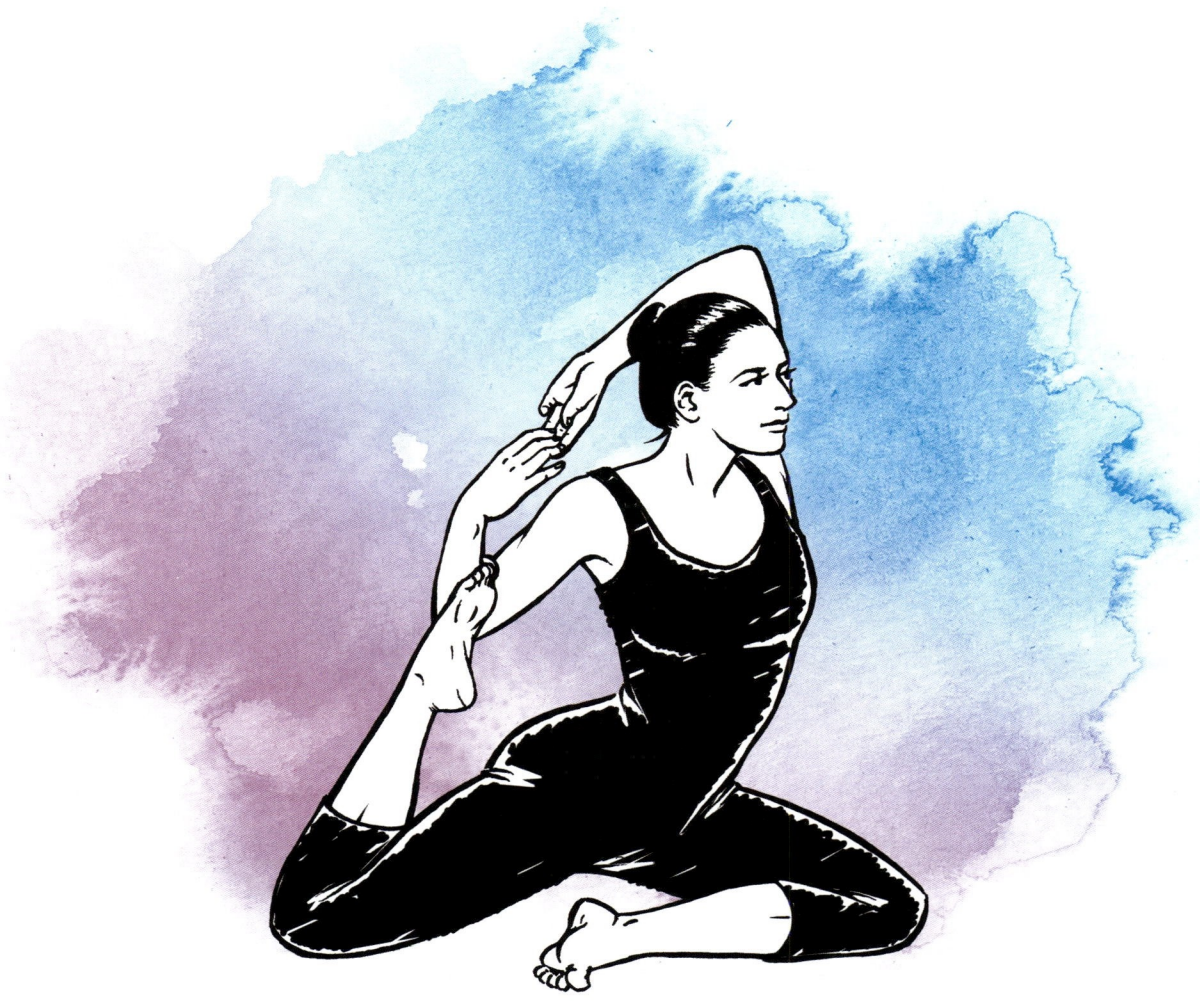

Beginnen Sie im *Vierfüßlerstand* (siehe Seite 35): Sie knien auf dem Boden,
während die Knie senkrecht unter den Hüftknochen stehen und die Hände
senkrecht unter Ihren Schultern platziert sind. Schieben Sie nun Ihr linkes
Schienbein zwischen die Hände und senken Sie die linke Gesäßhälfte auf
den Boden, während Sie den Oberkörper aufrichten. Das rechte Bein strecken
Sie nach hinten. Beugen Sie nun Ihr rechtes Bein und legen Sie nun Ihren
rechten Fuß in die rechte Armbeuge. Beugen Sie Ihren rechten Arm nach
oben, führen Sie Ihre linke Hand über Ihren Kopf nach hinten und greifen
Sie nach Ihrer rechten Hand. Halten Sie die Position für fünf bis zehn Atemzüge, wechseln Sie dann die Seite und wiederholen Sie die Übung.

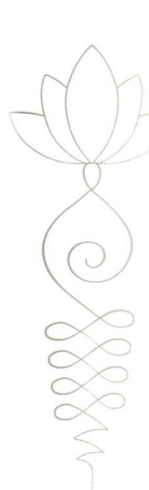

FISCH
Matsyasana

Öffnet das Kehlkopfzentrum und befreit die untere Wirbelsäule

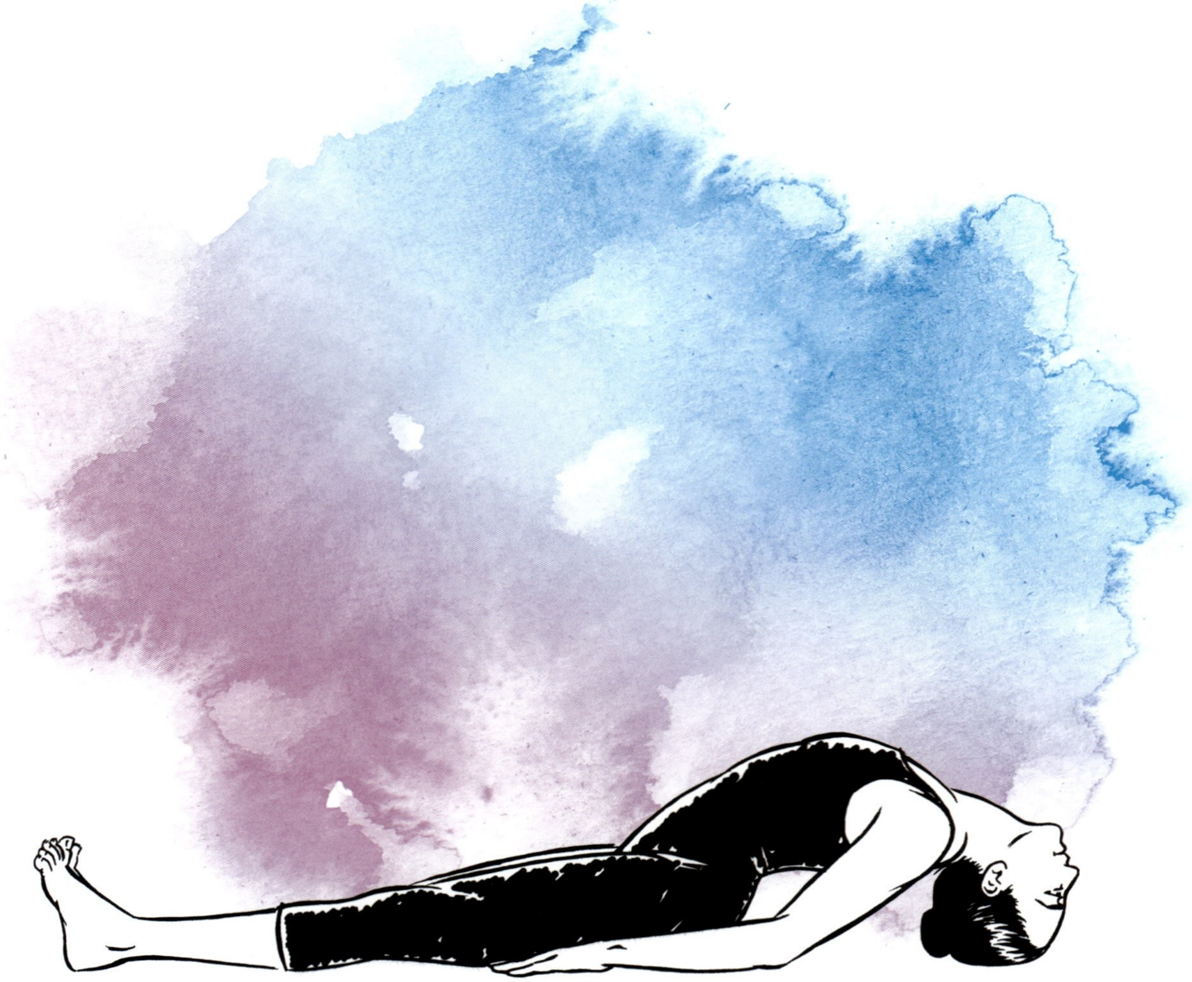

Legen Sie sich auf den Rücken, die Beine sind geschlossen und gestreckt.
Schieben Sie die Hände mit den Handflächen nach unten unter Ihr Gesäß,
während Sie die Ellbogen dicht zusammenführen. Heben Sie beim nächsten
Einatmen Oberkörper und Kopf an, während Ihr Kinn Richtung Brust geneigt
ist. Beim Ausatmen legen Sie Ihren Hinterkopf auf dem Boden ab. Achten
Sie darauf, dass Ihr Gewicht auf den Armen verteilt ist und der Kopf kaum
belastet wird. Auch der Nacken sollte keine zu große Belastung erfahren.
Bleiben Sie für fünf bis zehn Atemzüge in dieser Haltung.

HAND-FUSS-HALTUNG
Padangusthasana

Dehnt die Kniesehnen und entlastet die untere Wirbelsäule

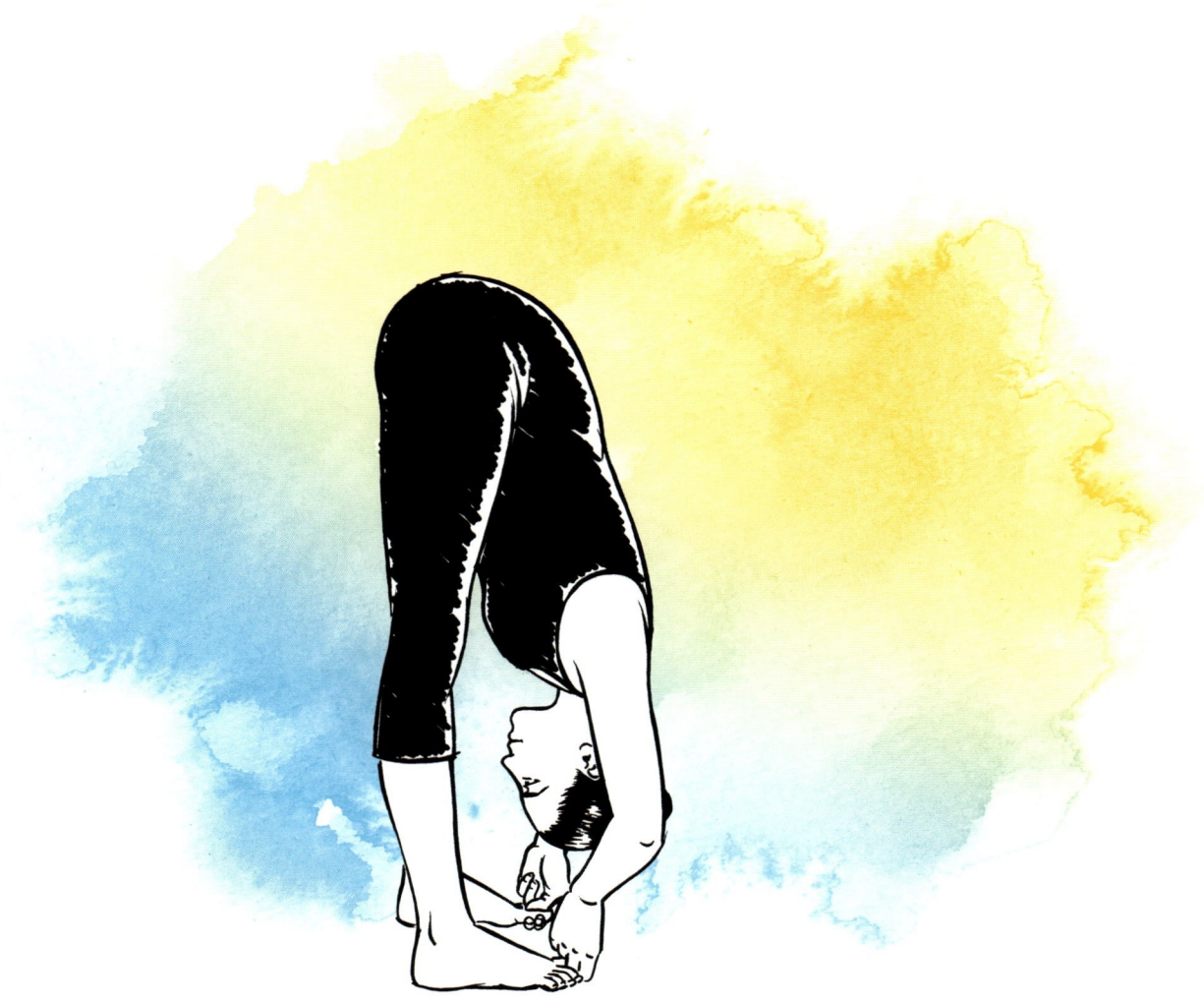

Nehmen Sie einen festen Stand ein. Die Füße stehen hüftbreit auseinander und die Knie sind durchgedrückt. Strecken Sie beim Einatmen Ihre Arme über den Kopf weit nach oben, um Ihre Wirbelsäule lang zu machen. Beugen Sie sich beim Ausatmen mit geradem Oberkörper nach vorne und umfassen Sie mit einem Klammergriff aus Daumen, Zeige- und Mittelfinger Ihre großen Zehen. Versuchen Sie mit jedem Atemzug, Ihren Kopf näher an Ihre Beine zu bringen. Bleiben Sie für 5 bis 15 Atemzüge in dieser Position.

VORWÄRTSBEUGE IM SITZEN I
Paschimottanasana I

Dehnt die Kniesehnen und öffnet die untere Wirbelsäule

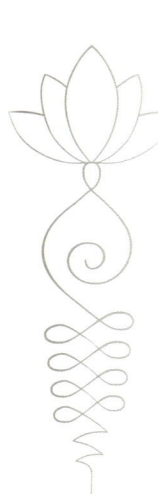

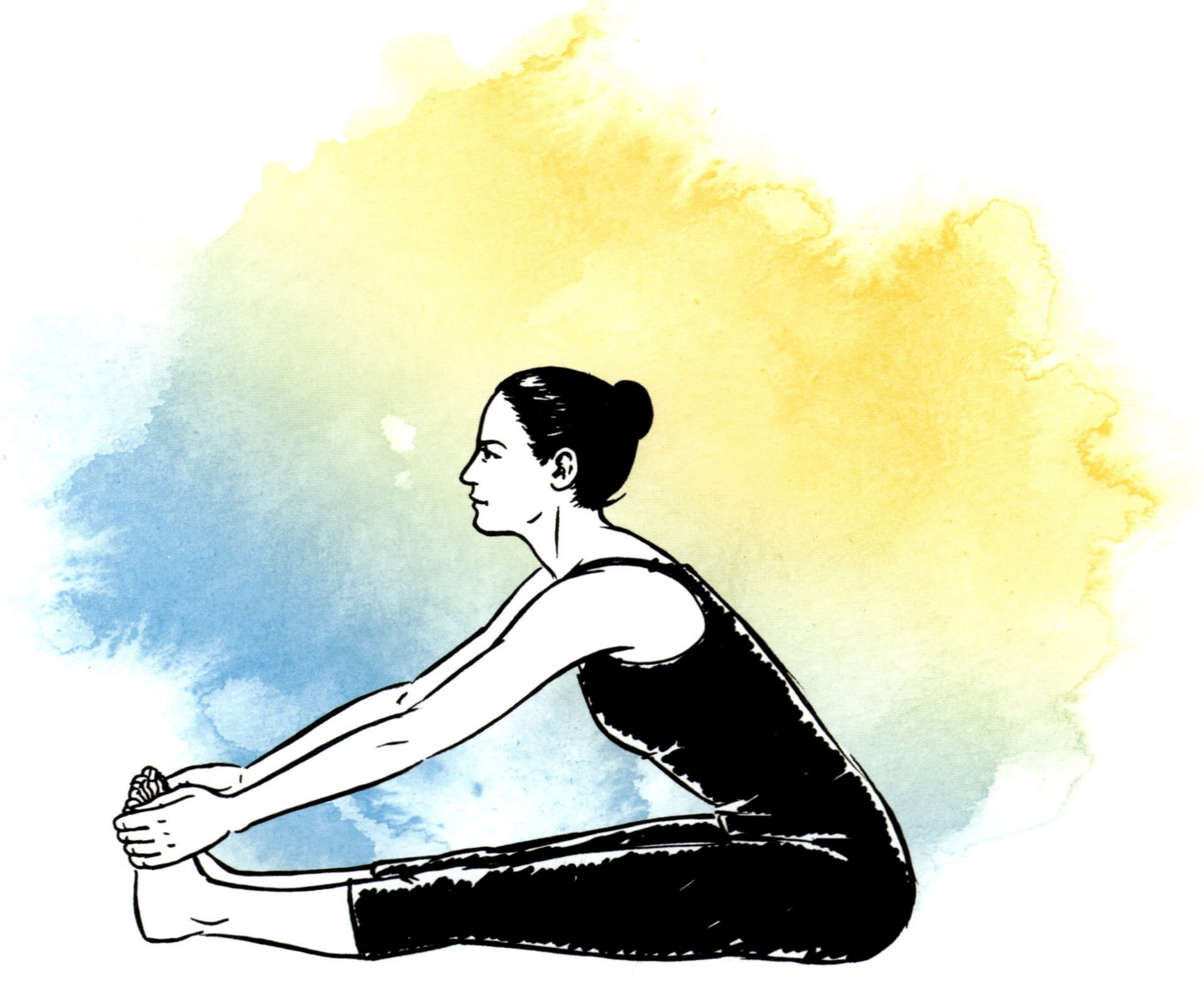

Setzen Sie sich mit nach vorne ausgestreckten Beinen auf die Matte. Legen Sie Ihre Hände auf den Außenseiten Ihrer Oberschenkel ab. Beugen Sie sich nach vorne und lassen Sie dabei Ihre Hände in Richtung der Füße gleiten. Wenn Sie Ihre Füße erreicht haben, umfassen Sie diese von außen. Achten Sie darauf, dass Ihr Oberkörper gerade bleibt. Um die Dehnung in den Beinen zu verstärken, können Sie Ihre Fußzehen in Richtung des Oberkörpers ziehen, während Sie die Fersen nach vorne schieben. Halten Sie diese Position für 5 bis 15 Atemzüge.

VORWÄRTSBEUGE IM SITZEN II
Paschimottanasana II

Dehnt die Kniesehnen und öffnet die untere Wirbelsäule

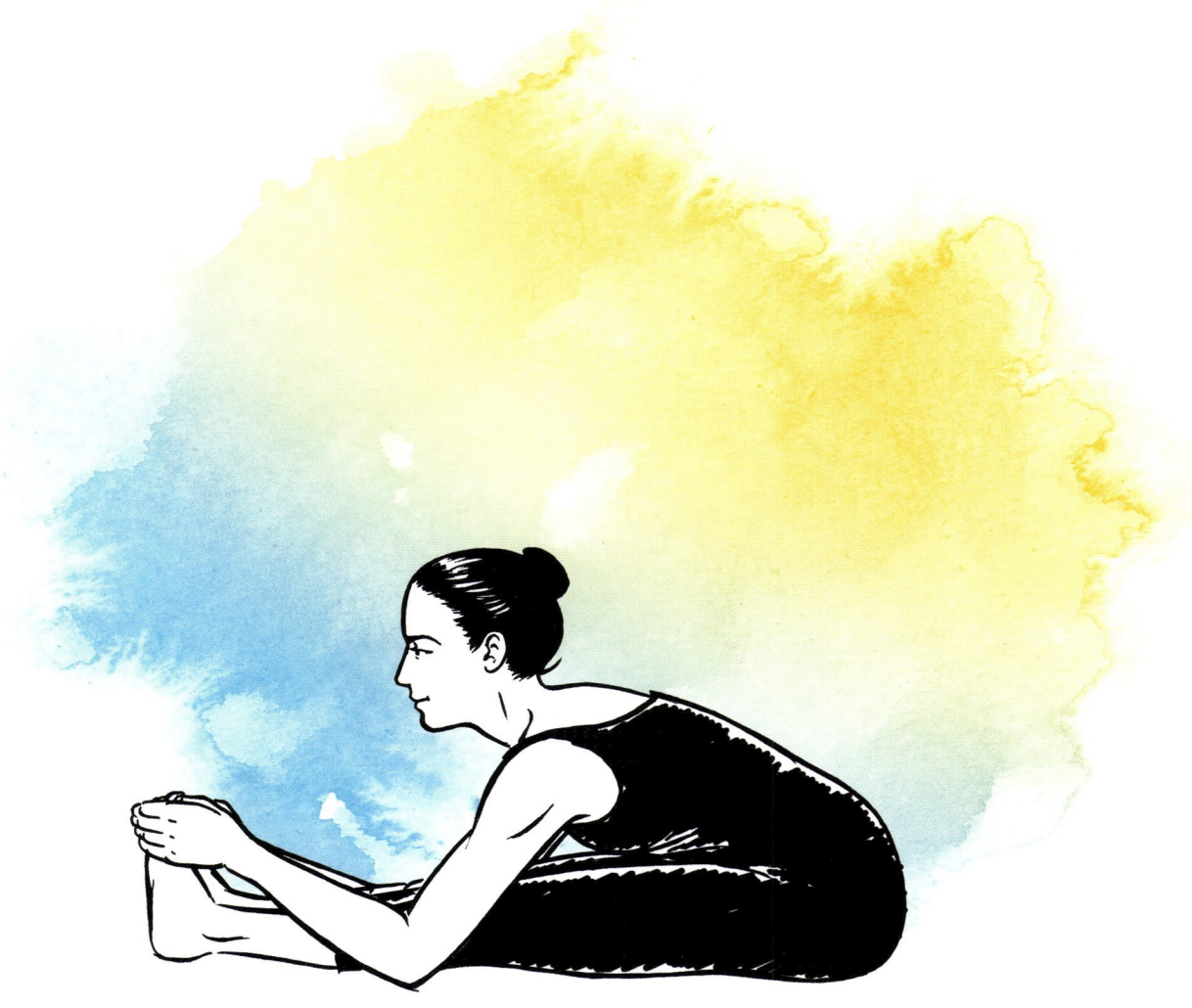

Beginnen Sie wie bei der *Vorwärtsbeuge im Sitzen I*, die auf der vorherigen Seite beschrieben wird: Sie sitzen mit nach vorne gestreckten Beinen auf der Matte und Ihre Hände sind auf den Außenseiten der Oberschenkel abgelegt. Beugen Sie sich nun nach vorne, während Ihre Hände in Richtung Füße gleiten. Umfassen Sie Ihre Füße nun von außen. Beugen Sie Ihren Oberkörper weiter nach vorne, während Sie Ihre Ellbogen seitlich an der Außenseite der Beine ablegen. Achten Sie darauf, dass Ihre Beine und Kniekehlen fest auf der Matte aufliegen und Nacken und Schultern entspannt bleiben. Bleiben Sie für 5 bis 15 Atemzüge in dieser Position.

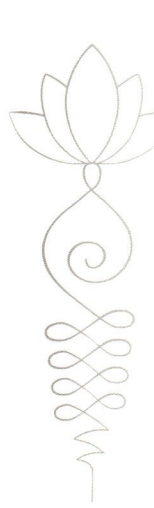

BREITE VORBEUGE
Prasarita Padottanasana

Öffnet die Leiste, um das Becken und die Hüften zu entlasten

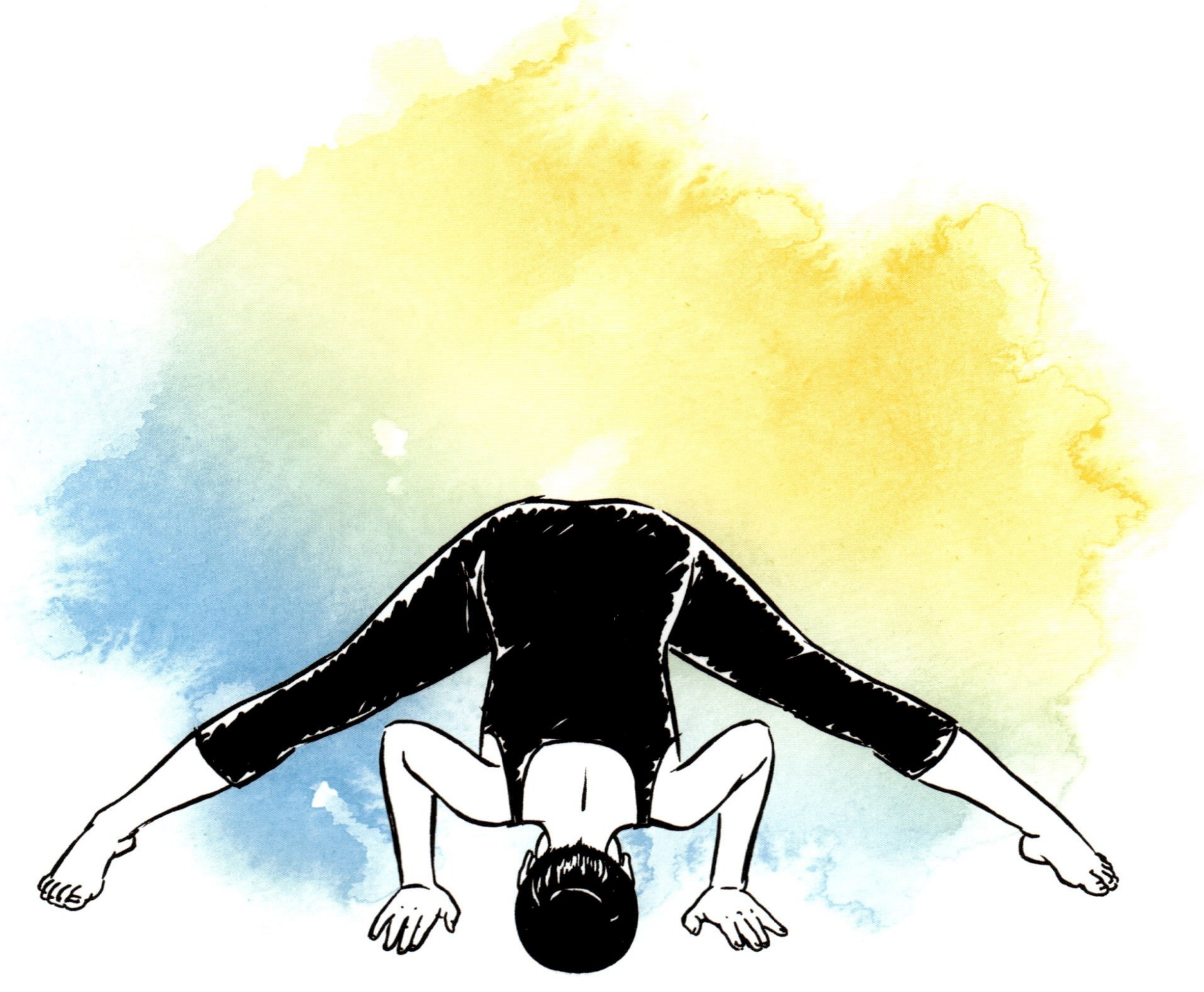

Beginnen Sie in der *Berghaltung* (siehe Seite 12): Sie haben einen festen Stand und die Füße stehen hüftbreit auseinander. Grätschen Sie nun Ihre Beine so weit wie möglich. Die Füße stehen parallel mit den Fußzehen nach vorne gerichtet und das Gewicht ist gleichmäßig auf den Füßen verteilt. Beugen Sie beim nächsten Ausatmen Ihren Oberkörper nach vorne, setzen Sie die Hände etwa in Schulterbreite auf den Boden und bringen Sie Ihren Kopf dazwischen. Strecken Sie beim Einatmen Ihren Rücken, wobei Ihr Steißbein Richtung Decke strebt. Wenn Sie sicher sind, dass Hände und Füße fest aufliegen, können Sie beim nächsten Einatmen Ihren Kopf zwischen den Händen ablegen. Halten Sie diese Position, während Sie 5 bis 15 Mal tief ein- und ausatmen.

SITZ DES WEISEN
Marichyasana

Entlastet die Wirbelsäule und öffnet die Schulter

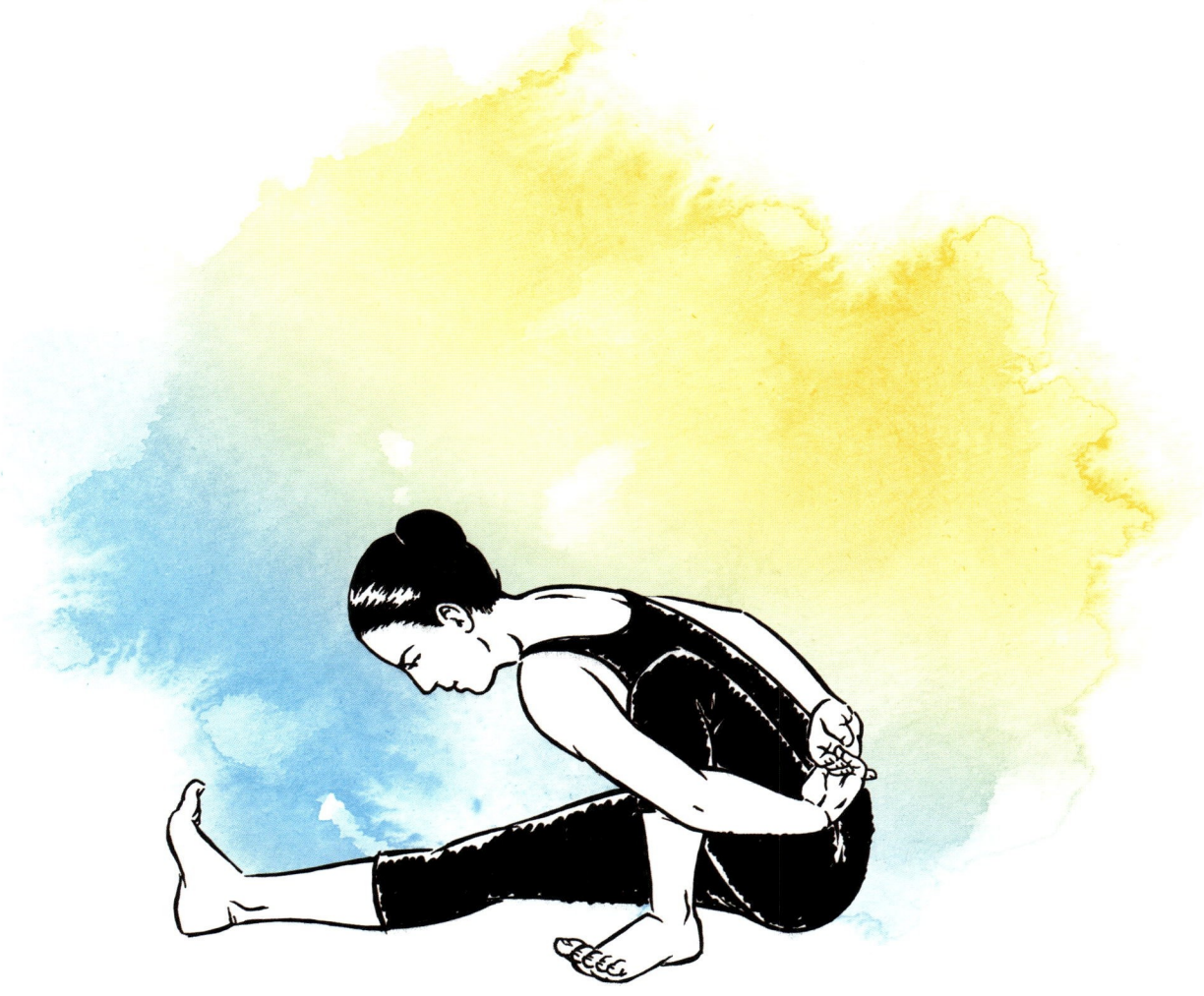

Beginnen Sie in der *Stabhaltung* (siehe Seite 41): Sie sitzen mit nach vorne gestreckten Beinen auf dem Boden und der Oberkörper ist aufgerichtet. Winkeln Sie nun Ihr linkes Knie an und stellen Sie den linken Fuß auf. Die Ferse sollte sich dabei so nah wie möglich am Gesäß befinden. Drehen Sie nun Ihren Oberkörper nach rechts und drücken Sie die Rückseite der linken Schulter gegen die Innenseite Ihres linken Knies, um Ihre Flanke zu dehnen. Lösen Sie die Drehung und beugen Sie sich nach vorne. Strecken Sie dabei Ihren linken Arm nach hinten, sodass er um Ihr linkes Bein geschlungen ist. Bringen Sie auch den rechten Arm auf den Rücken und greifen Sie mit der rechten Hand nach Ihrer linken. Halten Sie die Position für fünf bis zehn Atemzüge.

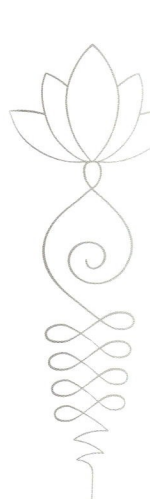

HALBE VORBEUGE
Ardha Uttanasana

Streckt die Kniesehnen

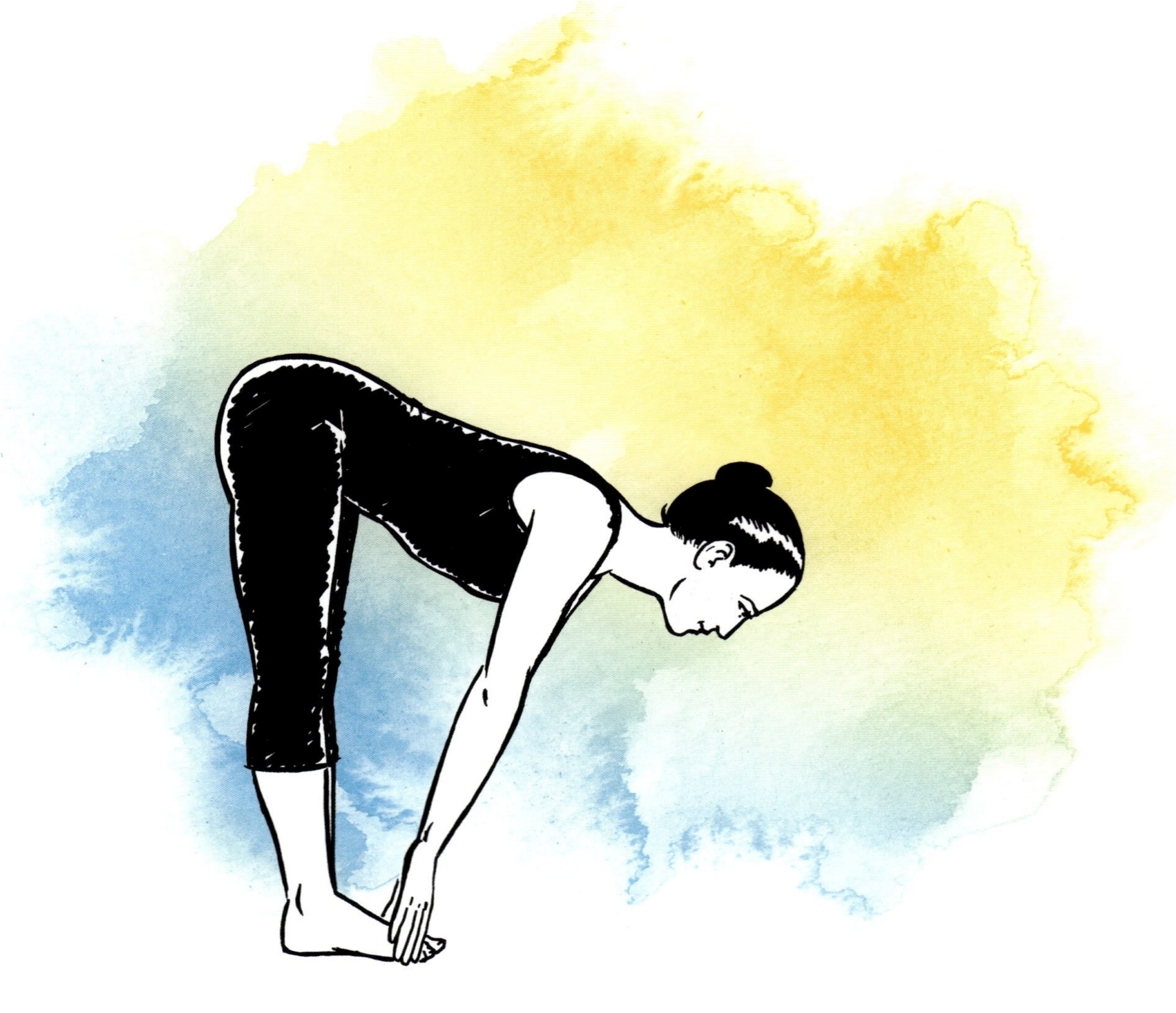

Sie stehen fest auf der Matte, die Füße stehen hüftbreit auseinander. Atmen Sie tief ein und beugen Sie beim Ausatmen Ihren Oberkörper gerade nach vorne, sodass er so nah wie möglich an den Beinen anliegt. Die Knie sind dabei leicht gebeugt. Sie befinden sich nun in der *stehenden Vorbeuge* (siehe Seite 14). Bleiben Sie, wenn Sie möchten, für ein paar Atemzüge in dieser Position. Heben Sie dann beim Einatmen Ihren Oberkörper an. Ihr Rücken bleibt dabei gerade. Strecken Sie Ihre Arme mit durchgedrückten Ellbogen nach unten und berühren Sie mit Ihren Fingerspitzen leicht den Boden. Ziehen Sie die Schulterblätter etwas zusammen und bringen Sie Ihr Brustbein nach vorne. Bleiben Sie fünf Atemzüge in dieser Haltung.

GESTRECKTER WELPE
Uttana Shishosana

Entlastet die Wirbelsäule und öffnet den Brustkorb

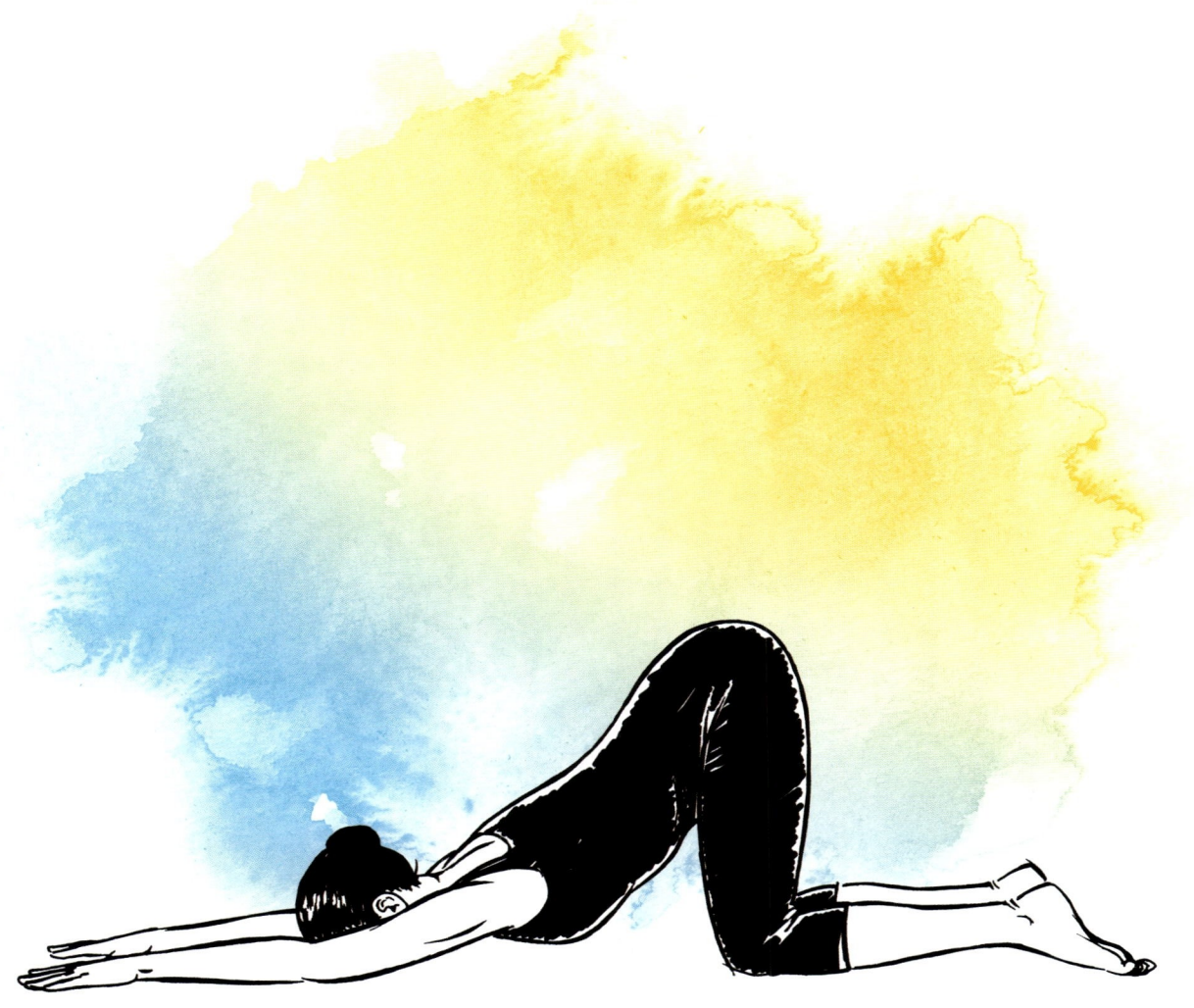

Ihre Ausgangsposition ist der *Vierfüßlerstand* (siehe Seite 35): Sie knien auf dem Boden, die Knie unter den Hüftknochen und die Hände sind unter Ihren Schultern positioniert. Lassen Sie nun Ihre Hände etwa eine Unterarmlänge nach vorne gleiten. Ziehen Sie beim Ausatmen Ihr Becken zurück und senken Sie Ihren Oberkörper weiter Richtung Boden, sodass Sie Stirn oder Kinn ablegen können. Die Ellbogen berühren den Boden dabei nicht. Schieben Sie mit jeder Ausatmung Ihr Brustbein weiter Richtung Boden, wobei das Gesäß immer über den Knien bleiben sollte. Bleiben Sie für 5 bis 15 Atemzüge in dieser Haltung.

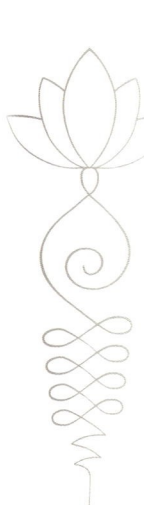

KOPF–ZUM–KNIE–HALTUNG
Janu Sirsasana

Dehnt die Achillessehne und öffnet die untere Wirbelsäule

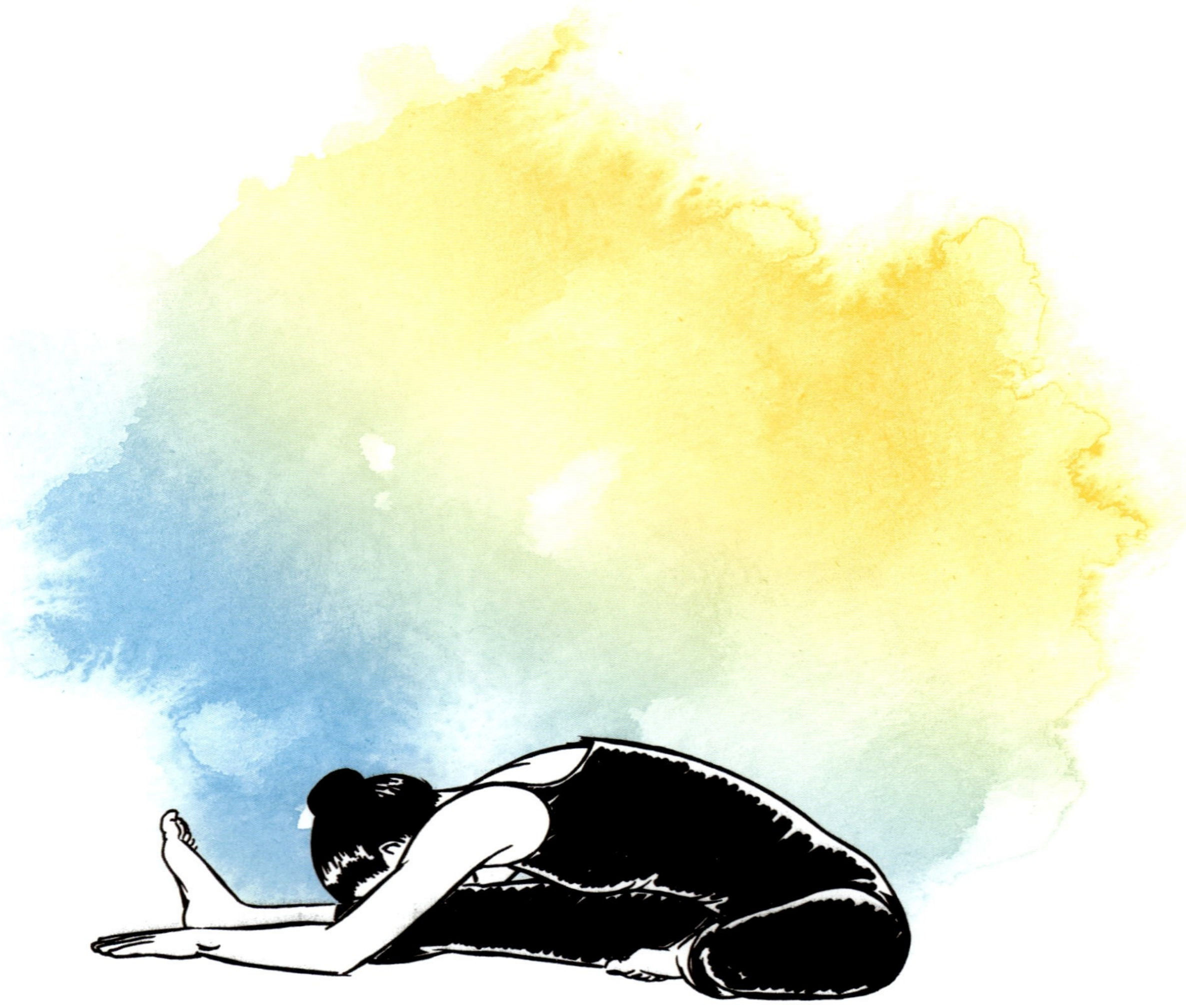

Sie sitzen auf dem Boden, die Beine nach vorne ausgestreckt. Winkeln Sie nun Ihr linkes Bein an und legen Sie Ihre linke Fußsohle an die Innenseite des rechten Oberschenkels. Strecken Sie beim nächsten Einatmen Ihre Arme senkrecht nach oben. Beim Ausatmen beugen Sie Ihren Oberkörper über das rechte Bein nach vorne. Legen Sie Ihre Hände mit den Handflächen nach unten locker neben Ihrem rechten Fuß ab. Lassen Sie mit jedem Ausatmen den Oberkörper ein bisschen weiter sinken. Halten Sie die Position für 5 bis 15 Atemzüge, gehen Sie dann zurück in die Ausgangsposition und wiederholen Sie die Übung auf der anderen Seite.

KATZE
Marjaryasana

Erhöht die Beweglichkeit der Wirbelsäule

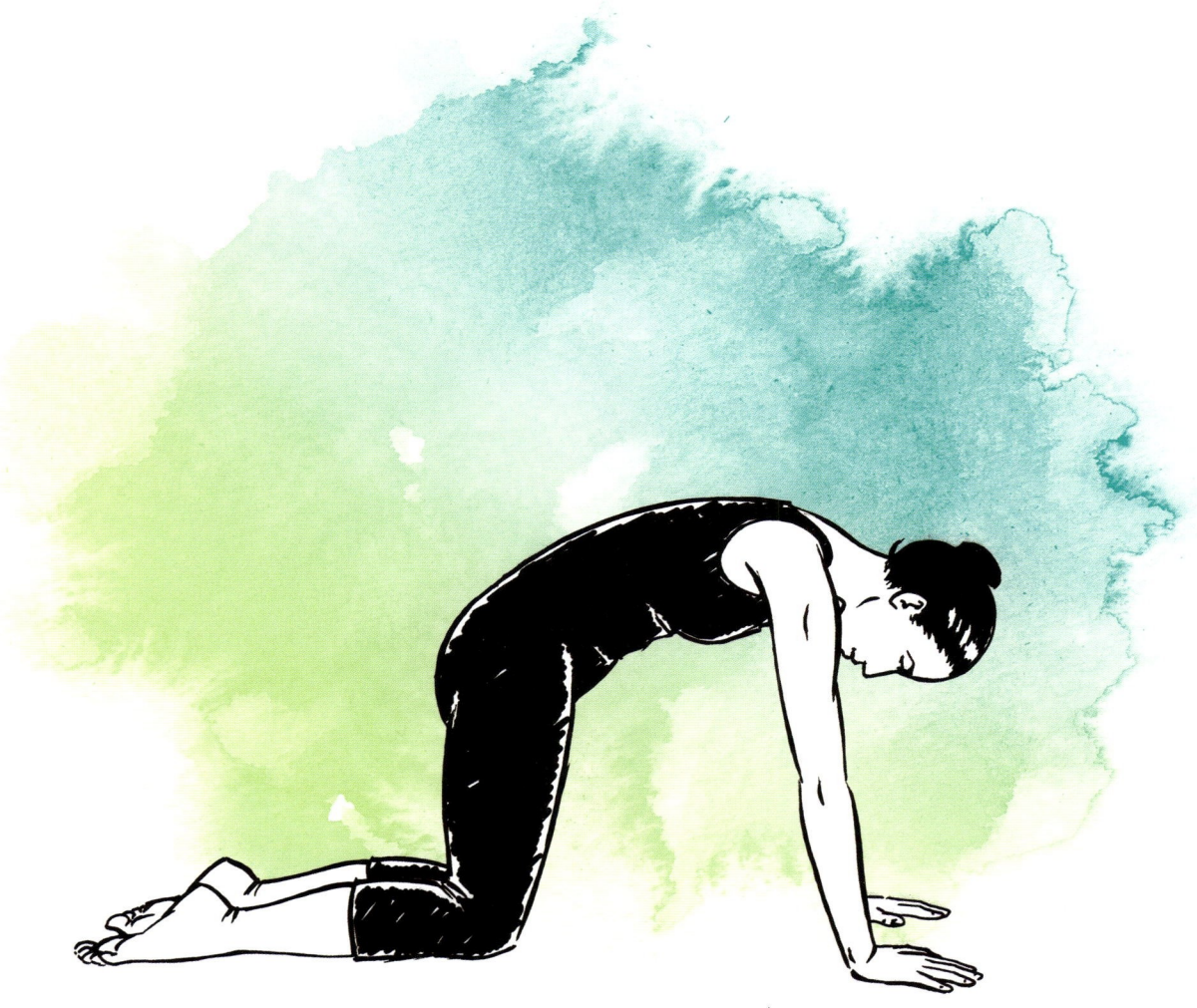

Beginnen Sie im *Vierfüßlerstand* (siehe Seite 35): Sie knien auf dem Boden, die Knie befinden sich unter der Hüfte, die Hände unter Ihren Schultern. Ihr Blick ist nach unten gerichtet, damit Ihr Kopf sich in gerader Verlängerung der Wirbelsäule befindet. Runden Sie nun beim Ausatmen Ihren Rücken vom Becken ausgehend nach oben wie einen Katzenbuckel. Ihr Kopf sinkt nach unten, während Ihr Nacken entspannt bleibt. Sie können die Position fünf Atemzüge lang halten, oder die Übung dynamisch gestalten, indem Sie bei jedem Atemzug zurück in den *Vierfüßlerstand* wechseln. Sie kann auch mit der *Kuh* (siehe Seite 63) kombiniert werden, sodass sich Vor- und Rückwärtsbeugen abwechseln.

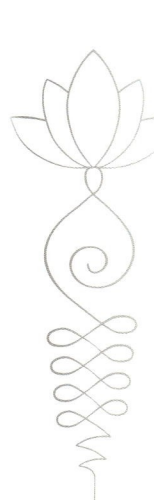

GANZES BOOT
Paripurna Navasana

Kräftigt den Bauch und die Wirbelsäule

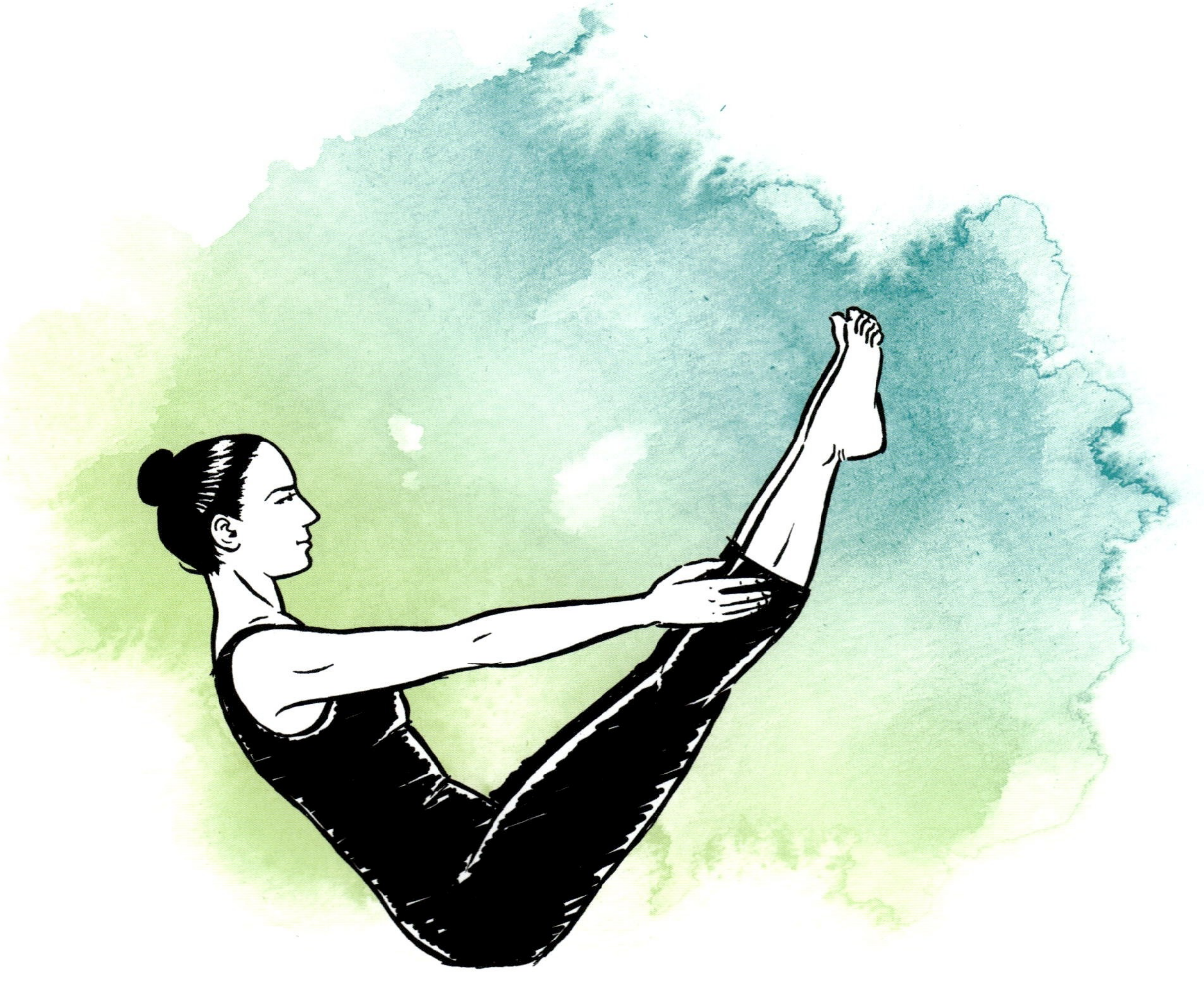

Setzen Sie sich auf die Matte, die Beine sind geschlossen und nach vorne aus-
gestreckt. Positionieren Sie Ihre Hände auf dem Boden neben den Hüften.
Lehnen Sie beim nächsten Ausatmen Ihren Oberkörper zurück, während Sie
Ihre Beine gestreckt nach oben heben, bis sich Ihre Oberschenkel ungefähr in
einem 60-Grad-Winkel zum Boden befinden. Spannen Sie dabei Ihre Bauch-
muskeln an und drücken Sie Ihre Beine fest aneinander. Strecken Sie Ihre
Arme waagerecht nach vorne in Richtung der Beine. Bleiben Sie in dieser
Position, während Sie 5 bis 15 Mal tief ein- und ausatmen.

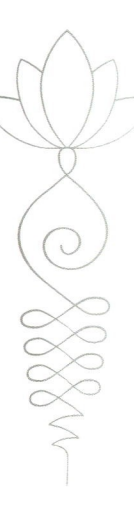

HALBES BOOT
Ardha Navasana

Kräftigt den Bauch und die Wirbelsäule

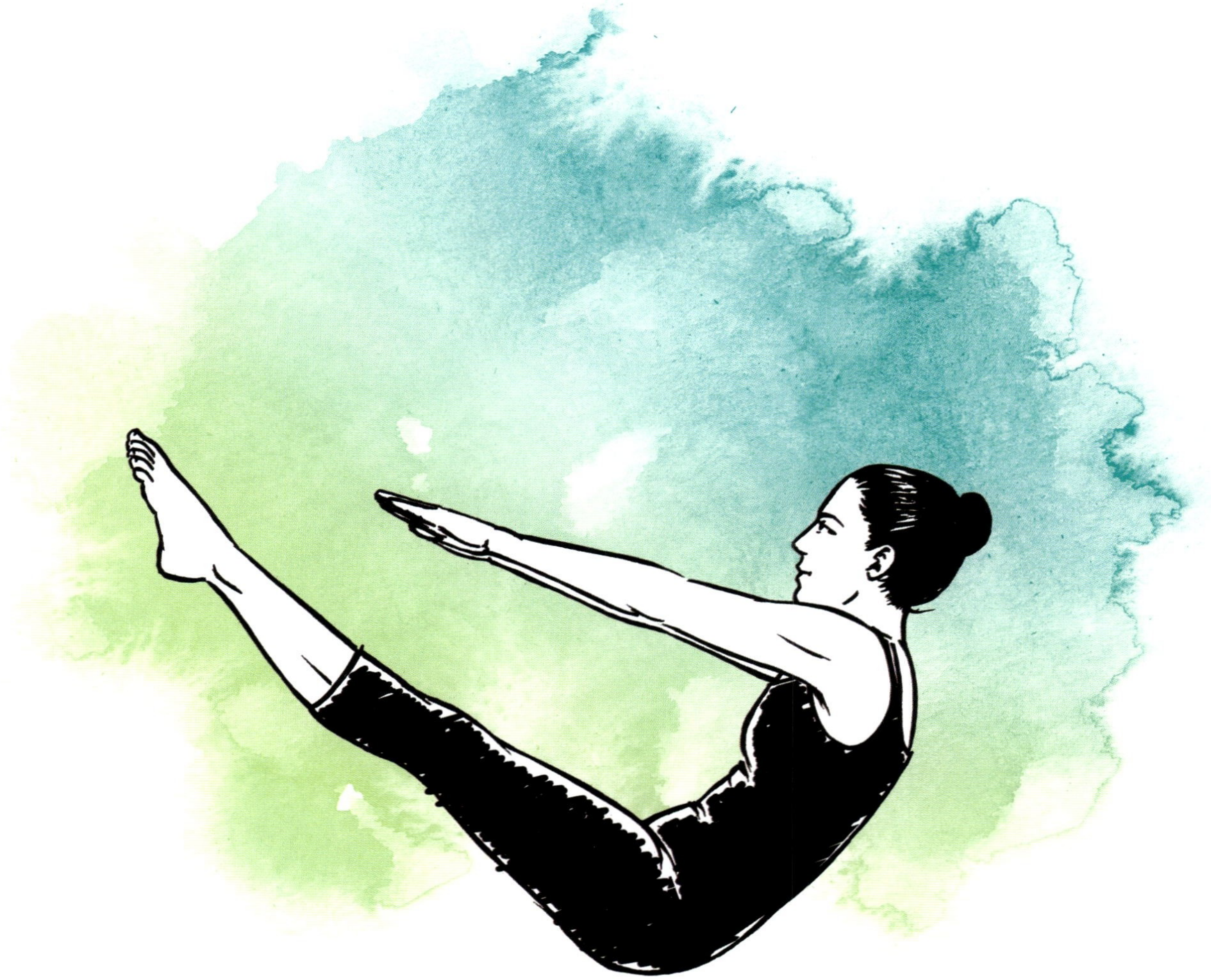

Setzen Sie sich auf die Matte, die Beine sind nach vorne ausgestreckt. Lehnen Sie Ihren Oberkörper beim Ausatmen langsam zurück und strecken Sie die Arme nach vorne, während Sie die Beine gestreckt nach oben heben, bis sie ungefähr einen 45-Grad-Winkel zum Boden bilden. Spannen Sie dabei Ihren Bauch fest an und halten Sie auch die Füße gestreckt. Achten Sie darauf, dass Ihr Rücken gerade bleibt. Richten Sie Ihren Blick leicht nach oben. Halten Sie die Position, während Sie 5 bis 15 Mal ein- und ausatmen.

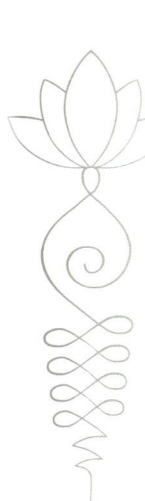

SCHLAFENDER VISHNU I
Anantasana I

Streckt die inneren Oberschenkel und öffnet die Taillenmuskulatur

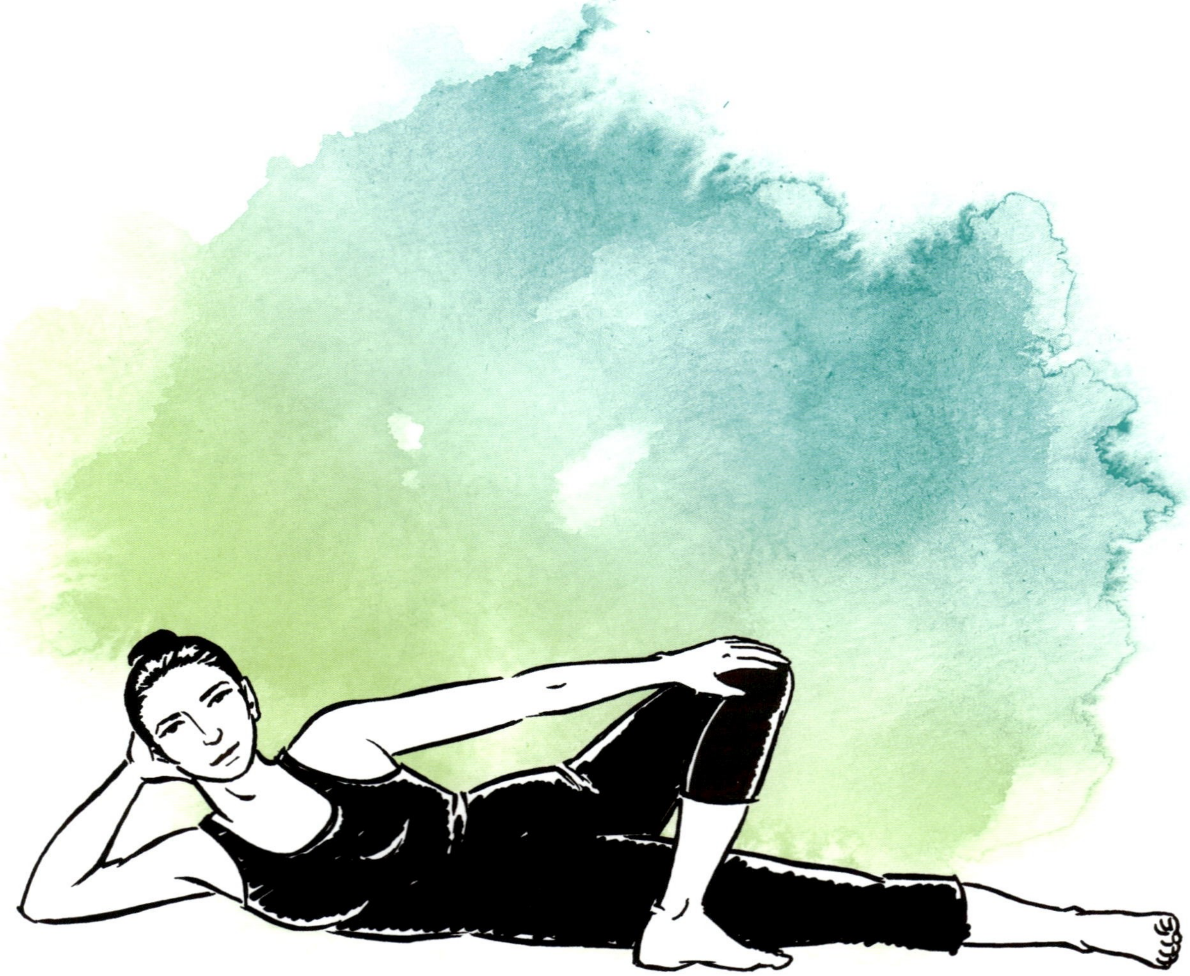

Legen Sie sich auf Ihre rechte Körperseite und winkeln Sie den rechten Arm
an, sodass Sie den Kopf in Ihre Hand stützen können. Ihr rechtes Bein ist gestreckt. Winkeln Sie das linke Bein an und stellen Sie den linken Fuß vor den
rechten Oberschenkel. Die Zehen zeigen dabei zum rechten Fuß und das linke
Knie strebt nach oben. Legen Sie Ihre linke Hand auf das linke Knie und schieben Sie es ganz sanft nach hinten, um die Hüfte offen zu halten. Bleiben Sie
für fünf bis zehn Atemzüge in dieser Haltung und wiederholen Sie die Übung
dann auf der anderen Seite.

SCHLAFENDER VISHNU II
Anantasana II

Öffnet die inneren Oberschenkel und die Kniesehnen

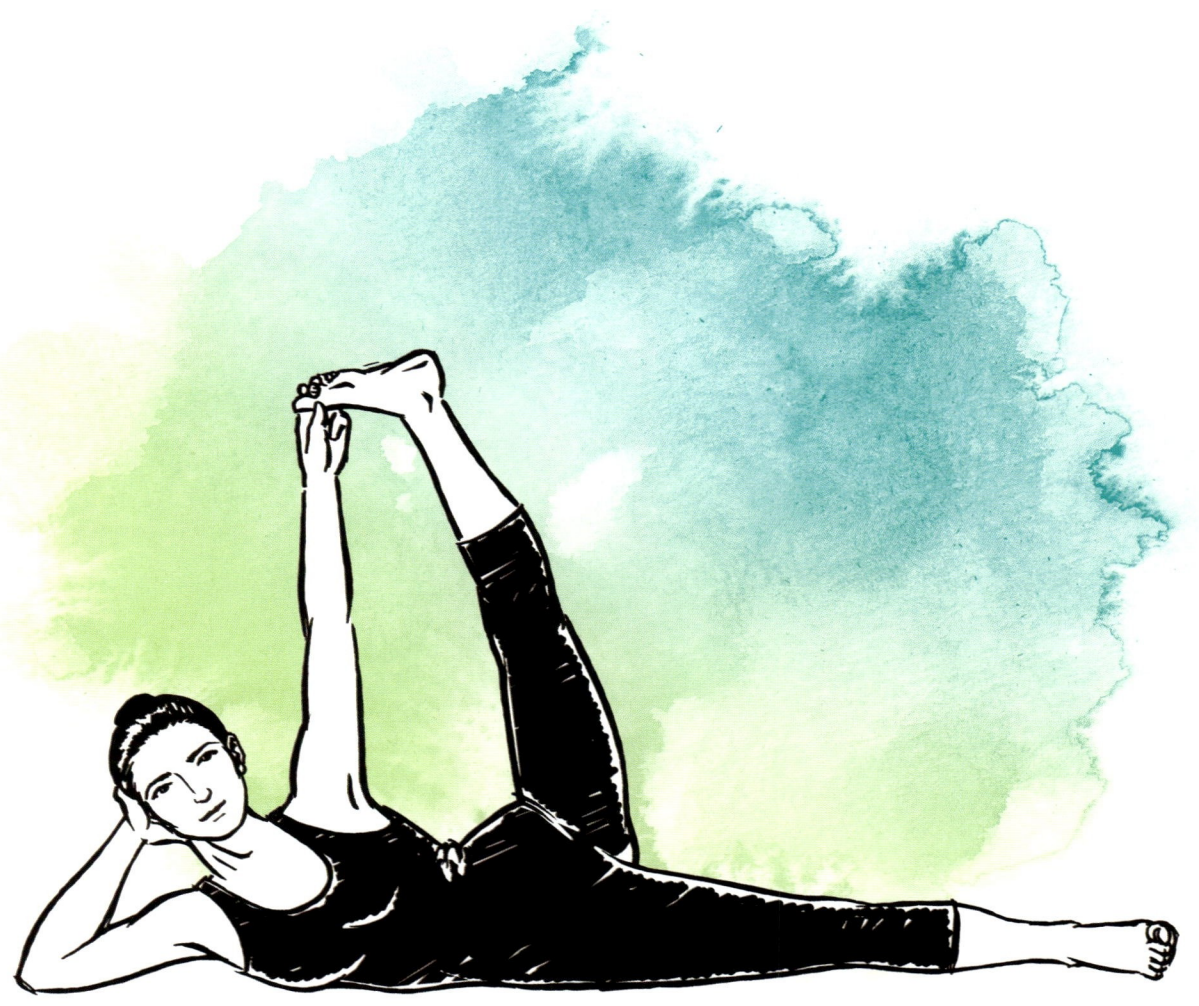

Legen Sie sich auf Ihre rechte Seite. Stützen Sie den rechten Ellbogen auf und legen Sie Ihren Kopf in die Hand. Legen Sie die gespreizten Finger hinter Ihrem Ohr ab. Heben Sie nun Ihr linkes Bein gerade nach oben, beugen Sie das Knie leicht und greifen Sie mit Daumen und Zeigefinger der linken Hand nach Ihrem großen Zeh. Strecken Sie nun Ihr linkes Bein und drücken Sie das Knie durch, während die Ferse Richtung Decke strebt. Auch das rechte Bein bleibt gestreckt. Halten Sie die Position für fünf bis zehn Atemzüge und wiederholen Sie die Übung auf der linken Seite.

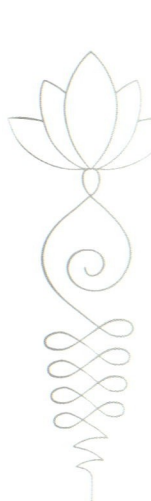

ARMDRUCK-HALTUNG
Bhujapidasana

Kräftigt Oberkörper und Arme

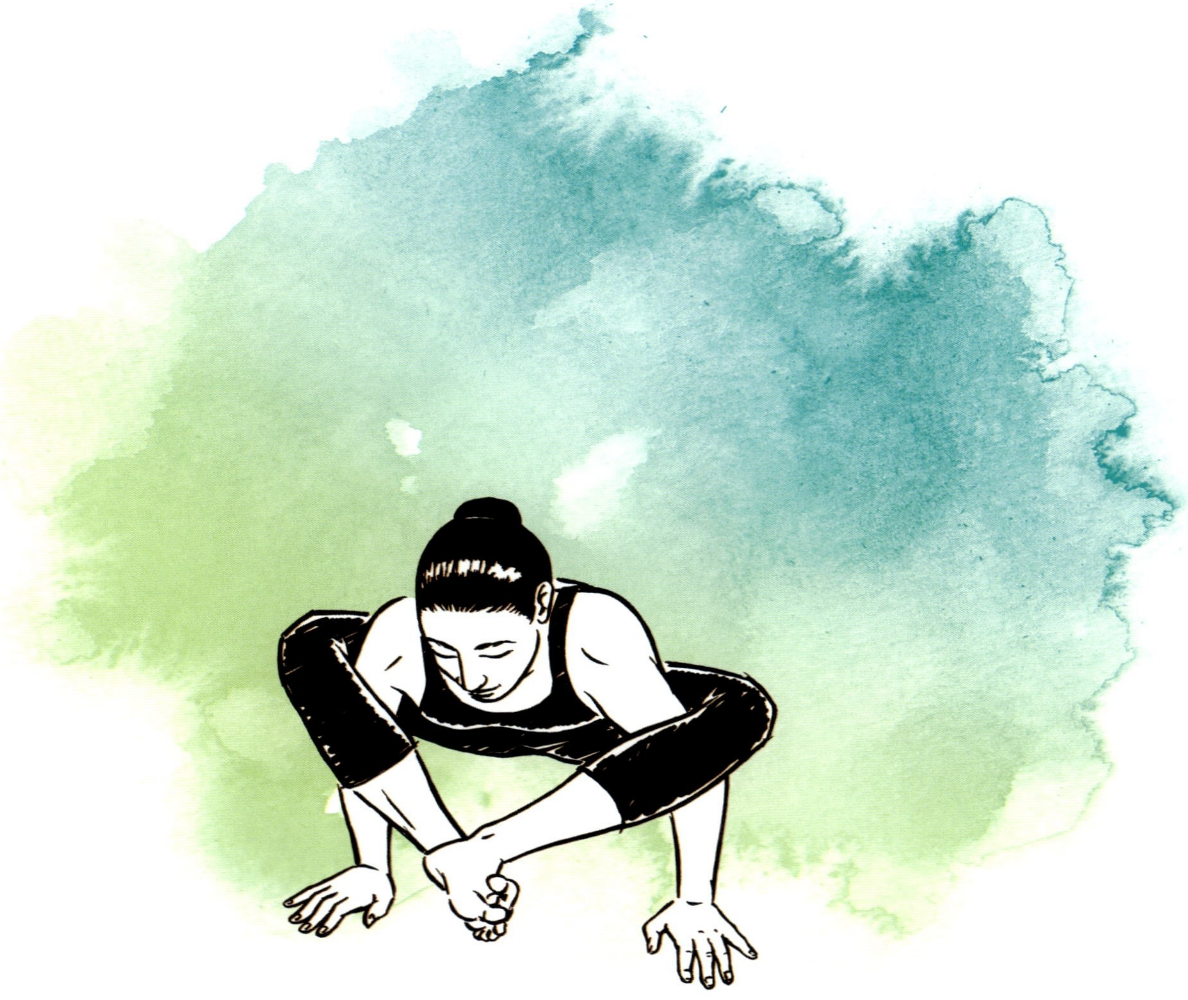

Nehmen Sie einen festen Stand ein, die Füße stehen etwa hüftbreit auseinander und die Knie sind leicht gebeugt. Beugen Sie Ihren Oberkörper nach vorne, bis Sie mit den Handflächen den Boden berühren können. Greifen Sie nun mit beiden Armen durch Ihre Beine hindurch nach hinten und positionieren Sie Ihre Hände mit den Handflächen nach unten hinter den Füßen, sodass die Fingerspitzen die Fersen berühren. Beugen Sie Ihre Knie und begeben Sie sich langsam in die Hocke. Sobald die Hände einen festen Stand haben, überkreuzen Sie die Knöchel, pressen Sie die Oberschenkel an den Oberkörper und heben Sie Ihre Fersen vom Boden ab. Bleiben Sie für fünf Atemzüge in dieser Position.

DELFIN
Shishumarasana

Streckt die Wirbelsäule und die Kniesehnen

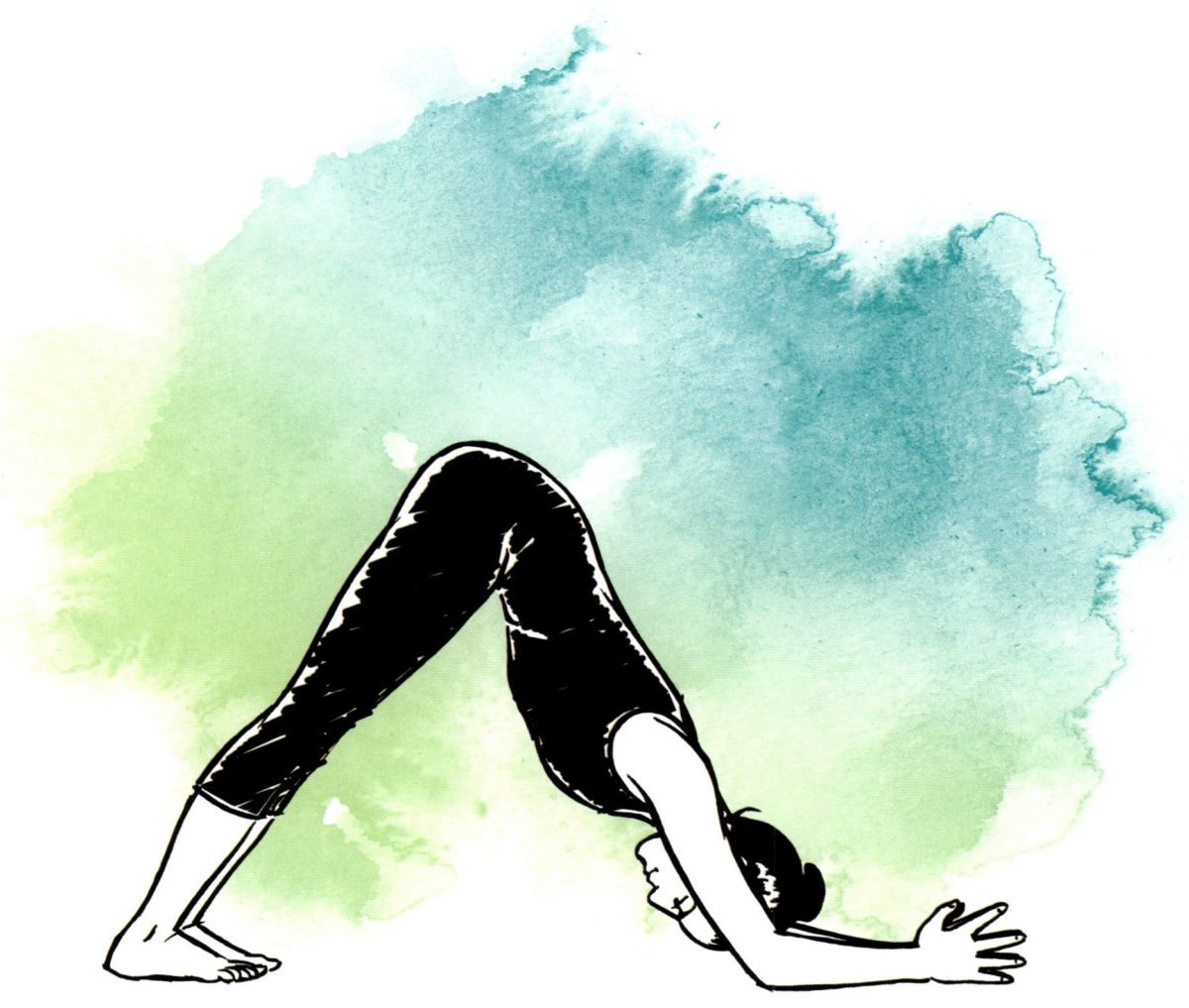

Starten Sie im *Vierfüßlerstand* (siehe Seite 35), indem Sie auf der Matte
knien, während Ihre Knie sich unter der Hüfte befinden und die Hände unter
den Schultern. Beugen Sie Ihre Ellbogen, stützen Sie diese auf den Boden auf
und schieben Sie Ihre Unterarme nach vorne, während Sie die Handflächen
zusammenbringen. Die Ellbogen befinden sich nun unter den Schultern. Heben
Sie beim Ausatmen das Gesäß nach oben und stellen Sie Ihre Beine auf. Die
Fersen stehen flach auf dem Boden, während Sie Ihr Schambein Richtung
Nabel schieben. Halten Sie die Position für 5 bis 15 Atemzüge.

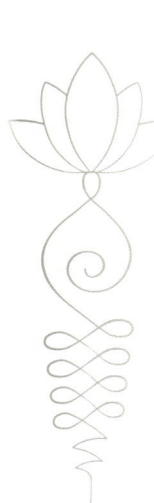

SCHULTERSTAND
Sarvangasana

Beruhigt das Nervensystem und erhöht die Durchblutung des Gehirns

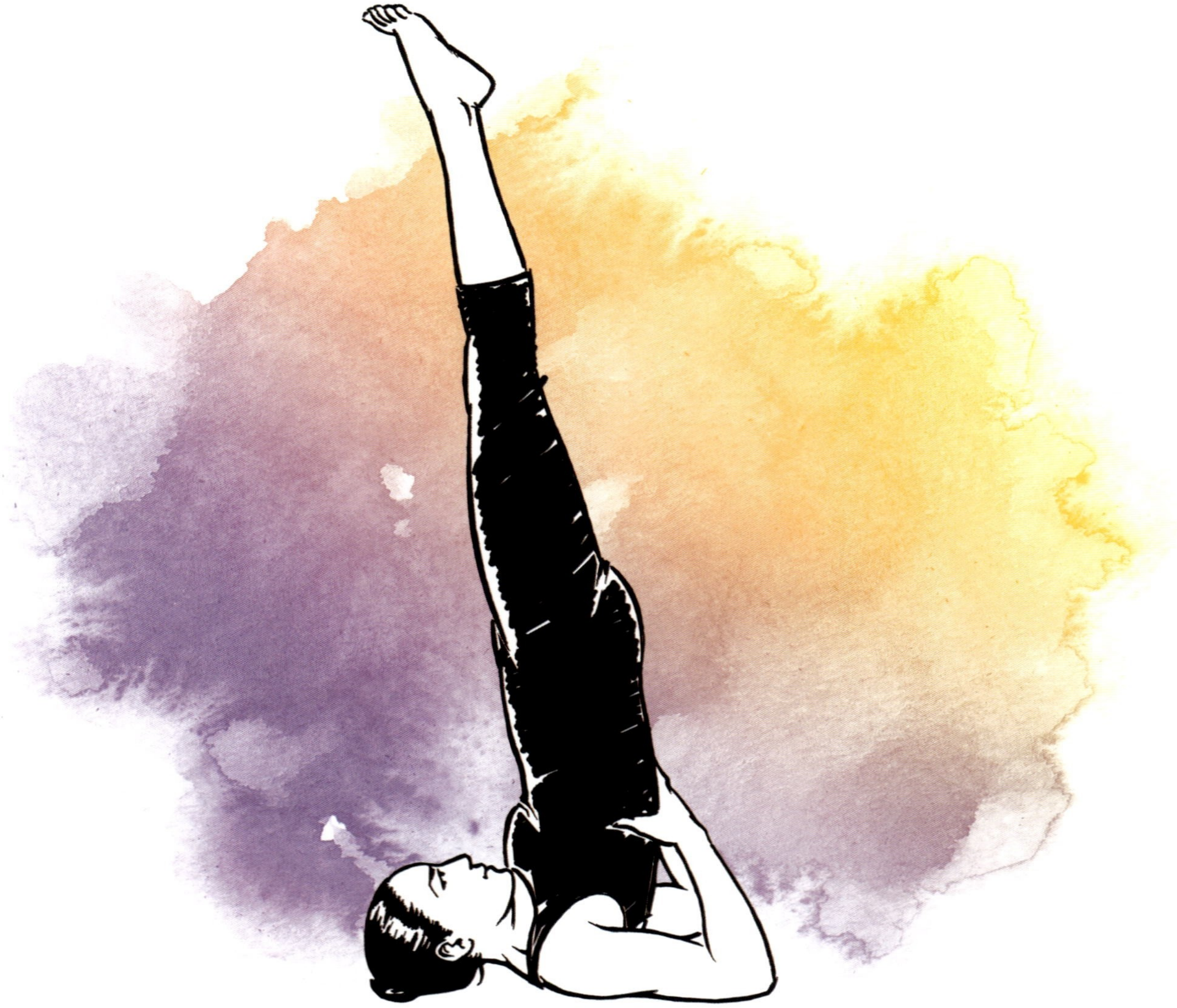

Legen Sie sich auf den Rücken, die Arme liegen seitlich neben dem Körper, die Handflächen sind nach unten gerichtet. Heben Sie nun Ihre Beine nach oben, bis Sie in eine senkrechte Position gelangen. Bringen Sie dazu auch Ihr Becken mithilfe Ihrer Arm-, Bauch- und Rückenmuskeln in die Höhe und verlagern Sie Ihr Gewicht auf die Schultern. Achten Sie darauf, dass Ihr Nacken nicht belastet wird und Sie Ihren Kopf jetzt nicht mehr bewegen. Legen Sie die Hände auf den unteren Rücken, um diesen zu stützen. Die Finger zeigen nach oben und die Handaußenkanten berühren sich. Mit jedem Atemzug schieben Sie den Körper weiter nach oben. Halten Sie die Position für zehn Atemzüge.

SCHULTERSTAND-VARIATION
Sarvangasana

Fördert die Durchblutung der Leber und entlastet die untere Wirbelsäule

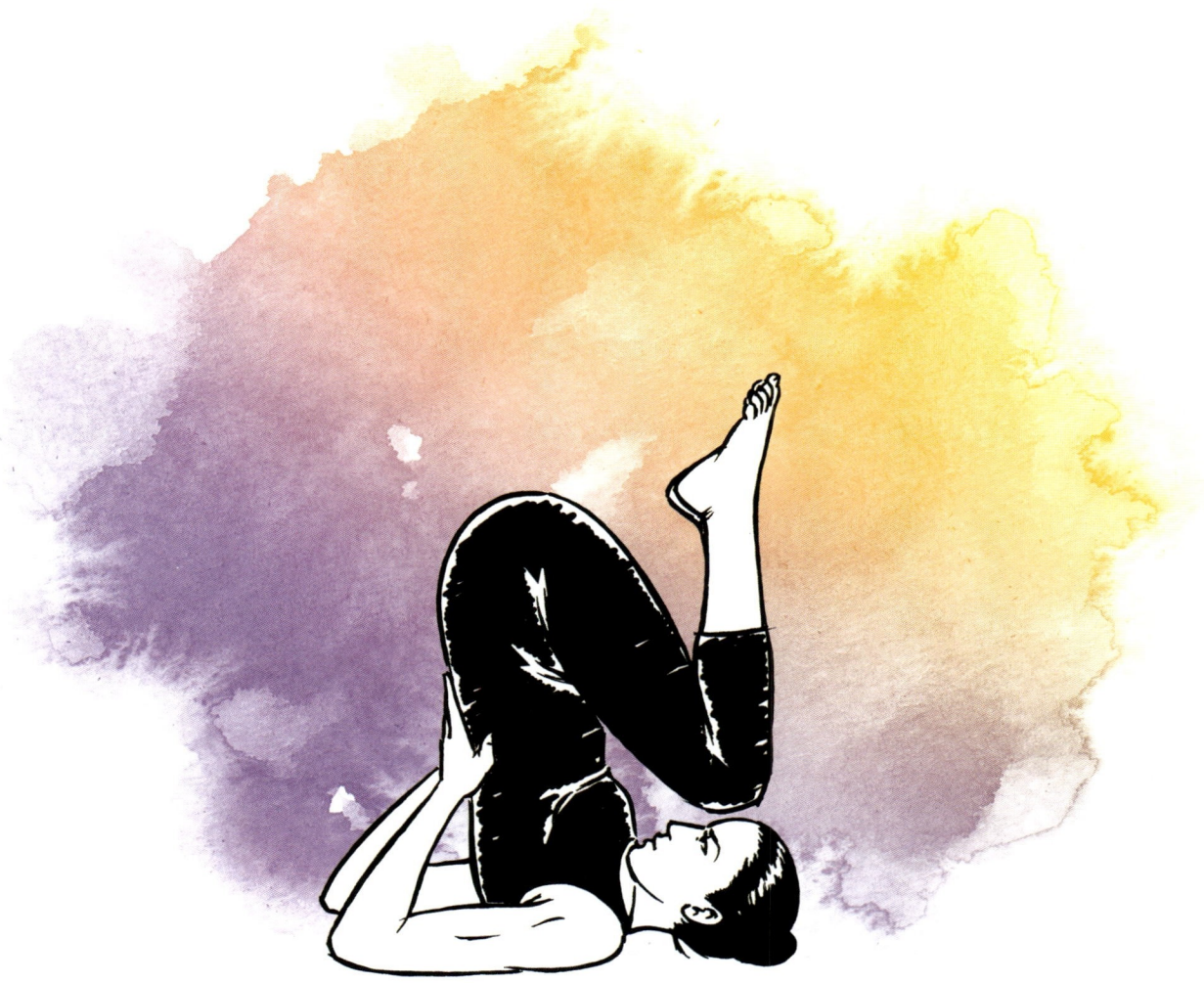

Legen Sie sich auf den Rücken, strecken Sie Ihre Beine senkrecht nach oben und heben Sie auch Ihr Becken vom Boden ab. Stützen Sie dabei Ihre Wirbelsäule mit den Händen. Die Finger zeigen nach oben und die Handaußenkanten sind zusammengeschoben. Sie befinden sich nun im *Schulterstand*, der auf der vorherigen Seite beschrieben wird. Bringen Sie beim nächsten Ausatmen Ihre Knie zur Stirn. Versuchen Sie, Gesäß und Fersen nah beieinander zu halten. Ihr Gewicht lastet auf den Schultern und der Nacken soll nicht belastet werden. Bleiben Sie für 5 bis 15 Atemzüge in dieser Position.

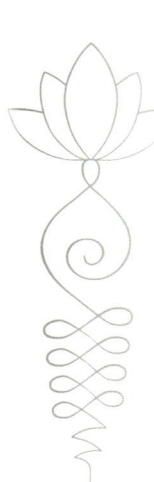

PFLUG
Halasana

Entlastet die untere Wirbelsäule, streckt und entspannt die Wirbelsäule und beruhigt das Nervensystem

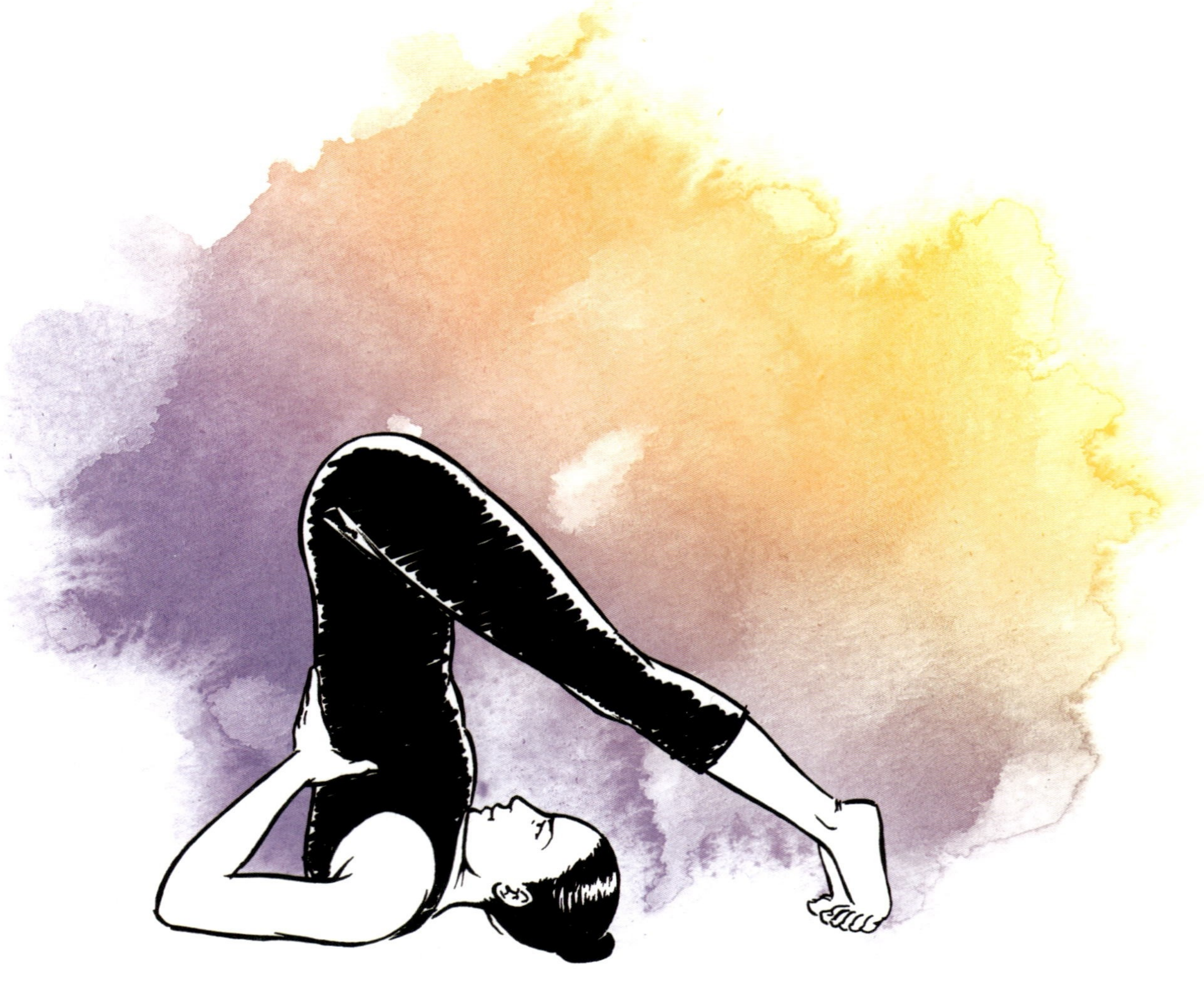

Beginnen Sie in Rückenlage und strecken Sie Ihre Beine senkrecht nach oben. Heben Sie auch Ihr Becken vom Boden ab und stützen Sie Ihre Wirbelsäule mit den Händen, sodass Sie sich schließlich im *Schulterstand* (siehe Seite 86) befinden. Denken Sie daran, Ihren Nacken nicht zu belasten und den Kopf nicht zu bewegen. Bringen Sie beim Ausatmen Ihr rechtes Bein auf den Boden und stellen Sie den Fuß hinter Ihrem Kopf auf dem Boden ab. Stellen Sie danach Ihren linken Fuß neben den rechten. Achten Sie darauf, dass Ihre Beine gestreckt sind. Spannen Sie beim Ausatmen Ihren Bauch an, sodass sich die Wirbelsäule verlängert und halten Sie die Position für 10 bis 15 Atemzüge.

KOPFSTAND
Salamba Sirsasana

Erhöht die Durchblutung des Gehirns und des Gesichts

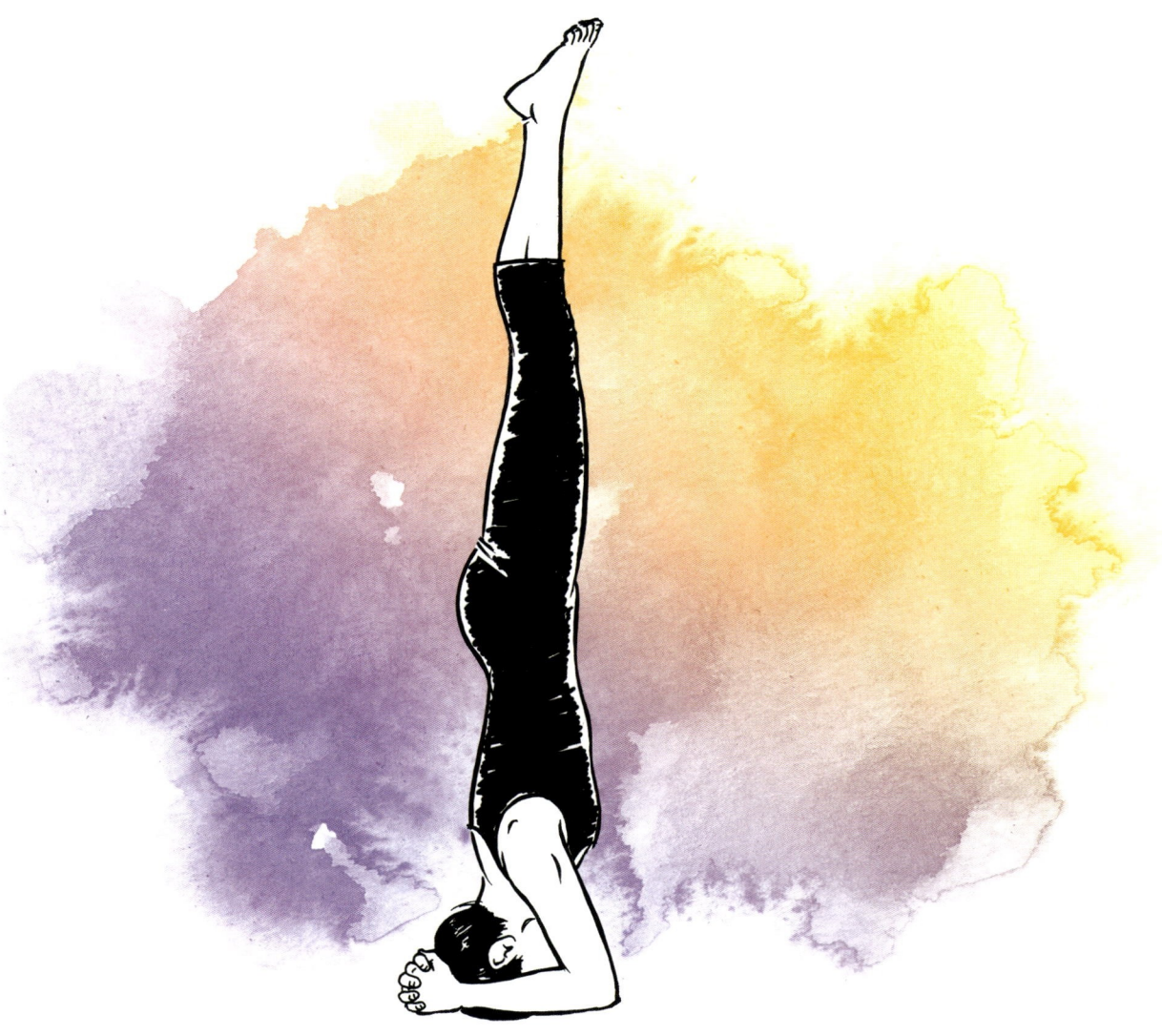

Starten Sie im *Vierfüßlerstand* (siehe Seite 35): Sie knien auf dem Boden, Ihre Knie befinden sich senkrecht unter den Hüftknochen und die Hände sind unter den Schultern platziert. Senken Sie nun Ihre Ellbogen und schieben Sie sie nach vorne, bis sie sich unter Ihren Schultern befinden. Legen Sie Ihren Scheitel zwischen den Händen auf den Boden und verschränken Sie Ihre Finger so, dass sich der Kopf zwischen den Händen befindet. Stellen Sie nun Ihre Beine auf und tippeln Sie Richtung Ellbogen. Heben Sie beim nächsten Ausatmen Ihre Beine und strecken Sie diese senkrecht nach oben. Achten Sie darauf, den Kopf nicht zu belasten. Halten Sie die Position für fünf bis zehn Atemzüge.

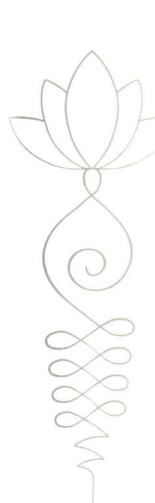

HANDSTAND
Adho Mukha Vrksasana

Kräftigt die Arme und den Bauch und erhöht die Durchblutung
des Gehirns

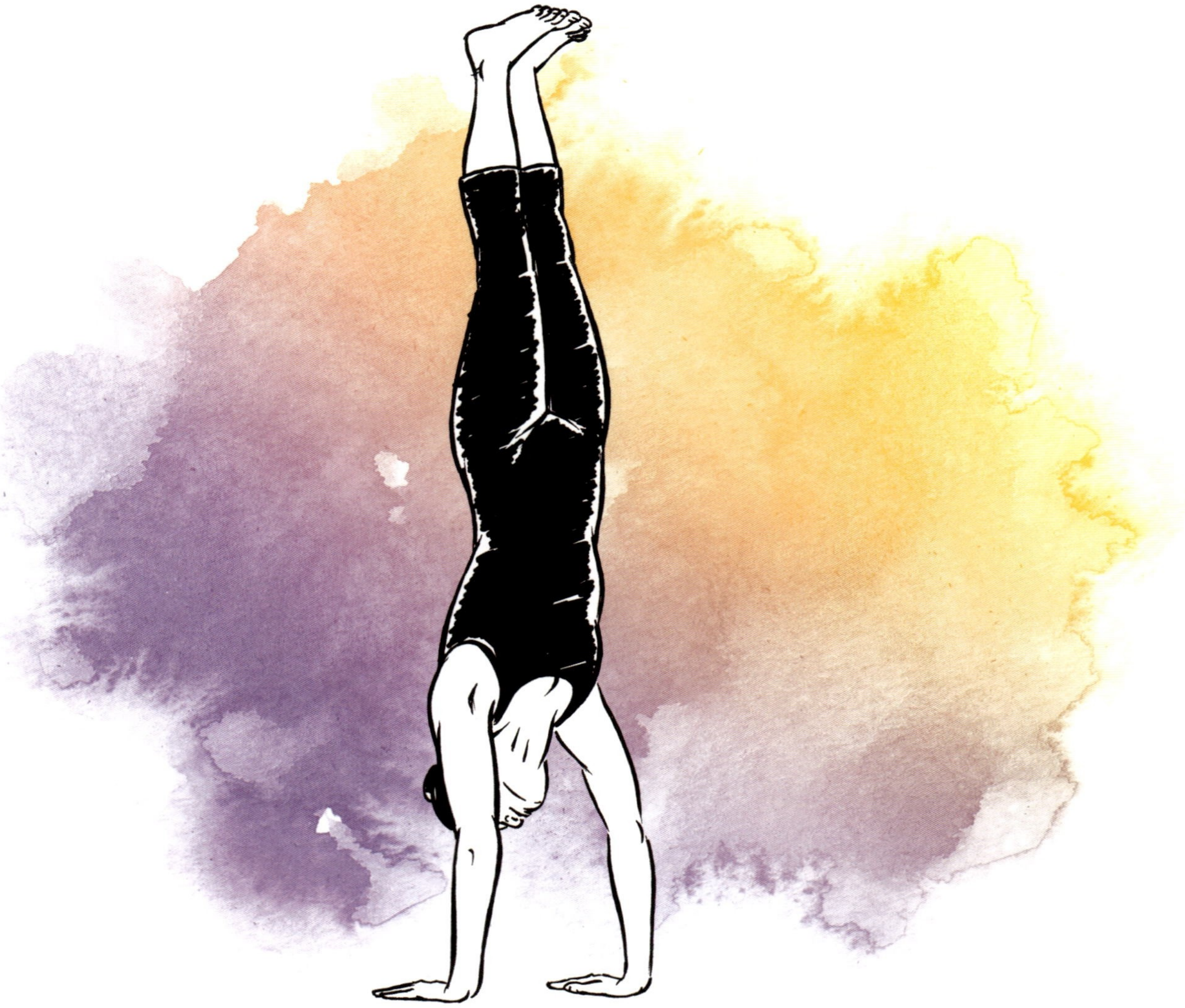

Stellen Sie sich aufrecht hin, beugen Sie sich nach vorne und platzieren Sie
Ihre Hände auf dem Boden. Verlagern Sie Ihr Gewicht auf die Hände, sodass
sich die Handballen weiten. Atmen Sie tief ein und heben Sie beim Ausatmen
schwungvoll ein Bein nach dem anderen nach oben und begeben Sie sich in
den Handstand. Halten Sie die Beine dann fest geschlossen. Wenn Sie unsicher
sind, ob Sie das Gleichgewicht halten können, können Sie den Handstand auch
an der Wand machen, damit Sie die Füße abstützen können. Bleiben Sie für
fünf Atemzüge im Handstand und stellen Sie dann Ihre Beine nacheinander
zurück auf den Boden.

SKORPION
Vrischikasana

Öffnet den Brustkorb und die Schultern

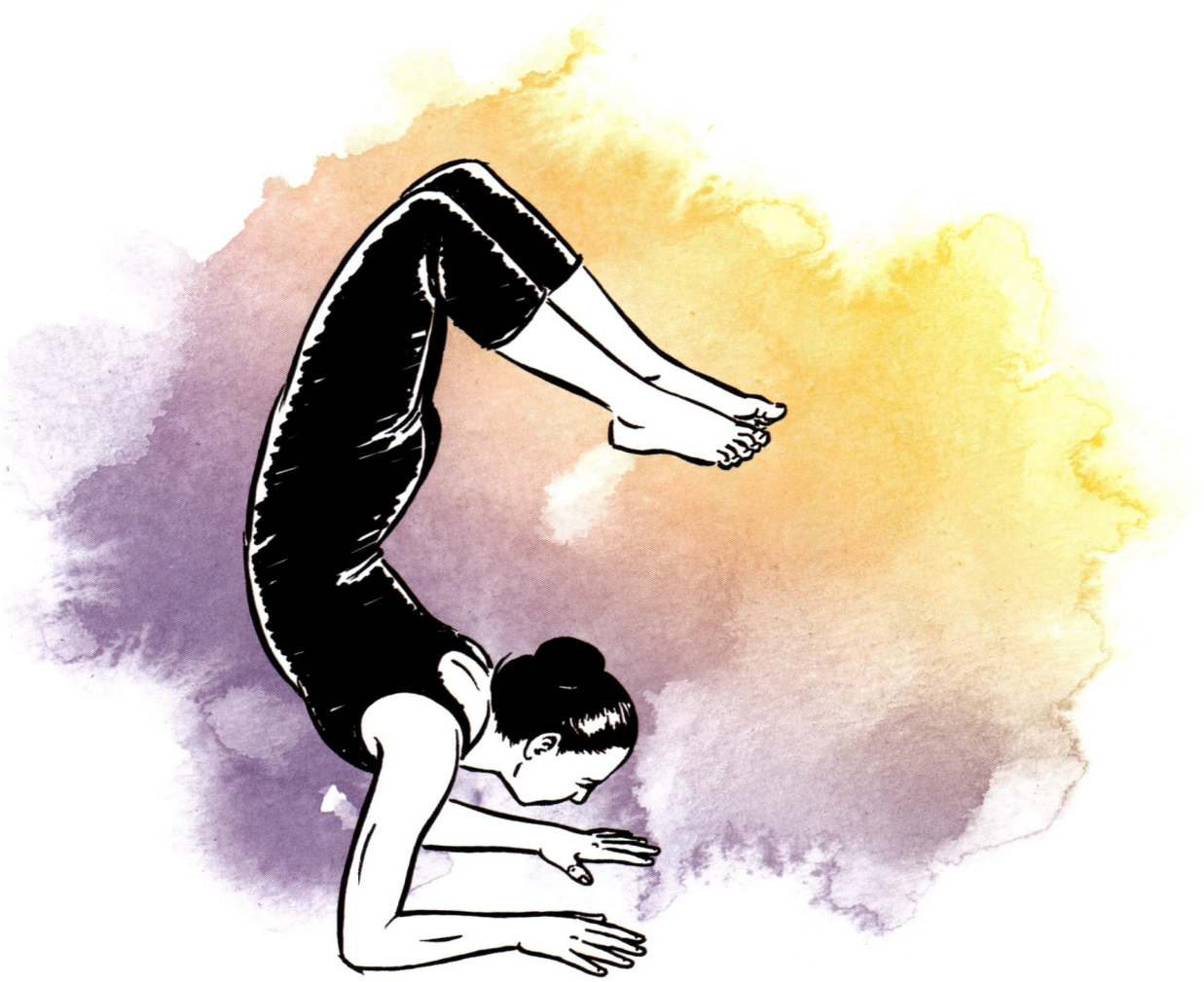

Knien Sie sich auf den Boden. Die Knie befinden sich unter den Hüftknochen, die Hände sind unter den Schultern auf dem Boden platziert, sodass Sie sich im *Vierfüßlerstand* (siehe Seite 35) befinden. Beugen Sie nun Ihre Ellbogen und legen Sie Ihre Unterarme schulterbreit auf der Matte ab. Die Hände liegen flach auf der Matte. Strecken Sie nun Ihre Beine durch, stellen Sie Ihre Füße auf und laufen Sie langsam in Richtung Ihrer Ellbogen. Heben Sie nun die Beine nacheinander senkrecht nach oben. Sie sind nun im *Kopfstand* (siehe Seite 89). Beginnen Sie dann Ihre Beine anzuwinkeln und den Rücken zu beugen. Halten Sie die Position für fünf bis zehn Atemzüge.

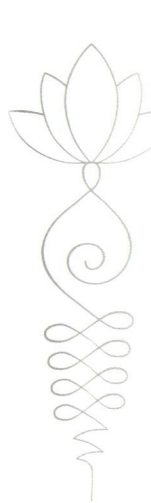

GESTRECKTE-FUSS-HALTUNG
Uttana Padasana

Verbessert die Kraft im Bauchraum

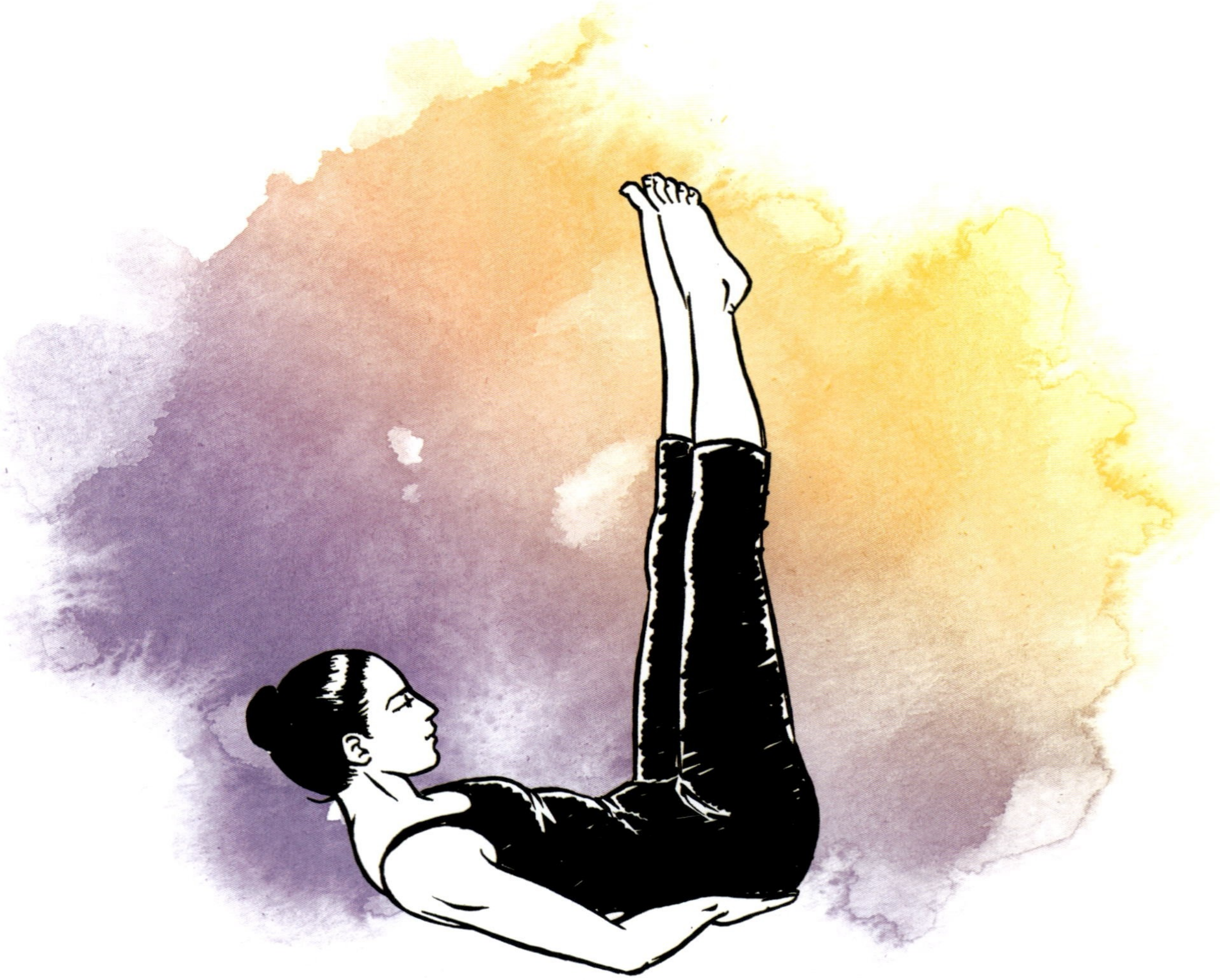

Legen Sie sich flach auf den Rücken und legen Sie die Hände zur Unterstützung mit den Handflächen nach unten unter Ihre Lendenwirbelsäule. Heben Sie die Beine senkrecht nach oben und atmen Sie dann ein. Heben Sie beim Ausatmen den Oberkörper langsam vom Boden ab. Die Bauchmuskeln sind dabei aktiv. Halten Sie Ihren Kiefer parallel zum Boden und richten Sie Ihren Blick geradeaus. Halten Sie die Position für zehn Atemzüge, senken Sie dann Ihren Oberkörper und legen Sie die Beine wieder auf den Boden.

KROKODIL
Makarasana

Regt die Bauchorgane an und entspannt den unteren Rücken

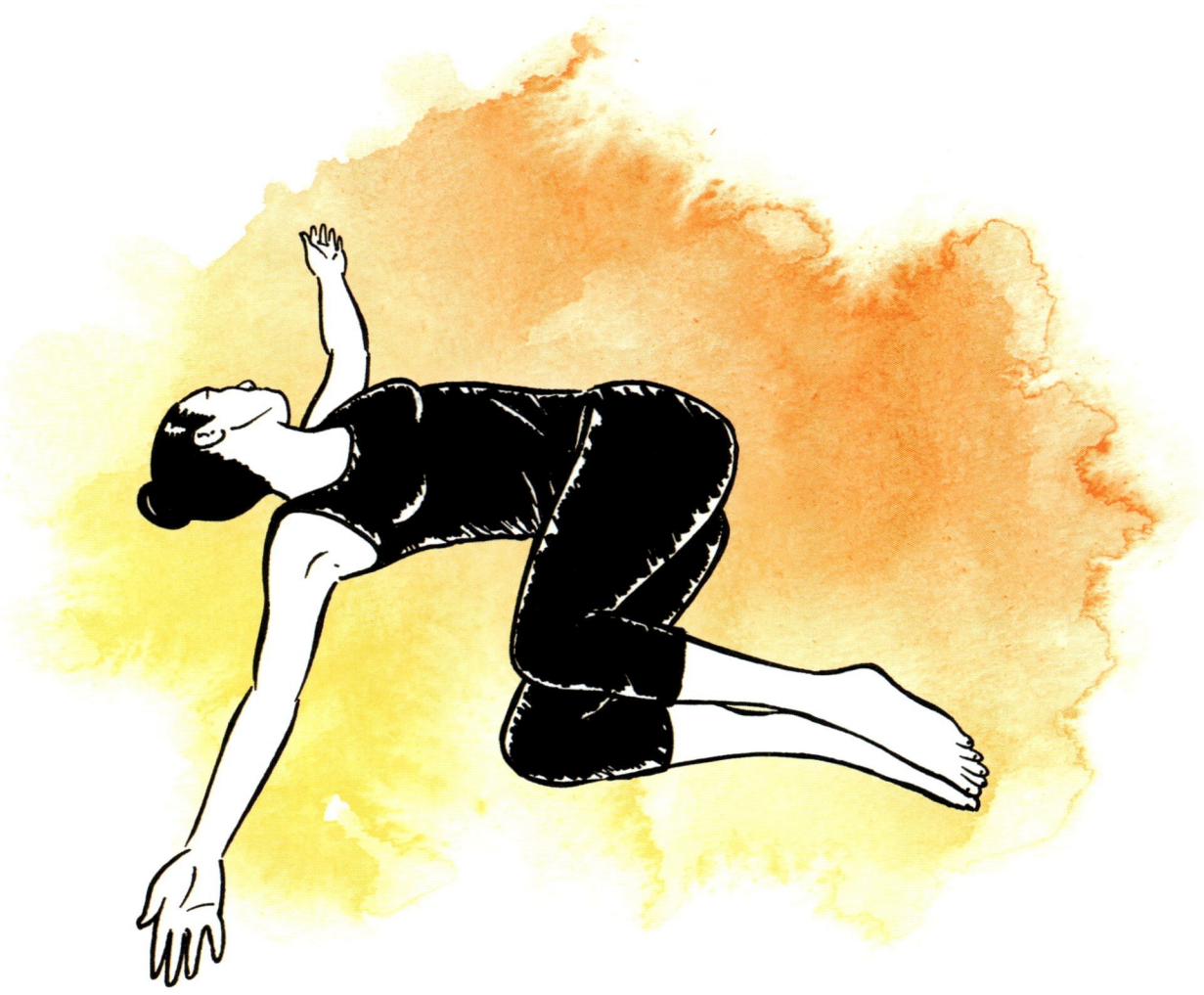

Begeben Sie sich in Rückenlage und strecken Sie Ihre Arme seitlich neben Ihrem Körper aus, sodass die Hände mit den Handflächen nach oben auf der Höhe der Schultern liegen. Sollte es Ihnen angenehmer sein, die Handflächen auf den Boden zu legen, können Sie die Hände auch drehen. Stellen Sie nun Ihre Beine auf. Sie sind fest geschlossen und die Knie berühren einander. Kippen Sie beim nächsten Ausatmen Ihre Knie auf die rechte Seite, während die Beine fest geschlossen bleiben und Sie Ihren Kopf nach links drehen. Bleiben Sie für fünf bis zehn Atemzüge in dieser Haltung liegen und wiederholen Sie die Übung dann auf der anderen Seite.

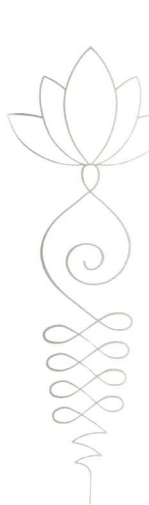

KINDHALTUNG
Balasana

Hilft bei Stress, leichten Depressionen, Kopfschmerzen, Müdigkeit
und Schlaflosigkeit

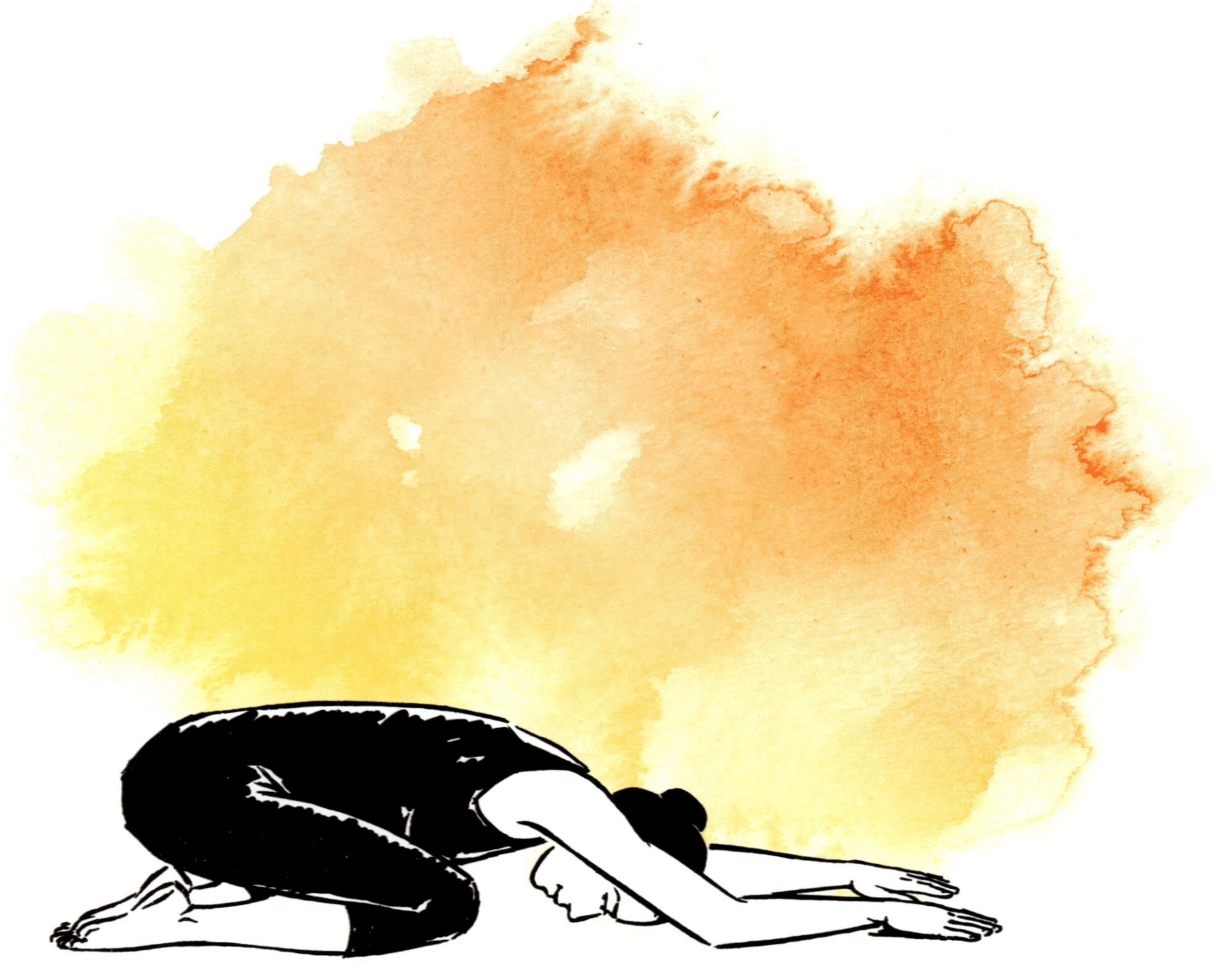

Knien Sie sich mit aufrechten Oberkörper auf die Matte, Ihre Knie und Füße
sind geschlossen. Senken Sie nun Ihr Gesäß, bis es Ihre Fersen berührt. Beugen
Sie sich mit der Ausatmung nach vorne und legen Sie Ihre Stirn auf dem Boden
ab. Strecken Sie dabei die Arme nach vorne und legen Sie die Hände mit den
Handflächen nach unten vor dem Kopf ab. Sie können die Arme auch nach
hinten strecken und die Hände mit den Handflächen nach oben neben Ihren
Oberschenkeln ablegen, wenn Ihnen diese Position angenehmer ist. Lassen
Sie Ihre Schultern bei jeder Ausatmung weiter nach unten sinken und bleiben
Sie mindestens zehn Atemzüge in der Position.

ENTSPANNUNGSLAGE
Shavasana

Verbessert die Konzentration, fördert die Entspannung und
hilft bei Schlafstörungen

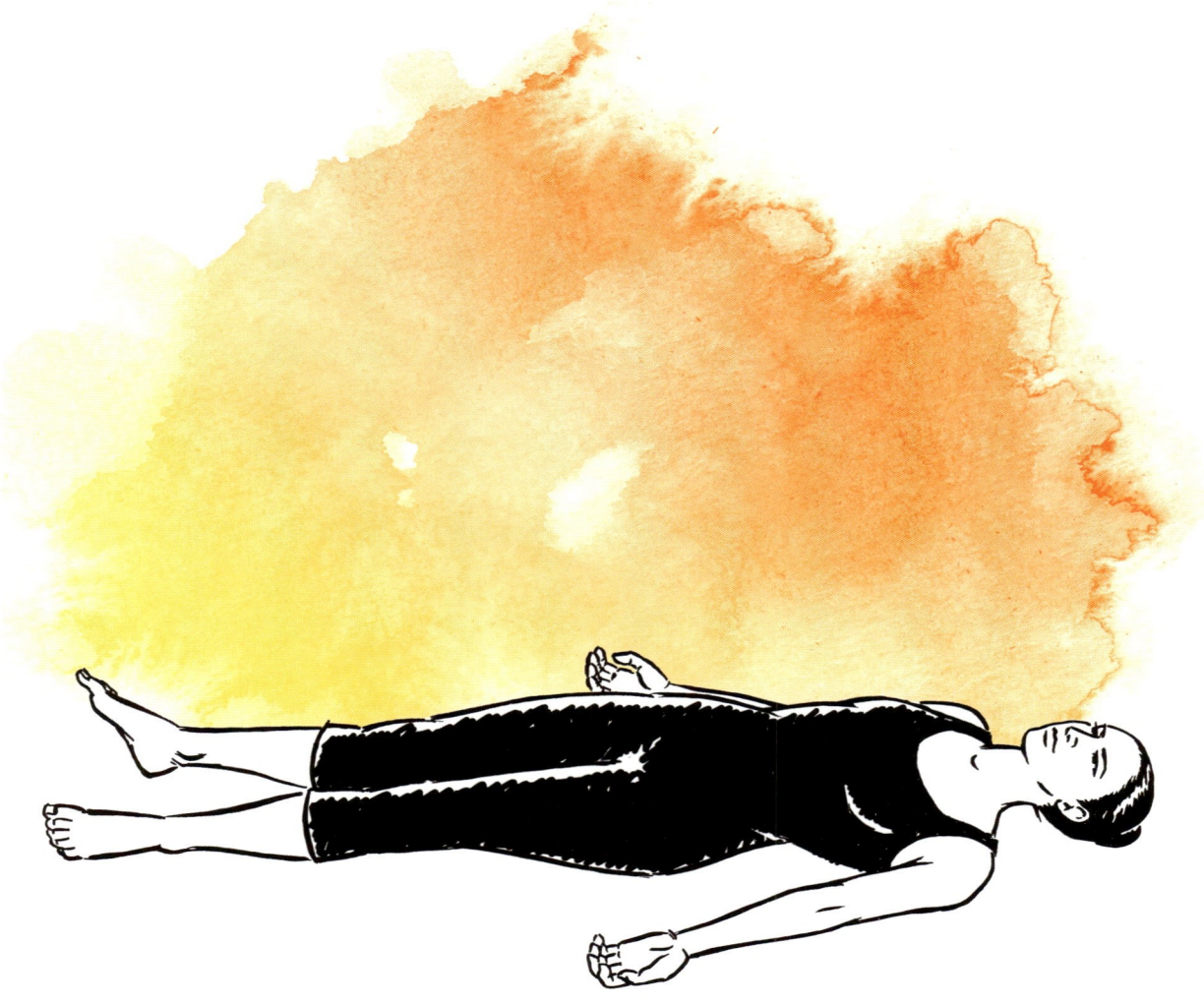

Legen Sie sich auf den Rücken. Ihre Füße sind etwa hüftbreit auseinander
und leicht nach außen gerollt. Ihre Arme liegen locker neben Ihnen, jedoch
mit etwas Abstand zu Ihrem Körper, sodass Ihre Achseln frei sind. Ihre Handflächen zeigen nach oben und die Finger sind leicht gekrümmt und entspannt.
Wichtig ist, dass sich die Position angenehm für Sie anfühlt. Entspannen Sie
Ihren ganzen Körper und auch Ihr Gesicht. Atmen Sie ganz natürlich und spüren
Sie, wie Ihr Körper mit jedem Atemzug schwerer wird.

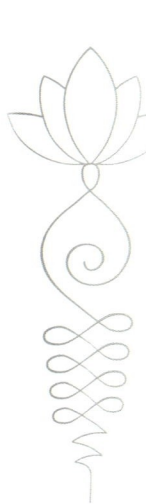

BAUCH-ENTSPANNUNGSLAGE
Adhvasana

Sorgt für Entspannung

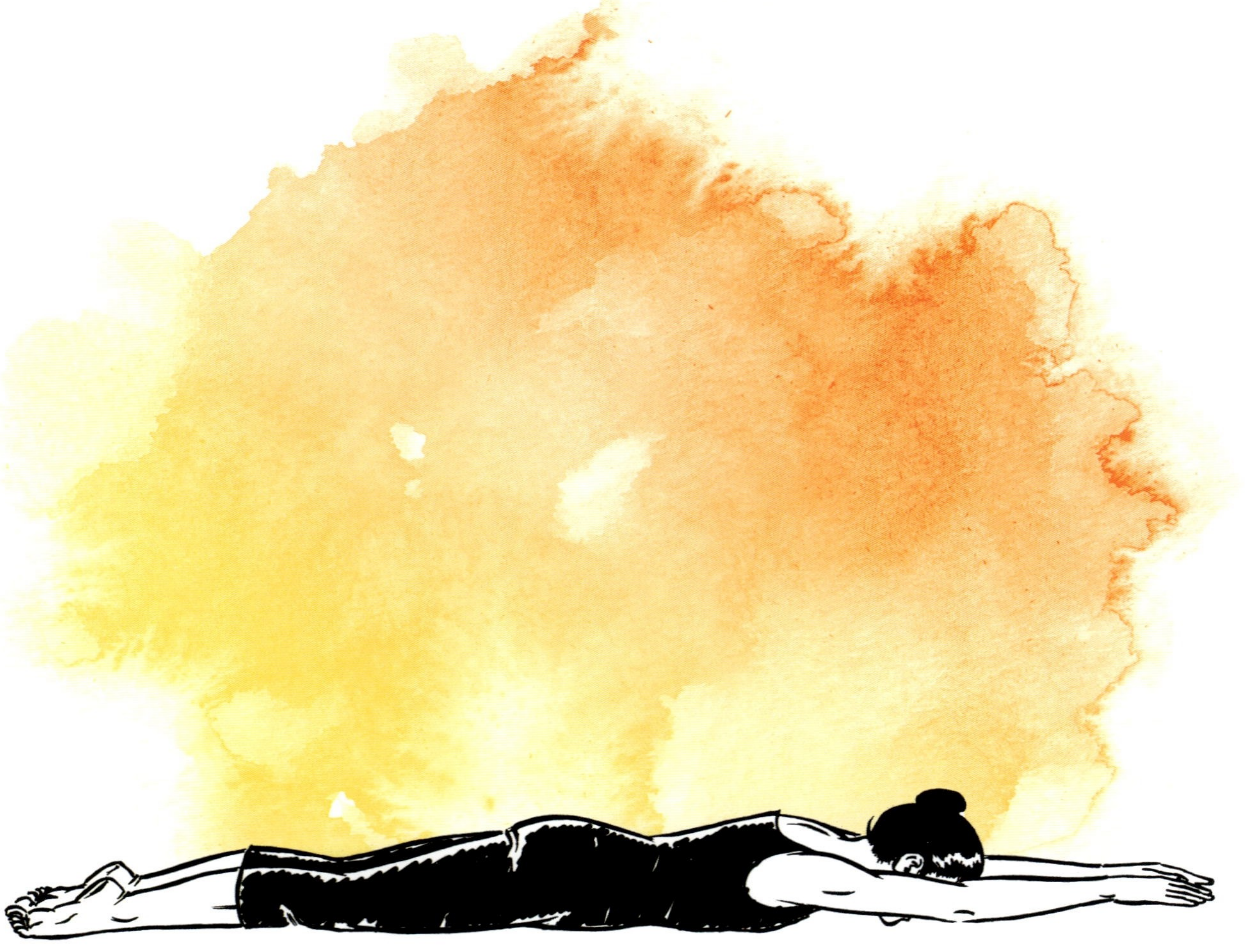

Legen Sie sich auf Ihren Bauch. Ihre Beine sind geschlossen und gestreckt und Ihre großen Zehen berühren einander, während die Fersen nach außen fallen können. Die Arme können Sie entweder ausstrecken, sodass sich Ihre Oberarme neben Ihren Ohren befinden, Sie können sie aber auch so positionieren, dass Sie Wange oder Stirn darauflegen können. Alternativ können Sie die Arme auch neben Ihrem Körper ablegen. Wichtig ist, dass Sie sich in dieser Position wohlfühlen. Atmen Sie tief und gleichmäßig und stellen Sie sich bei jedem Atemzug vor, wie Sie tiefer in die Erde sinken und spüren Sie, wie sich Ihr Körper entspannt. Sie können durchaus 10 bis 20 Minuten in der Position bleiben.

MEDITATION
Dhyana

Beruhigt den Geist und fördert die Konzentration

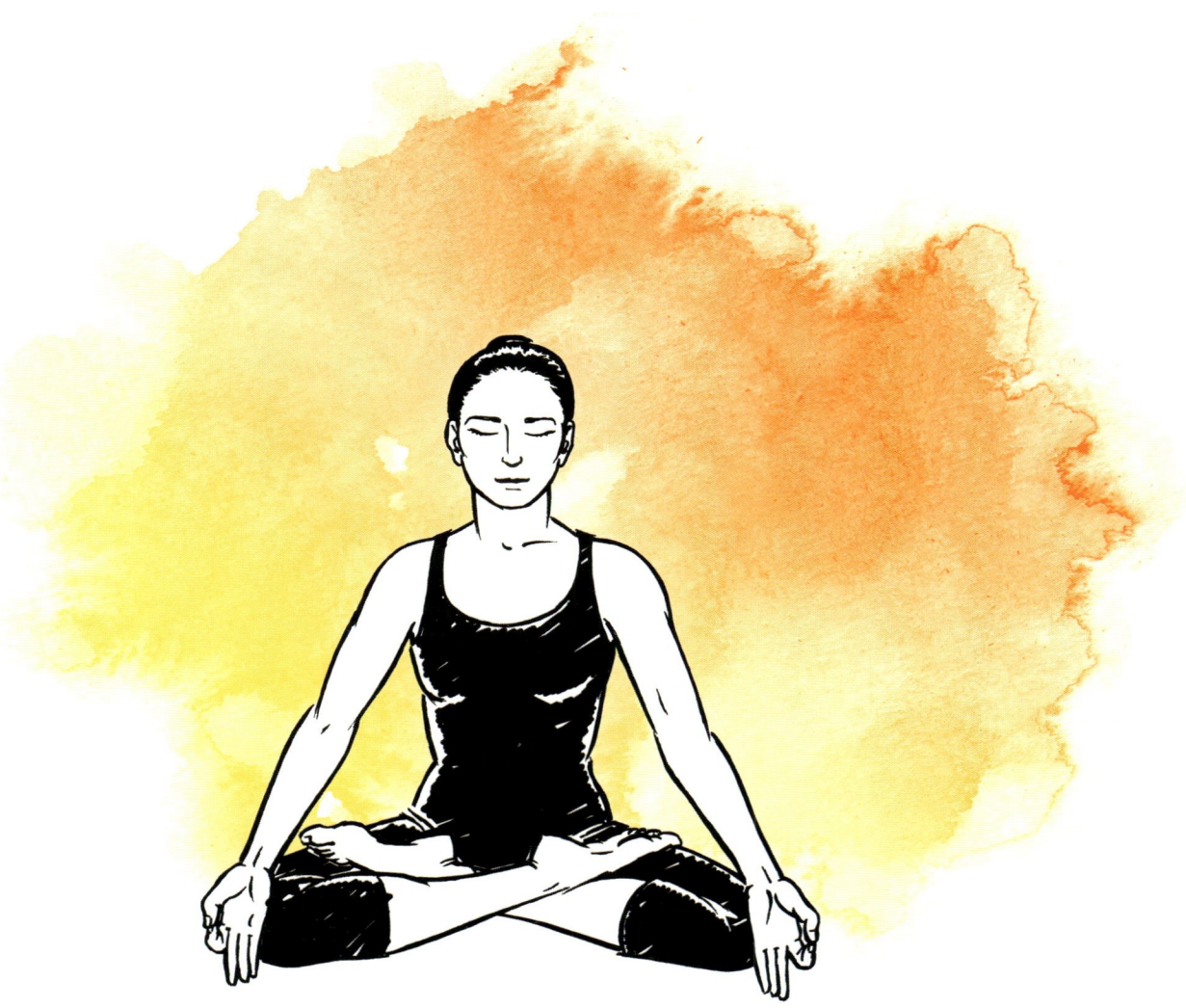

Setzen Sie sich mit nach vorne ausgestreckten Beinen auf den Boden. Legen Sie nun Ihren rechten Fuß auf die Innenseite Ihres linken Oberschenkels und danach Ihren linken Fuß auf den rechten Oberschenkel. Legen Sie die Hände mit den Handflächen nach unten auf die Knie und bringen Sie Ihre Hände in die *Chin Mudra* Haltung (siehe Seite 124), bei der sich Daumen und Zeigefinger leicht berühren. Ihr Oberkörper ist gestreckt und Ihr Kiefer parallel zum Boden. Halten Sie die Position zum Meditieren für 10 bis 30 Minuten und konzentrieren Sie sich dabei auf eine gleichmäßige und entspannte Atmung.

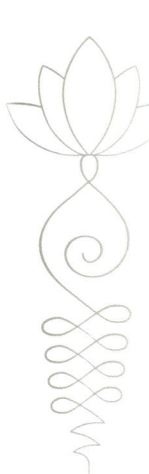

LIEGENDER HELD
Supta Virasana

Öffnet den Quadrizeps und das Herz

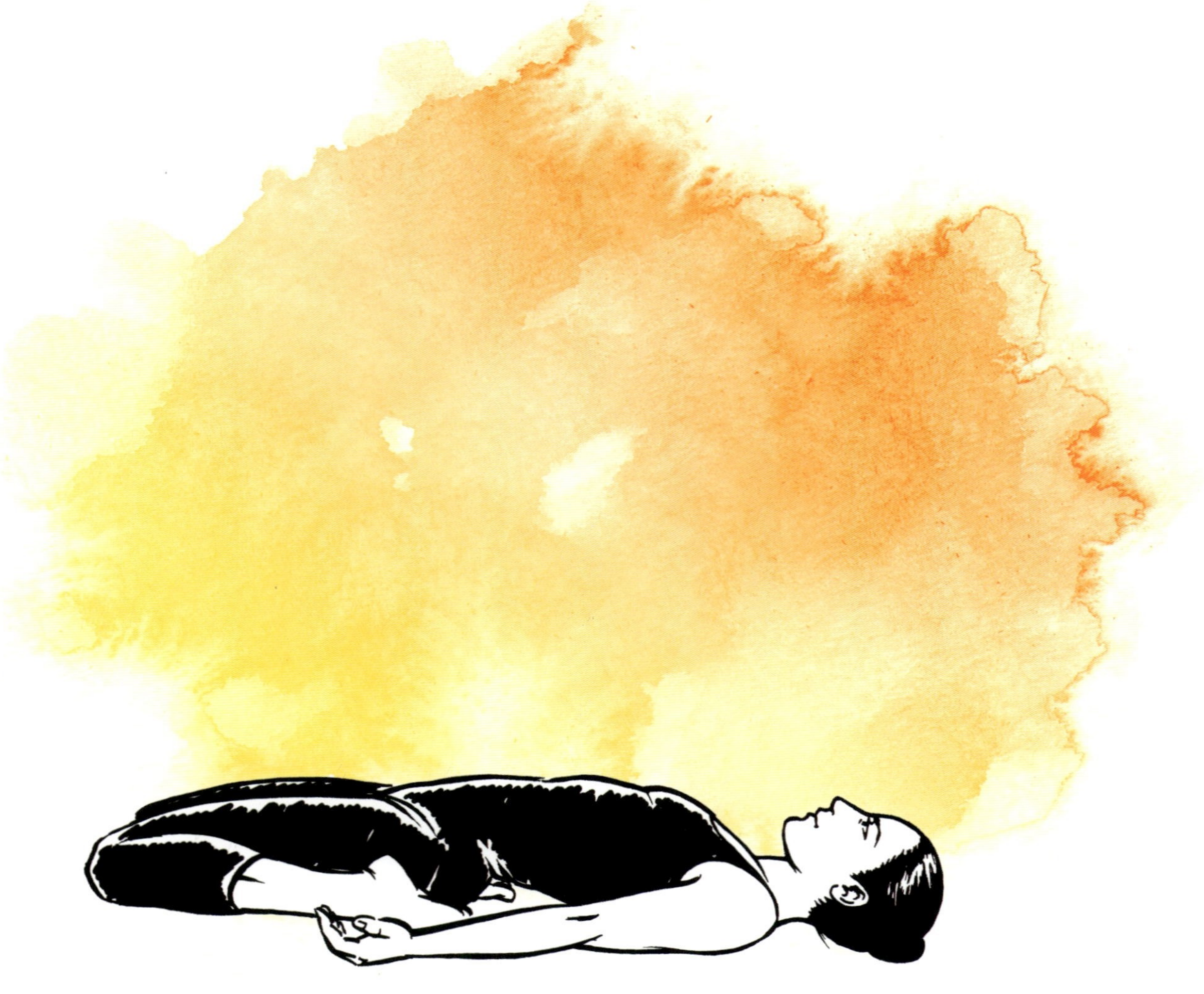

Knien Sie sich auf den Boden, der Oberkörper ist aufrecht. Die Knie sind geschlossen und die Füße etwa einen halben Meter auseinander. Lassen Sie
nun Ihr Gesäß zwischen Ihre Füße sinken, bis Sie auf der Matte sitzen. Beugen Sie Ihren Oberkörper gerade zurück, bis Sie ihn auf dem Boden ablegen
können. Wenn Sie sich unsicher sind, ob Sie dies schaffen, zögern Sie nicht,
Hilfmittel einzusetzen. So können Sie beispielsweise eine Yogarolle hinter sich
legen, auf der Sie Ihren Oberkörper ablegen können. Atmen Sie gleichmäßig
und ruhig und bleiben Sie so lange in der Position, wie es Ihnen angenehm ist.

GESTÜTZTER HASE
Hastashirasana

Öffnet den unteren Rücken und die Leiste

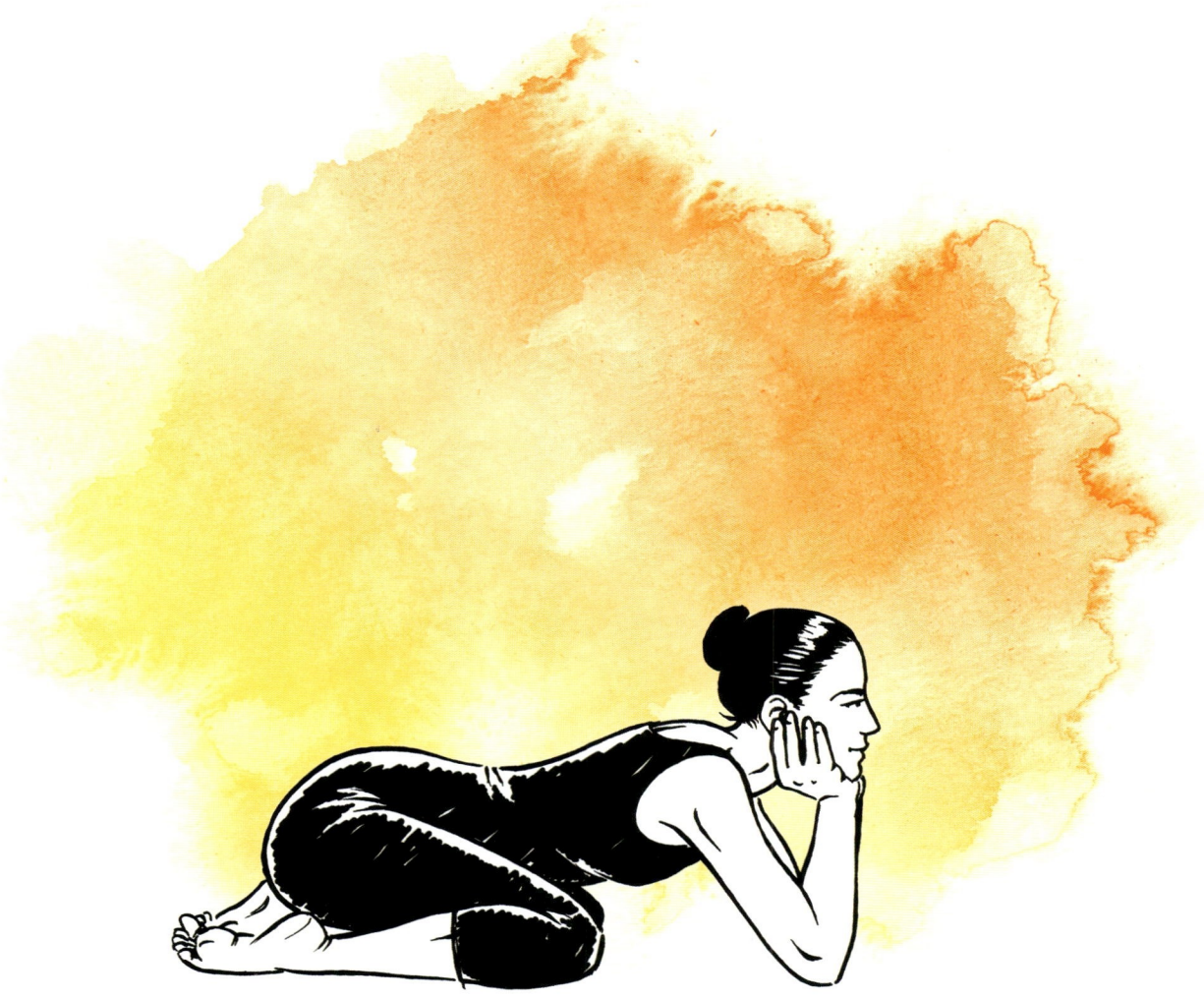

Beginnen Sie im *Vierfüßlerstand* (siehe Seite 35): Sie knien auf dem Boden, die Knie sind unter der Hüfte positioniert und die Hände unter den Schultern. Stützen Sie sich nun auf Ihre Ellbogen und senken Sie Ihr Gesäß, sodass Sie auf Ihren Fersen sitzen. Stützen Sie den Kopf in Ihre Hände und richten Sie den Blick geradeaus. Ziehen Sie Ihr Schambein Richtung Nabel, sodass Ihre Wirbelsäule gestreckt wird. Halten Sie die Position für fünf Atemzüge.

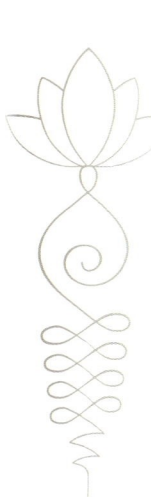

WINDBEFREIENDE
Pavanamuktasana

Löst Blähungen und öffnet den unteren Rücken

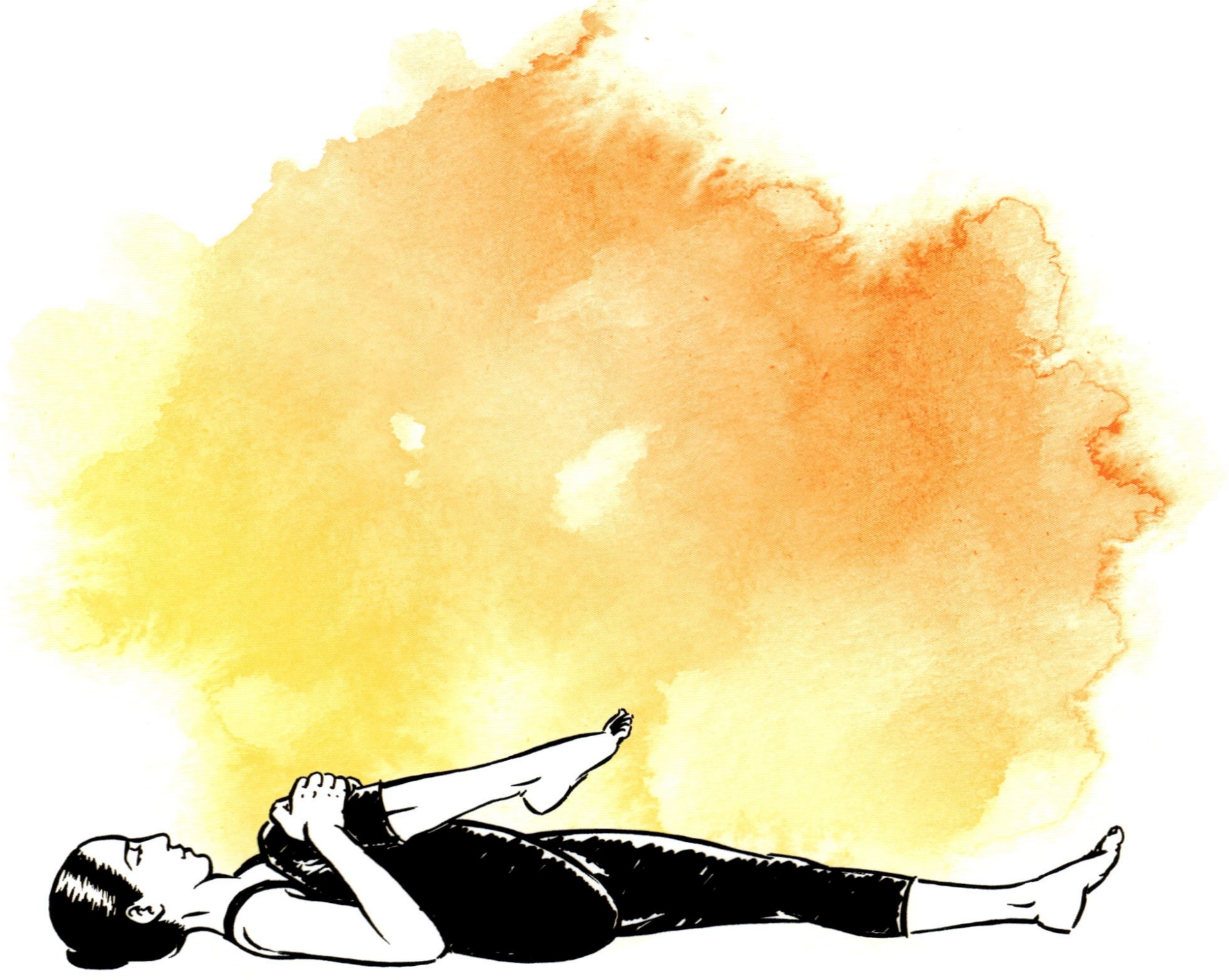

Legen Sie sich auf den Rücken und ziehen Sie Ihr rechtes Knie nach oben zur Brust, wobei Sie Ihr Schienbein mit beiden Händen umfassen. Das linke Bein bleibt flach am Boden liegen. Verlängern Sie Ihr linkes Bein, indem Sie die Hüfte strecken und drücken Sie Ihre Lendenwirbelsäule fest in die Matte. Ziehen Sie das Kinn leicht zur Brust, sodass Ihr Kopf die gerade Verlängerung Ihrer Wirbelsäule bildet. Halten Sie die Position für 5 bis 15 Atemzüge, wechseln Sie dann die Seite und wiederholen Sie die Übung.

LIEGENDE HAND-FUSS-HALTUNG
Supta Padangusthasana

Dehnt die Kniesehnen und die Wirbelsäule

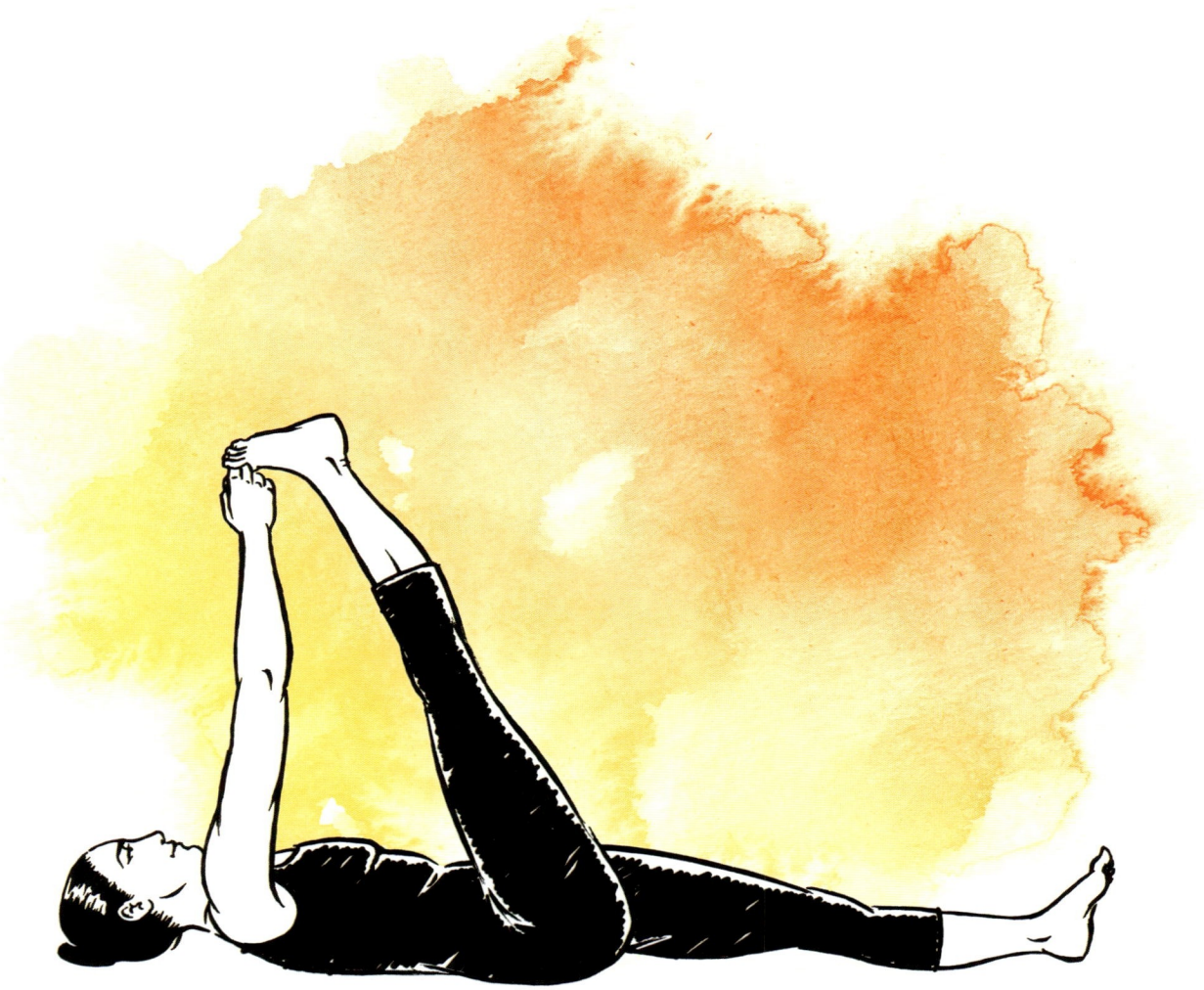

Legen Sie sich auf den Rücken und strecken Sie Ihr rechtes Bein gerade nach
oben. Greifen Sie mit Daumen und Zeigefinger der rechten Hand Ihren großen
Zeh und schieben Sie dann Ihre Ferse nach oben, um das Bein zu strecken. Falls
Sie nicht an Ihre Zehe kommen, können Sie auch ein Yogaband um Ihren Fuß
schlingen, das Sie dann anstatt der Zehe greifen. Drücken Sie die linke Knie-
kehle in den Boden, um die Lendenwirbelsäule zu öffnen. Machen Sie den
Nacken lang, indem Sie Ihr Kinn leicht zur Brust ziehen und halten Sie den
Kopf entspannt. Bleiben Sie für 5 bis 15 Atemzüge in der Position und wieder-
holen Sie dann die Übung auf der linken Seite.

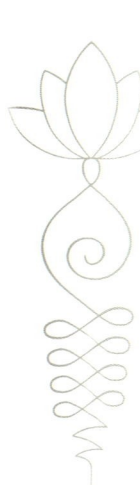

SONNENGRUSS
Surya Namaskar

Die wohl bekannteste Übungsabfolge und Aufwärmübung im Yoga ist der Sonnengruß. Es gibt zahlreiche Variationen, die Wirkung ist jedoch die gleiche: Das Herz-Kreislauf-System wird in Schwung gebracht und die wichtigsten Muskelgruppen werden aktiviert. Durch den gleichmäßigen Atemrhythmus wirkt der Sonnengruß gleichzeitig entspannend. Schon mit sechs Runden täglich kann man seine Beweglichkeit verbessern und das Wohlbefinden steigern.

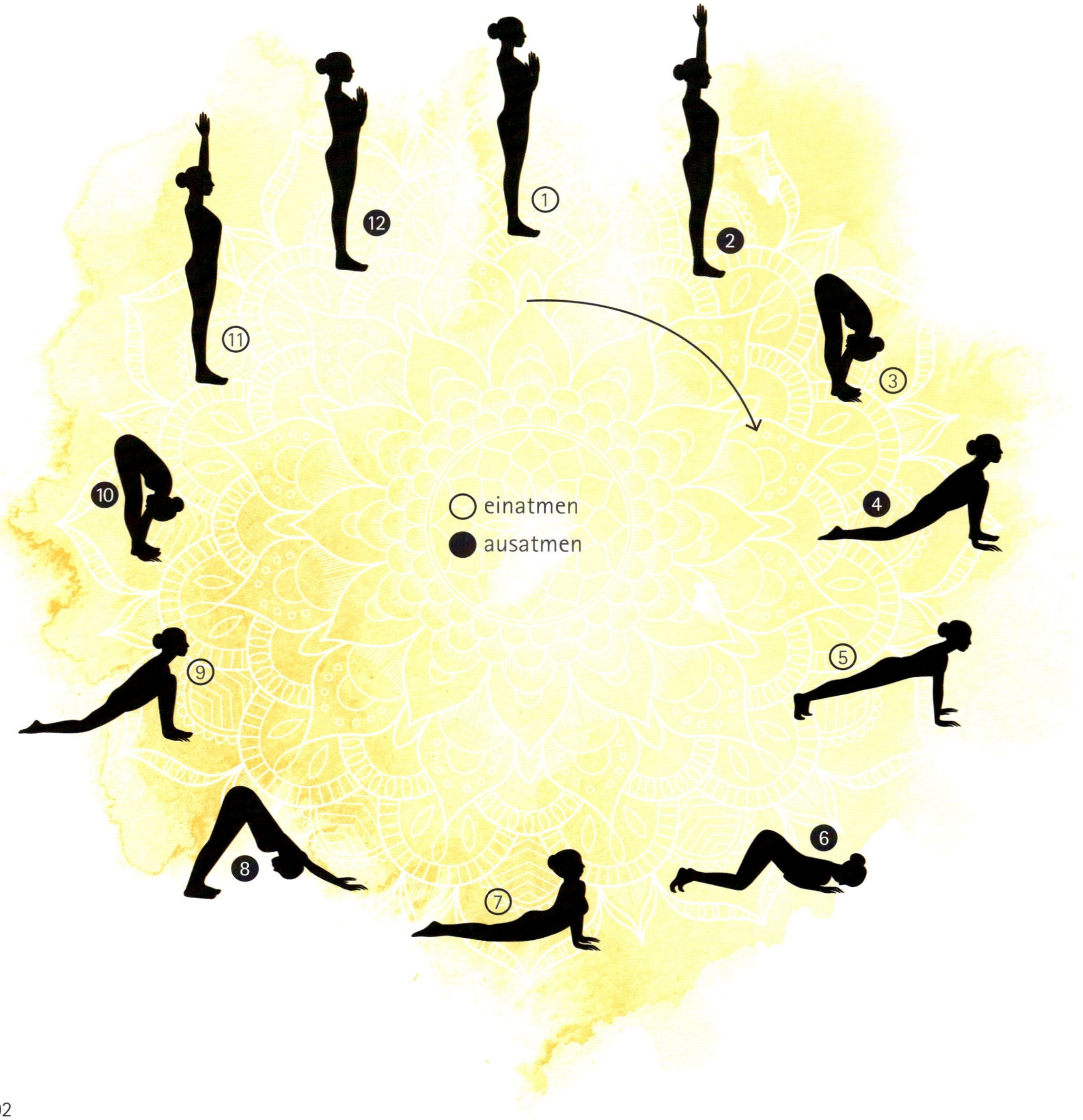

○ einatmen
● ausatmen

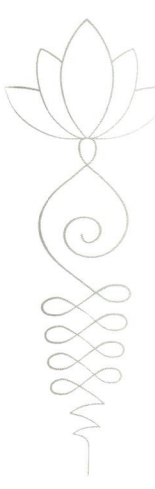

Häufig wird der Sonnengruß mit Affirmationen verbunden, um den positiven Effekt zu verstärken. Nachfolgend finden Sie für jede Haltung einen Vorschlag, den Sie nach Belieben ändern können. Während die Affirmationen optional sind, ist eine korrekte Ausführung der Haltungen eine Voraussetzung für Ihren Übungserfolg. Üben Sie die Positionen auch einzeln, um einen fließenden Übergang schaffen zu können. Die passenden Seitenzahlen finden Sie hier.

1 Stehende Berghaltung *Tadasana Samasthiti* (siehe Seite 12) mit **Anjali Mudra** (siehe Seite 124) – Ich gehe in mich.

2 Gestreckte Berghaltung *Tadasana Urdhva Hastasana* (siehe Seite 13) – Ich grüße die Sonne ...

3 Stehende Vorbeuge *Uttanasana* (siehe Seite 14) – ... und verneige mich vor dem Göttlichen.

4 Reiter *Ashwa Sanchalanasana* (siehe Seite 19) – Ich schaue allem entgegen, was kommt ...

5 Brett *Chaturanga Dandasana* (siehe Seite 53) – ... und nehme mir Zeit zum Innehalten.

6 Brust-Knie-Kinn-Pose *Ashtanga Namaskara* (siehe Seite 54) – Ich tauche in die Erde und spüre die Kraft.

7 Kobra II *Saral Hasta Bhujangasana* (siehe Seite 62) – Ich öffne mein Herz und schaue nach vorne.

8 Herabschauender Hund *Adho Mukha Svanasana* (siehe Seite 24) – Ich nehme an, was ich nicht ändern kann ...

9 Reiter *Ashwa Sanchalanasana* (siehe Seite 19) – ... und bleibe mir dabei selbst treu.

10 Stehende Vorbeuge *Uttanasana* (siehe Seite 14) – Dankbar verneige ich mich ...

11 Gestreckte Berghaltung *Tadasana Urdhva Hastasana* (siehe Seite 13) – ... und lasse das Gute in mich strömen.

12 Stehende Berghaltung *Tadasana Samasthiti* (siehe Seite 12) mit **Anjali Mudra** (siehe Seite 124) – Ich ruhe in mir selbst.

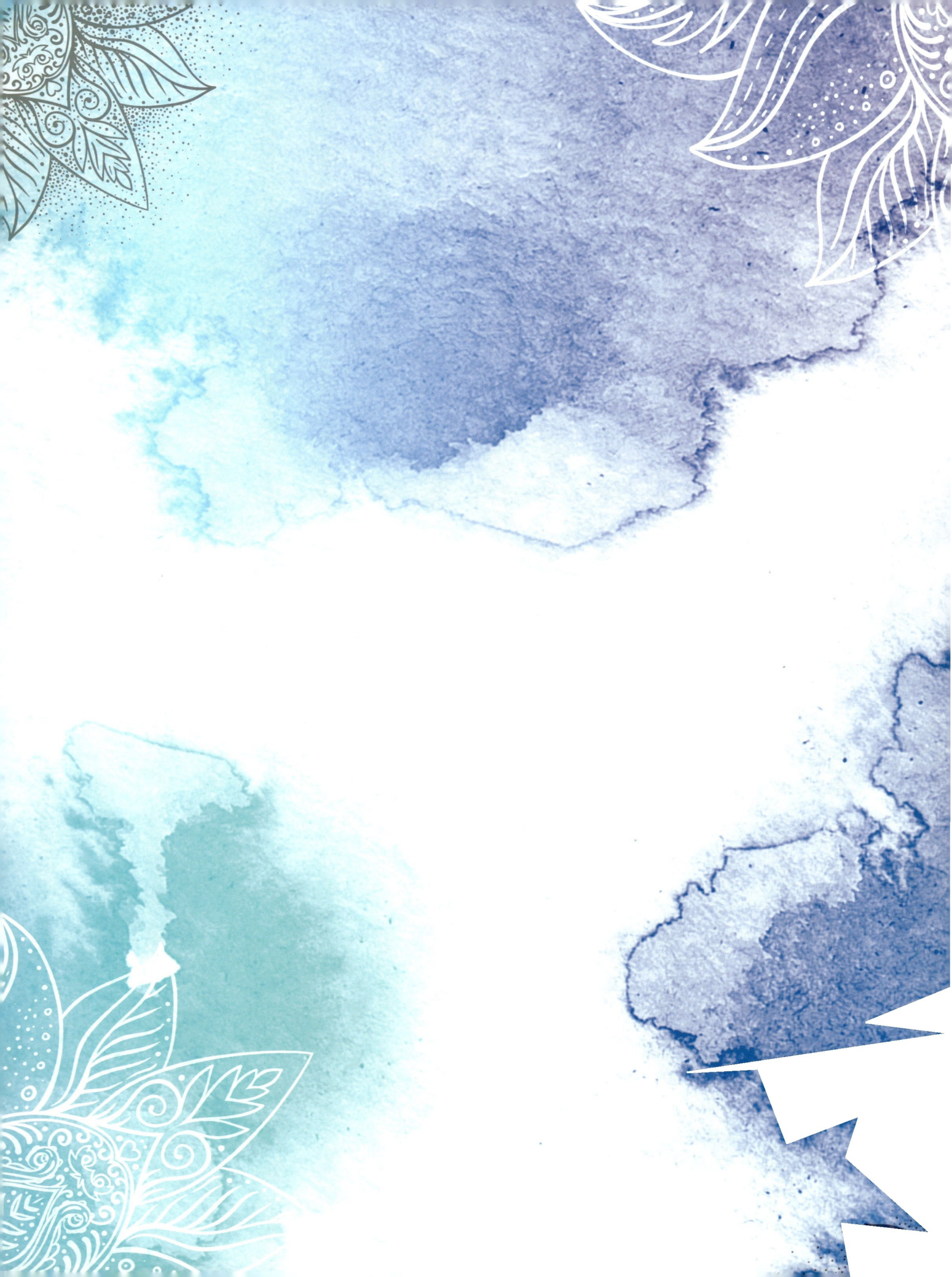

YOGA-ARTEN

Es gibt viele verschiedene Yoga-Arten. Aus diesem Grund ist Yoga für jeden geeignet, unabhängig von Alter, Gewicht oder Fitness.

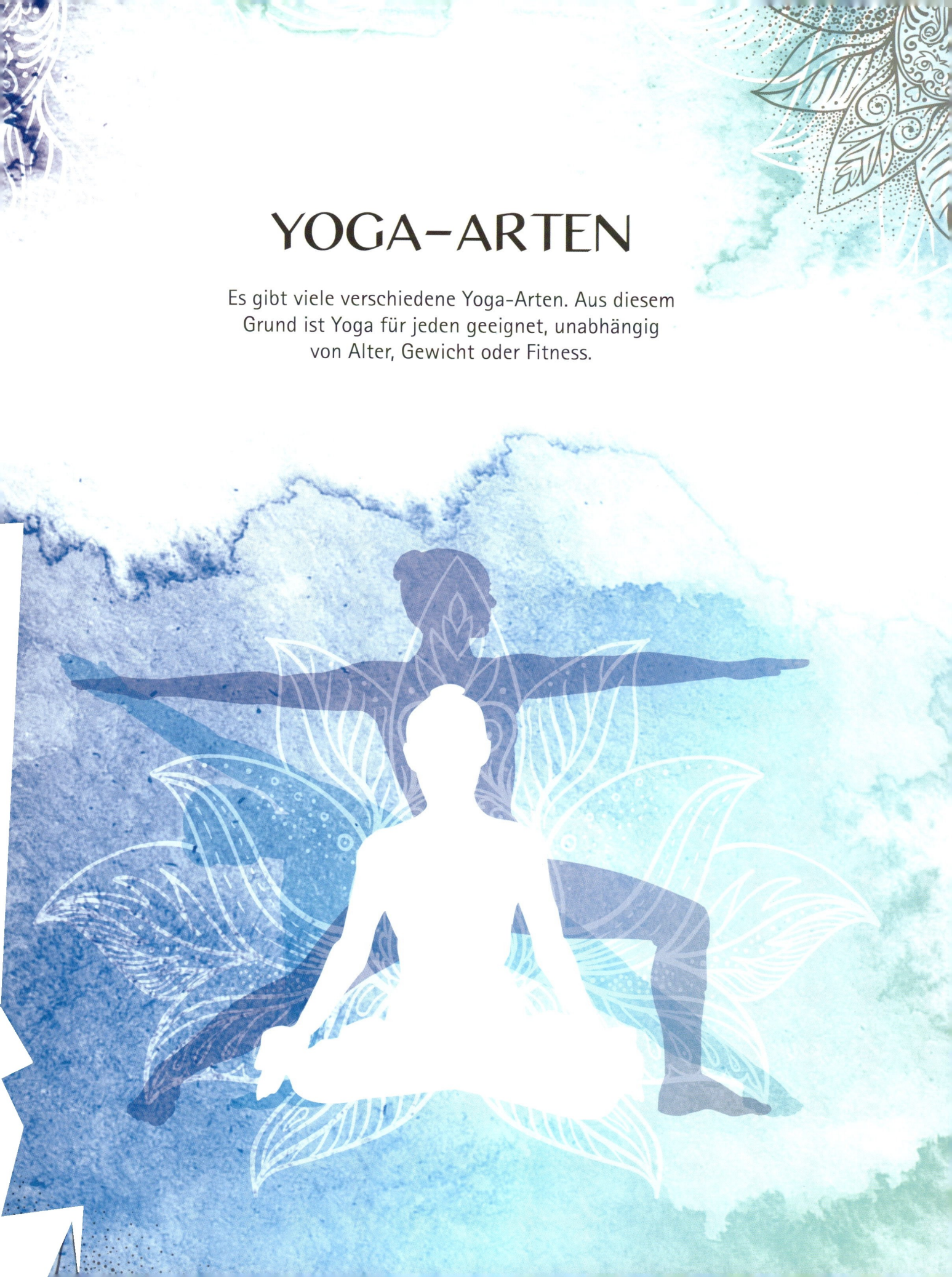

ASHTANGA YOGA

 WISSENSWERTES

Im Ashtanga Yoga, manchmal auch „Power-Yoga" genannt, geht es weniger um Meditation und Entspannung. Der Fokus liegt auf der Entwicklung von Kraft, Flexibilität und Ausdauer. Die Übungen sind schwieriger als die anderer Yoga-Arten und die Yogaschüler müssen schneller von einer Position in die nächste wechseln. Bevor man mit dem Ashtanga-Yoga-Training startet, ist es wichtig, sich aufzuwärmen, um die Muskeln zu aktivieren.

 FÜR WEN GEEIGNET

Prinzipiell kann Ashtanga Yoga von jedem praktiziert werden, jedoch sollten sich diejenigen, die gerade erst mit dem Yoga begonnen haben, zunächst den einfacheren Übungen widmen und in einem langsameren Rhythmus üben. Gerade durch das hohe Tempo birgt Ashtanga Yoga eine Verletzungsgefahr für Anfänger. Außerdem werden für die meisten Neueinsteiger auch die vermeintlich einfachen Übungen ein anspruchsvolles Workout sein.

TYPISCHE ÜBUNGEN

Krähe *Bakasana*
(siehe Seite 56)

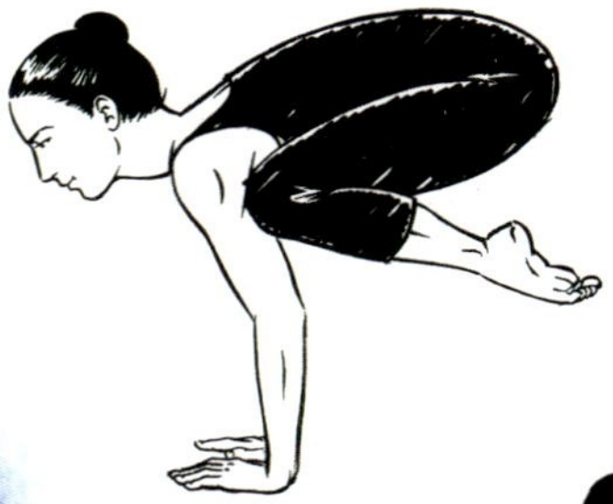

Ganzes Boot *Paripurna Navasana*
(siehe Seite 80)

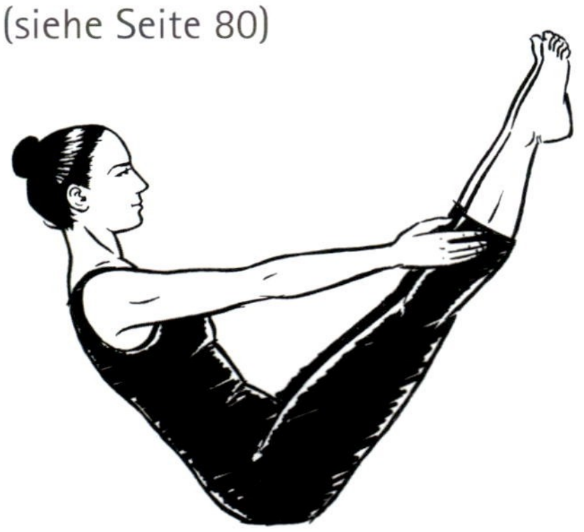

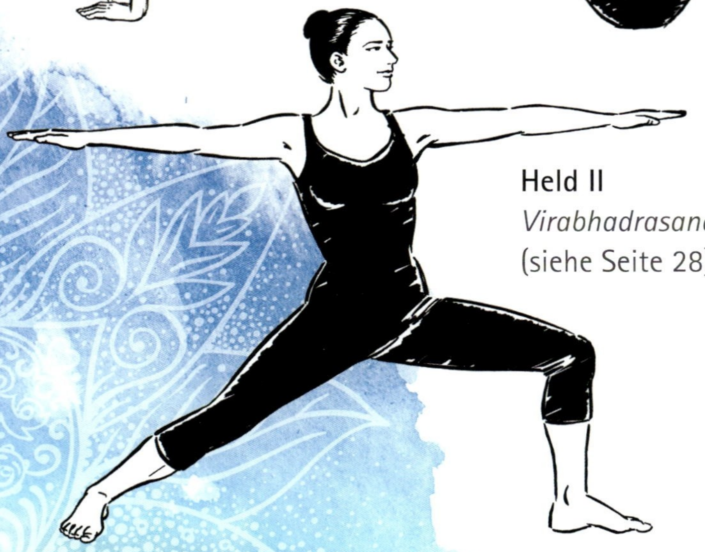

Held II
Virabhadrasana II
(siehe Seite 28)

BIKRAM YOGA

 WISSENSWERTES

Dieser Yoga-Stil wird auch „Hot-Yoga" genannt, weil er in einem heißen Raum mit ca. 38 °C und hoher Luftfeuchtigkeit praktiziert wird. Der Yogameister Bikram Choudhury, auf den diese Methode zurückgeht, wurde 1946 in Kalkutta geboren und es soll die Temperatur seines Geburtsortes simuliert werden. Bikram Yoga besteht aus einer festen Abfolge von 26 Yoga-Übungen, die nicht nur aufgrund der Hitze enorm anstrengend sind. Nicht jede Yoga-Einheit in einem heißen Raum kann also als Bikram Yoga bezeichnet werden.

 FÜR WEN GEEIGNET

Geeignet ist diese Methode für Yoga-Experten und sehr fitte Personen. Bei Bikram Yoga ist es besonders wichtig, bereits ein ausgezeichnetes Gespür für den eigenen Körper entwickelt zu haben. Die Übungen können jederzeit pausiert oder abgebrochen werden, falls man Kreislaufprobleme bekommt. Auch auf eine ausreichende Flüssigkeitszufuhr sollte unbedingt geachtet werden. Generell sollte jeder, der mit Bikram Yoga beginnen möchte, aber unsicher ist, zuerst mögliche Risiken mit seinem Hausarzt abklären.

 TYPISCHE ÜBUNGEN

Halbmond *Ardha Chandrasana*
(siehe Seite 23)

Adler *Garudasana*
(siehe Seite 15)

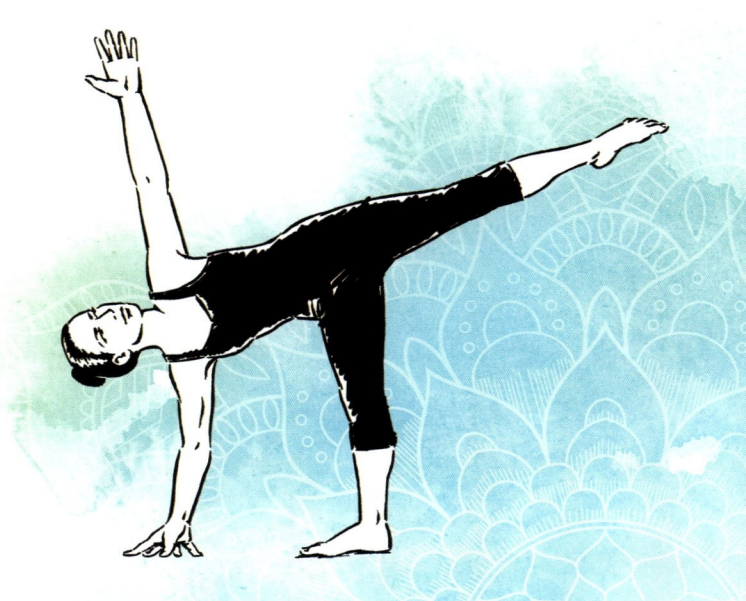
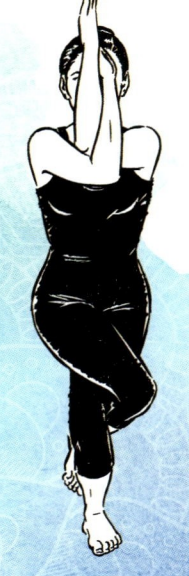

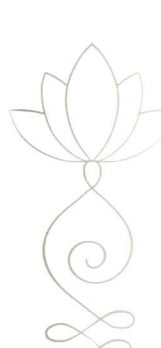

HATHA YOGA

 WISSENSWERTES

Hatha Yoga ist die Grundlage aller anderen Yoga-Arten. Diese weiche Form des Yoga konzentriert sich auf einfache Posen. Fließend wird von einer in die nächste Position gewechselt. Besonders wichtig ist, dass die Übungen im eigenen Tempo gemacht werden. Dadurch kann man mehr Augenmerk auf die Atmung und Meditation legen. Hatha Yoga wirkt beruhigend und meditativ, weshalb es besonders zum Abschalten nach einem anstrengenden Tag geeignet ist.

 FÜR WEN GEEIGNET

Hatha Yoga ist für jeden geeignet. Durch die entspannende Atmosphäre, auf die großen Wert gelegt wird, bietet diese Yoga-Art Anfängern einen behutsamen Einstieg ins Yoga. Die Atem- und Körperübungen helfen vor allem Neueinsteigern dabei, ein größeres Bewusstsein und ein besseres Gespür für den eigenen Körper zu schaffen. Die Meditationstechniken helfen dabei, auch im Alltag besser abschalten zu können.

 TYPISCHE ÜBUNGEN

Katze *Marjaryasana*
(siehe Seite 79)

Kuh *Bitilasana*
(siehe Seite 63)

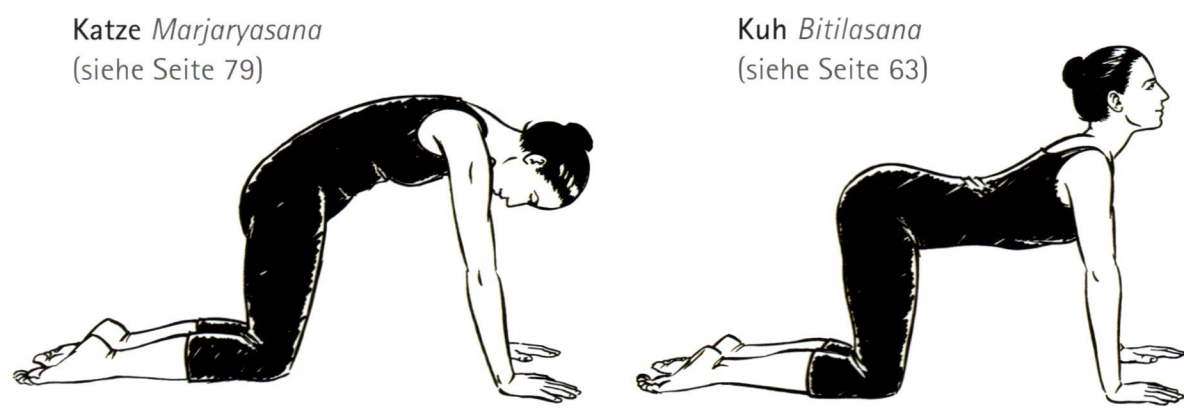

Herabschauender Hund
Adho Mukha Svanasana
(siehe Seite 24)

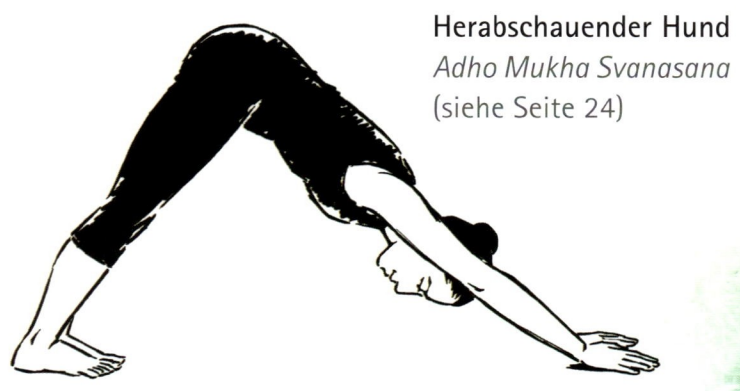

IYENGAR YOGA

 WISSENSWERTES

Iyengar Yoga ist benannt nach B. K. S. Iyengar (1918-2014), der diese Yoga-Art entwickelt hat. Im Fokus stehen hier Körper- und Atemübungen. Da die Positionen wesentlich länger gehalten werden als bei anderen Yoga-Richtungen, entsteht kein durchgehender Flow, aber das ist auch nicht das Ziel des Iyengar Yoga. Das Hauptaugenmerk liegt hier auf der präzisen Ausführung der Positionen und das Halten dieser soll in Kombination mit der Atmung einen Entspannungseffekt auslösen.

 FÜR WEN GEEIGNET

Iyengar Yoga ist körperlich weniger anstrengend als andere Arten des Yoga und damit perfekt für Anfänger oder diejenigen, die lange kein Yoga praktiziert haben, geeignet. Hilfsmittel, sogenannte „Props", wie Stühle, Gurte, Blöcke oder Kissen, werden dazu verwendet, mögliche körperliche Defizite oder den Mangel an Flexibilität auszugleichen. So können auch Menschen mit Rücken- oder Gelenkproblemen diese Yogarichtung ohne Bedenken ausüben. Heutzutage ist Iyengar Yoga eine der beliebtesten Yogaformen, die unterrichtet werden.

 TYPISCHE ÜBUNGEN

Ganzes Boot *Pripurna Navasana*
(siehe Seite 80) – Variante mit Yogagurt und Rücken an der Wand*

*Die abgebildeten
Figuren zeigen die
jeweilige Grund-
haltung aus dem
Buch ohne Hilfs-
mittel.*

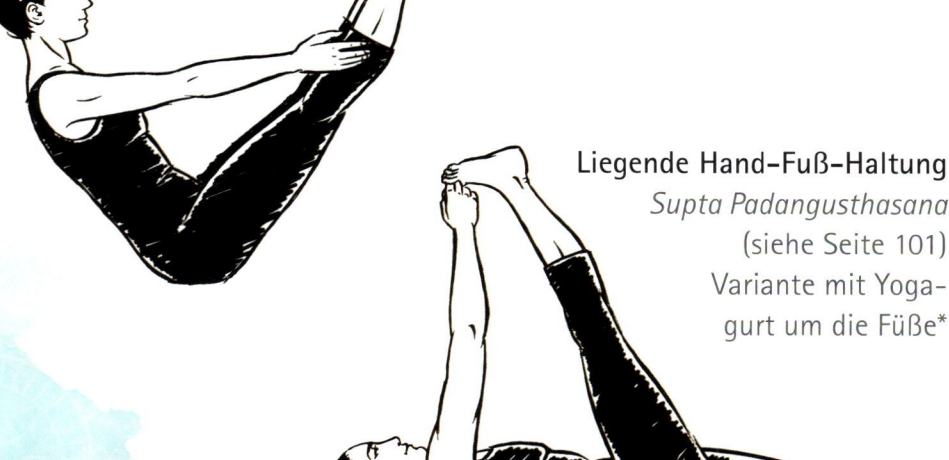

Liegende Hand-Fuß-Haltung
Supta Padangusthasana
(siehe Seite 101)
Variante mit Yoga-
gurt um die Füße*

JIVAMUKTI YOGA

 WISSENSWERTES

Jivamukti Yoga wurde 1984 in New York von Sharon Gannon und David Life entwickelt. Die erste Jivamukti-Schule Deutschlands wurde von Patrick Broome in München eröffnet. Ziel dieser Yoga-Richtung ist es, nicht nur die körperlichen Übungen des Yogas in die westliche Welt zu integrieren, sondern den Menschen auch die übrigen Yoga-Prinzipien näherzubringen. Das geschieht zum einen durch das Einbringen spiritueller Elemente, wie Musik, Gesang, Meditation und Mantras während der Yoga-Stunde. Zum anderen wird den Schülern auch das Studium der Theorie hinter dem Yoga nahegelegt. Yoga soll hier nicht allein unter dem Aspekt der körperlichen Fitness betrachtet werden, auch der Geist soll weitergebildet werden.

 FÜR WEN GEEIGNET

Da während der Übungen ein Flow entstehen soll, die Positionen also schnell gewechselt werden, ist es beim Jivamukti Yoga von Vorteil, wenn man schon die grundlegenden Bewegungen kennt und ein bisschen Erfahrung im Yoga gesammelt hat. Da es sich bei Jivamukti Yoga nicht bloß um eine Sportart, sondern auch um das Studium einer Lebensphilosophie handelt, sollte man mehr Zeit in der Woche einplanen als für eine normale Übungsstunde. Diese Philosophie geht auch mit ethischen Grundsätzen wie Vegetarismus, Umweltschutz und oft auch politischem Aktivismus einher.

TYPISCHE ÜBUNGEN

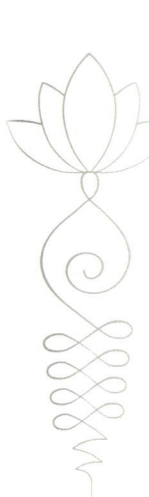

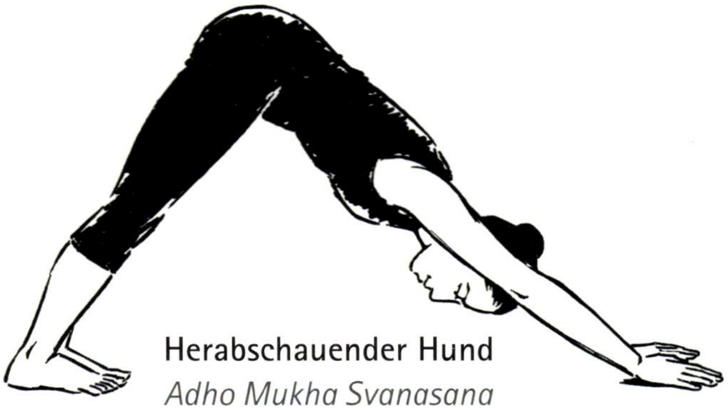

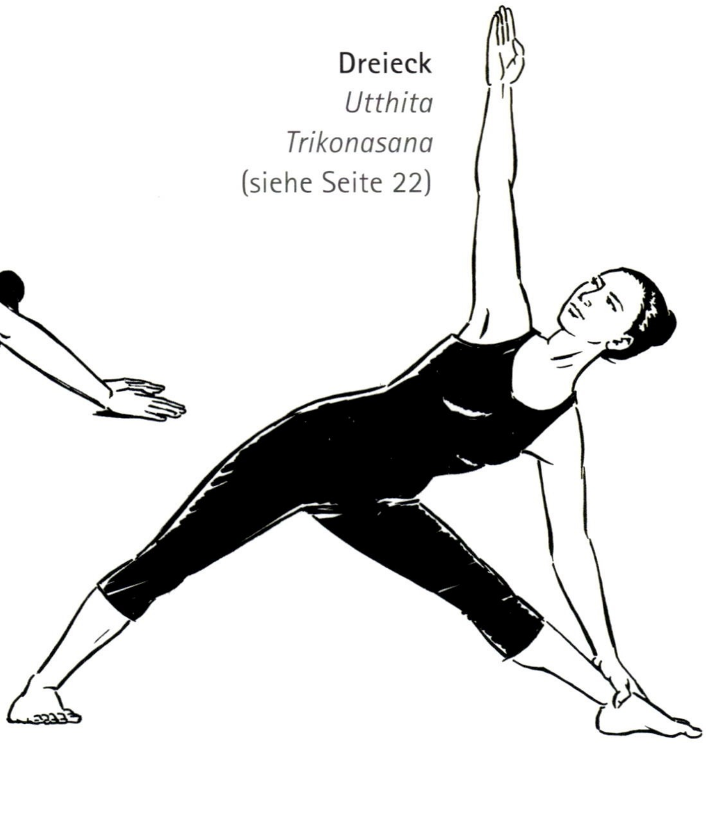

Dreieck
Utthita
Trikonasana
(siehe Seite 22)

Herabschauender Hund
Adho Mukha Svanasana
(siehe Seite 24)

KUNDALINI YOGA

 WISSENSWERTES

Kundalini Yoga wird auch als „Yoga des Bewusstseins" bezeichnet. Das Wort „Kundalini" verweist auf die gleichnamige Kraft, die im Wurzelchakra ruht. Laut der dazugehörigen Lehre kann diese unbändige Kraft durch Kundalini Yoga entfesselt werden. Ziel ist, dass diese bis ins oberste Chakra, das Kronen-Chakra, aufsteigt, um Erleuchtung zu erlangen. Hier geht es weniger um Fitness, sondern darum, die Chakren zu reinigen und Blockaden zu lösen. So gibt es Kundalini-Einheiten zu verschiedenen Themen, wie beispielsweise Angst oder Stress. In Europa wird hauptsächlich die in den 1970er-Jahren von Yogi Bhajan (1929-2004) entwickelte Form des Kundalini Yoga unterrichtet, die stark durch die Lehren der Sikh-Religion geprägt ist.

 FÜR WEN GEEIGNET

Kundalini Yoga ist für jeden geeignet, der etwas mehr Ordnung und Ruhe in seine Gedanken- und Lebenswelt bringen will – sowohl für Yoga-Anfänger als auch für Erfahrene. In dieser Yoga-Art werden viele Übungen zur Körpermitte eingebaut, die die Bauch- und Rückenmuskeln beanspruchen und sie beinhaltet häufig auch mehr Übungen im Sitzen als andere Yoga-Richtungen. Die Reinigung der Chakren soll durch eine Kombination aus körperlichen Übungen, Meditation und Atemübungen erreicht werden. So ist die *Feueratmung* (siehe Seite 119) ein essenzieller Bestandteil dieses Yoga-Stils.

 TYPISCHE ÜBUNGEN

Bogen *Dhanurasana*
(siehe Seite 67)

Kamel *Ustrasana*
(siehe Seite 66)

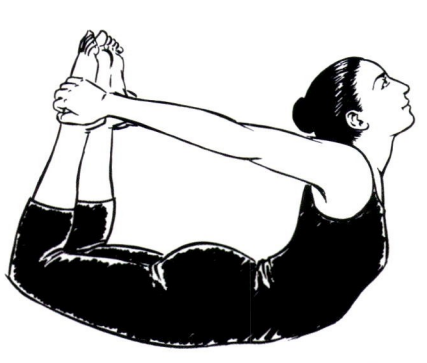

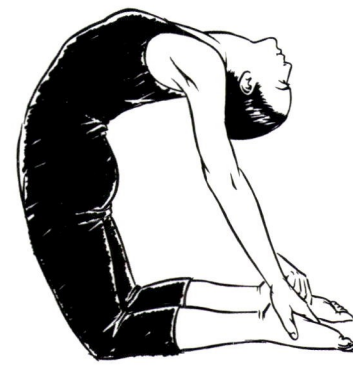

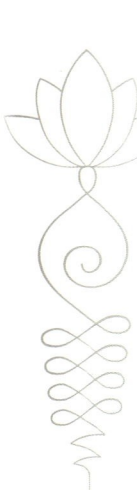

RESTORATIVE YOGA

 WISSENSWERTES

Restorative ist von dem englischen Wort *to restore* abgeleitet, das soviel wie „erholen" oder „wiederherstellen" bedeutet. Damit ist die Wiederherstellung und Stärkung der körperlichen und geisitigen Fähigkeiten gemeint. Der Ursprung des Restorative Yoga liegt im Iyengar Yoga und Ziel ist es, alle Anspannungen loszulassen. Dieser Yoga-Stil richtet sich hauptsächlich an Menschen, die von Stress und Hektik geplagt sind und nach Erholung suchen. Die Positionen werden hier sehr lange, teilweise bis zu 20 Minuten, gehalten. In Verbindung mit einer gleichmäßigen Atmung entsteht dabei ein Entspannungseffekt, der Körper und Psyche zur Ruhe bringt und regenerierend wirkt.

 FÜR WEN GEEIGNET

Restorative Yoga ist prinzipiell für jeden geeignet. Vorkenntnisse sind keine nötig, da man genügend Zeit hat, um sich in der jeweiligen Haltung einzufinden. Auch bei Verletzungen oder Krankheiten kann man diesen Yoga-Stil praktizieren. Wie beim Iyengar Yoga werden nämlich auch hier Hilfsmittel eingesetzt, sodass die Übungen ohne zu große Anstrengung durchzuführen sind. So werden die unten abgebildeten Übungen jeweils mit einer Yogarolle unter dem Bauch oder Rücken durchgeführt.

 TYPISCHE ÜBUNGEN

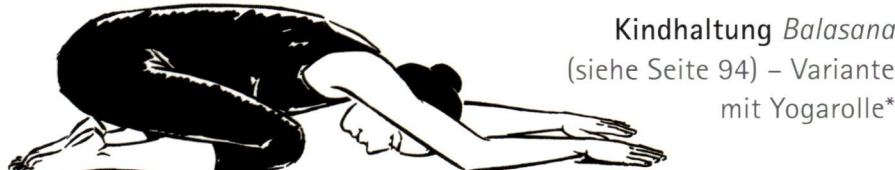

Kindhaltung *Balasana*
(siehe Seite 94) – Variante
mit Yogarolle*

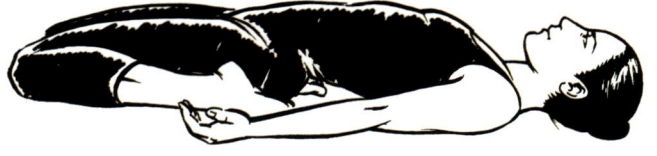

Liegender Held
Supta Virasana
(siehe Seite 98)
Variante mit
Yogarolle*

*Die abgebildeten Figuren zeigen die jeweilige
Grundhaltung aus dem Buch ohne Hilfsmittel.*

YOGA-TRENDS

Da Yoga gut für Körper und Seele ist, ist es nicht verwunderlich, dass es großen Anklang in unserer Gesellschaft findet und ständig weiterentwickelt wird. Immer wieder gibt es neue und spannende Yoga-Trends.

 ## HORMON-YOGA

Unser Hormonhaushalt spielt eine entscheidende Rolle bei der Frage, ob wir uns wohlfühlen oder nicht. Ziel des Hormon-Yoga ist es, die Produktion bestimmter Hormone anzuregen und dadurch den Hormonhaushalt im Gleichgewicht zu halten. So soll es bei Kinderwunsch und Beschwerden bei der Menstruation und in den Wechseljahren helfen. Es handelt sich hierbei um eine Yoga-Art, die sich an Elementen des Hatha Yoga und des Kundalini Yoga bedient und mit energetischen Übungen kombiniert wird. Entwickelt wurde dieser Stil 1992 von Dinah Rodrigues (*1927), die seit vielen Jahrzehnten Yoga unterrichtet.

 ## AERIAL YOGA

Aerial Yoga wird mithilfe eines Tuchs, das an der Decke hängt, praktiziert, weshalb es auch oft als „Yoga im Tuch" bezeichnet wird. Alle Asanas werden schwebend in der Luft durchgeführt – man hängt sich in das Tuch hinein. Aus diesem Grund ist diese Yoga-Art auch für Anfänger geeignet, da man viele Positionen einnehmen kann, die Neueinsteigern am Boden meist nicht sofort gelingen. Bei dieser Yoga-Art werden Kraft und Beweglichkeit, aber vor allem die Balance trainiert, da man die Bewegung des Tuches ausgleichen muss.

 ## YOGA FÜR KINDER

Yoga für Kinder basiert auf dem gleichen Prinzip wie das für Erwachsene und auch hier werden sowohl Übungen, die die Beweglichkeit fördern, als auch Entspannungsübungen angewendet. Die verschiedenen Übungen fördern nicht nur die Konzentrationsfähigkeit, auch das Körperbewusstsein wird verbessert und die Sinneswahrnehmungen geschult. Inzwischen werden Kurse für Kinder ab drei Jahren angeboten. Prinzipiell kann jedes Kind an einem Kinderyoga-Kurs teilnehmen. Wenn Sie sich unsicher sind, ob Yoga für Ihr Kind geeignet ist, halten Sie Rücksprache mit dem Kursleiter und dem Kinderarzt.

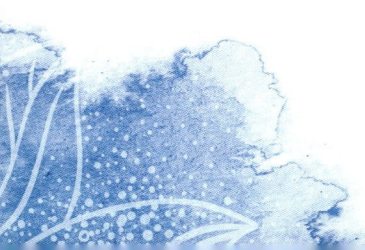

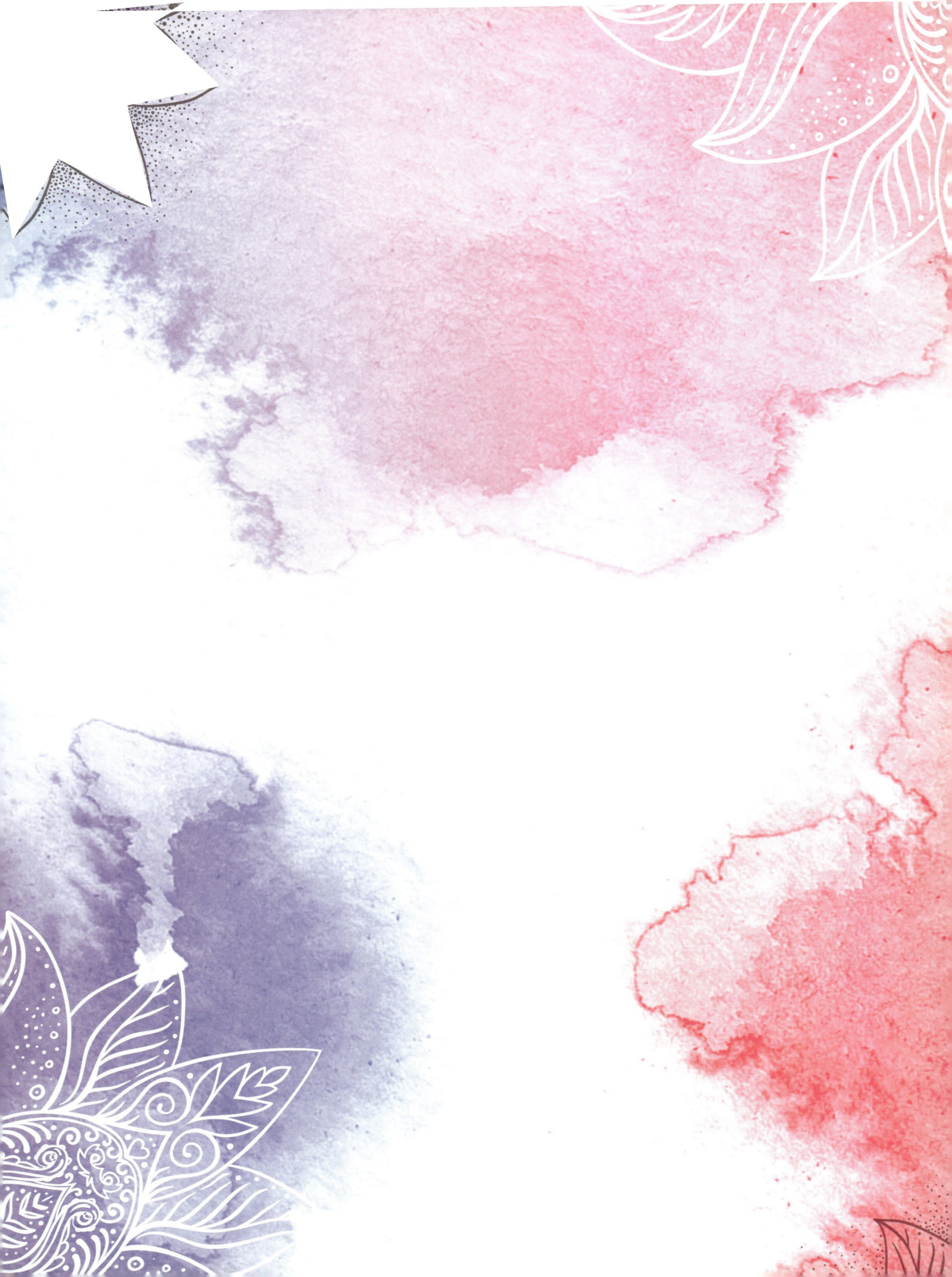

PHILOSOPHIE DES YOGA

Yoga ist mehr als nur ein Fitness-Programm. Dahinter
steckt eine Jahrtausende alte Philosophie.

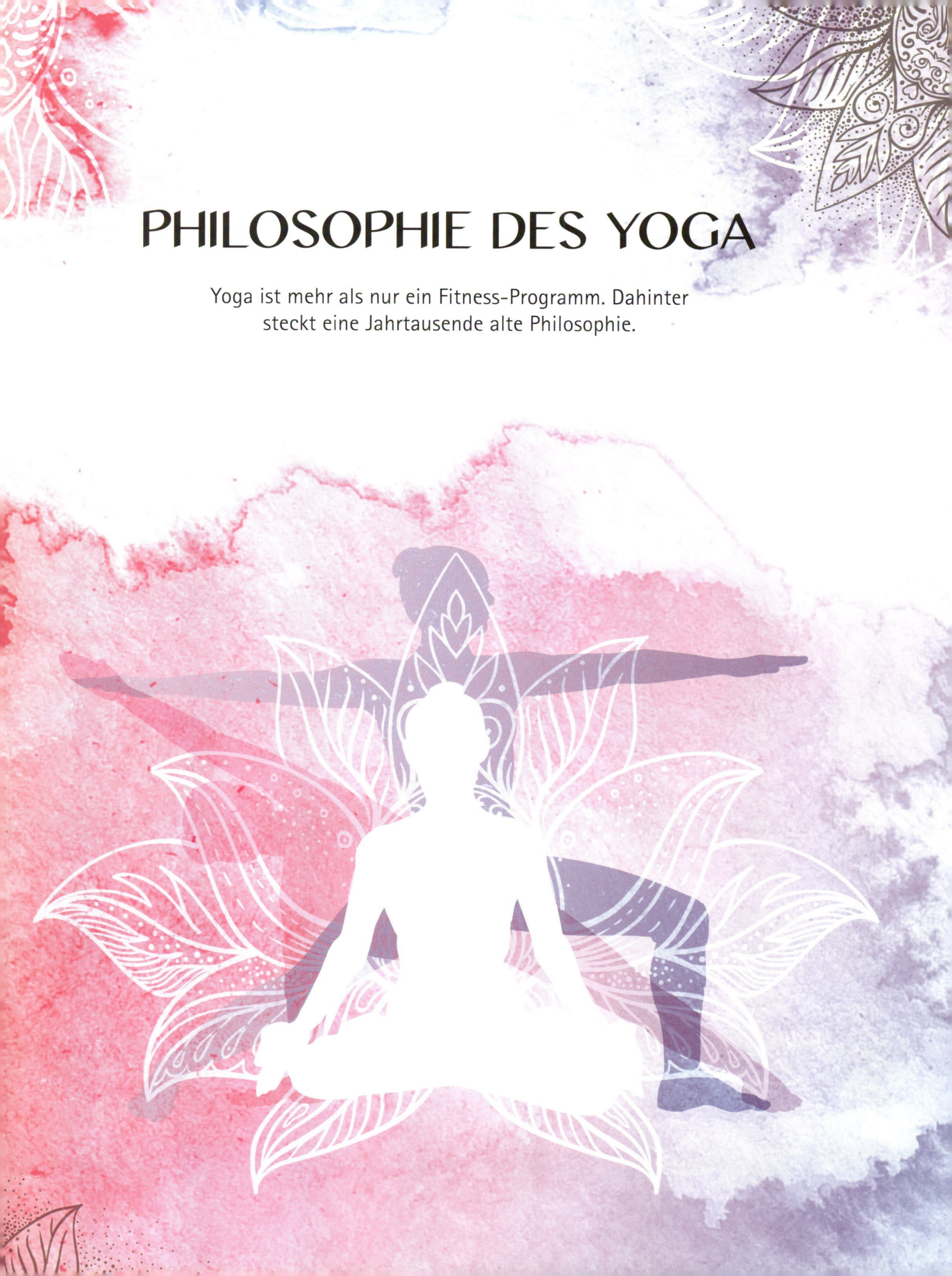

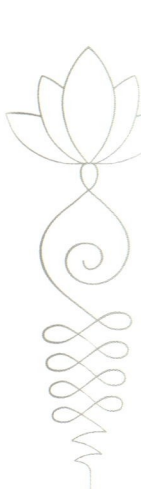

DER ACHTGLIEDRIGE PFAD DES YOGA

Der achtgliedrige Pfad des Yoga geht zurück auf das Yogasutra des indischen Gelehrten Patanjali, der zwischen dem 2. und 4. Jahrhundert n. Chr. gelebt haben soll. Es ist ein Leitfaden für ein Leben im Einklang mit dem Universum. Trotz all der Jahrhunderte, die das philosophische Yoga-Lehrwerk schon überdauert hat, sind die Verhaltenshinweise heute noch lebensnah und bieten praktische Anleitungen, die wir in unseren Alltag integrieren können.

1 YAMA – UMGANG MIT ANDEREN

Yama ist das erste Glied dieses achtgliedrigen Pfades und bezeichnet den Umgang mit unserer Umwelt. Dieses ist in fünf Unterpunkte aufgegliedert.

- **Ahimsa – Gewaltlosigkeit:** Ahisma bedeutet, gewaltlos mit seinen Mitmenschen und der Umwelt umzugehen. Damit sind sowohl Taten, als auch Worte und sogar Gedanken gemeint. Ein respektvoller Umgang mit den Mitmenschen ist eine Grundvoraussetzung für ein friedliches Miteinander.

- **Satya – Wahrhaftigkeit:** Wahrhaftigkeit, Ehrlichkeit und Loyalität sind Themen, die unter Satya zusammengefasst werden können. Ehrlichkeit ist ein Grundpfeiler für erfolgreiche Beziehungen zu unseren Mitmenschen. Eine Diskrepanz entsteht dann, wenn ein ehrliches Wort unser Gegenüber verletzen könnte. Hier heißt es: abwägen und die passenden Worte finden.

- **Asteya – Begierdelosigkeit:** Asteya bedeutet, dass man nichts nehmen oder stehlen soll, das einem anderen gehört. Damit sind sowohl Gegenstände gemeint als auch geistiges Eigentum. Auch Geheimnisse, die einem anvertraut werden, sollen nicht weitererzählt werden, denn sie „gehören" schließlich jemand anderem.

- **Brahmacharya – Enthaltsamkeit:** Dieses Yama wird oft im Sinne von sexueller Enthaltsamkeit gedeutet. Auch auf Genussmittel wie Alkohol soll verzichtet werden sowie auf Glücksspiele und Fleisch. Nur wenige werden dies strikt befolgen können und es bleibt jedem selbst überlassen, wie er dieses Yama in sein Leben einbringen möchte. Im Alltag reicht es auch, das richtige Maß zu finden und mit Bedacht zu genießen.

- **Aparigraha – Unbestechlichkeit:** Hiermit ist gemeint, dass man keine Menschen ausnutzen darf und auch keine Geschenke annehmen soll, die nicht angemessen sind. Auch besitzergreifendes Verhalten zählt zu diesem Yama. Das heißt auch, dass man anderen ihren Freiraum lassen soll.

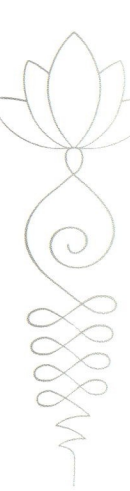

 2 NIYAMA – UMGANG MIT SICH SELBST

Niyama bezeichnet den Umgang mit sich selbst. Auch dieses Glied ist in fünf Unterpunkte aufgeteilt.

- **Saucha – Reinheit von Körper und Geist:** Die Reinheit von Körper und Geist spielen eine große Rolle in der Yoga-Lehre. Wir können unseren Körper rein und gesund halten, indem wir uns pflegen, uns gesund ernähren und ausreichend bewegen. Aber auch regelmäßige Kontrolltermine beim Arzt können zum Saucha beitragen – unsere Gesundheit ist schließlich unser wichtigstes Gut und Vorsorge zahlt sich immer aus.

- **Santosha – Innere Zufriedenheit:** Nur wenn wir innerlich zufrieden sind, sind wir auch offen für positive Erfahrungen von außen. Oft zweifeln wir an uns selbst, weil wir zu perfektionistisch sind. Dabei können wir nichts anderes tun, als alles so gut zu machen, wie wir es können. Deshalb ist es hilfreich, wenn Sie öfter am Tag innehalten und überlegen, wofür Sie dankbar sind und was Sie besonders gut gemeistert haben.

- **Tapas – Enthusiasmus:** Eng zusammenhängend mit der inneren Zufriedenheit ist auch die Begeisterung. Tapas bedeutet, dass wir unser inneres Feuer immer wieder schüren sollen. Wann waren Sie zuletzt Feuer und Flamme für etwas? Überlegen Sie sich, was Sie begeistert und trauen Sie sich auch, immer wieder Neues auszuprobieren. Das macht nicht nur Spaß, sondern steigert auch das Selbstbewusstsein und hilft uns herauszufinden, wer wir sind.

- **Svadhyaya – Selbstreflektion:** Nur, wer sich regelmäßig selbst reflektiert, kann mit sich und seiner Umwelt im Einklang sein. Es bedeutet auch, dass wir ehrlich zu uns sind und uns auch selbst kritisieren. Sie können beispielsweise in einem Kalender oder Tagebuch Ihre Gedanken und Gefühle aufschreiben. Das wirkt nicht nur befreiend, sondern kann auch nachträglich zur Selbstreflektion herangezogen werden. Warum haben wir in diesem Moment so gedacht? Warum waren wir beispielsweise so wütend?

- **Ishvara Pranidhana – Hingabe:** Dieser Punkt ist sehr spirituell, denn damit ist die Hingabe an das Göttliche gemeint. Im übertragenen Sinne geht es in diesem Niyama aber auch darum, mit dem ganzen Herzen bei der Sache zu sein und sich auf das Hier und Jetzt zu konzentrieren. Dazu zählt beispielsweise auch, das Handy öfter einmal zur Seite zu legen.

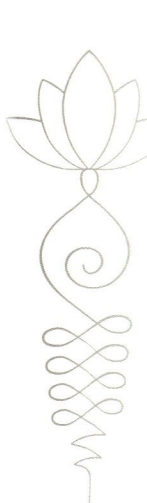

ASANA – KÖRPERLICHE DISZIPLIN

Die dritte Disziplin sind die körperlichen Übungen, auch Asanas genannt. Das ist der Teil des achtgliedrigen Pfades, der in Europa allgemein als „Yoga" bekannt ist und in Kursen gelehrt wird. Er ist aber nur ein Bestandteil der Yoga-Philosophie. Eignen Sie sich für mehr Wohlbefinden eine Yoga-Routine an.

4 PRANAYAMA – KONTROLLE DES ATEMS

Neben den Asanas, also den körperlichen Übungen, sind auch die Atemübungen ein wichtiger Bestandteil der Yoga-Philosophie und das vierte Glied des achtgliedrigen Pfades. Laut der Yogalehre beeinflussen sich Atem und Seele gegenseitig. Wenn wir also ruhig atmen, beruhigt sich dabei auch unser Geist. Die verschiedenen Atemtechniken haben verschiedene Wirkungen.

- **Bhramari Pranayama – Das Bienensummen:** Diese Atemtechnik kann bei Kopfschmerzen lindernd wirken und Blockaden wie Angst, Wut und Stress lösen. Setzen Sie sich in einer bequemen Position hin. Das kann beispielsweise der *Lotussitz* (siehe Seite 38) sein oder ein einfacher Schneidersitz. Wichtig ist, dass Ihr Oberkörper aufgerichtet ist. Verschließen Sie nun Ihre Ohren mit den Daumen, währen Sie die Zeigefinger sanft über die Augen legen. Die Mittelfinger liegen seitlich an den Nasenflügeln, die Ringfinger auf der Oberlippe und die kleinen Finger auf der Unterlippe. Atmen Sie tief ein und summen Sie beim Ausatmen wie eine Biene. Zwischen den Atemzügen dürfen Pausen entstehen. Beenden Sie die Übung, sobald Ihre Arme ermüdet sind und spüren Sie nach.

- **Ujjayi Pranayama – Ozeanische Atmung:** Diese Atmung wirkt gleichzeitig energetisierend und beruhigend. Begeben Sie sich in eine bequeme Sitzposition, Ihr Oberkörper ist aufgerichtet. Atmen Sie nun ein und stellen Sie sich beim Ausatmen vor, Sie hauchen einen Spiegel an. Dies geschieht jedoch mit geschlossenem Mund. Dadurch entsteht ein Rauschen in der Kehle, die an das Rauschen des Ozeans erinnert, woher diese Atemtechnik ihren Namen hat. Versuchen Sie das Ganze zunächst nur beim Ausatmen, sobald Sie jedoch das Gefühl haben, damit vertraut zu sein, können Sie die Technik auch beim Einatmen anwenden.

- **Anuloma Viloma – Wechselatmung:** Die Wechselatmung wird so genannt, da man abwechselnd durch die Nasenlöcher atmet. Sie kann bei Allergien und Heuschnupfen helfen und bei Erkältungskrankheiten befreiend wirken. Begeben Sie sich in eine Sitzposition, wie beispielsweise den *Fersensitz* (siehe Seite 40) oder den *Lotussitz* (siehe Seite 38).

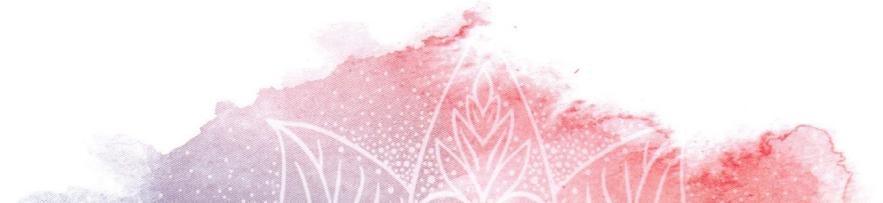

Wichtig ist, dass der Atem frei fließen kann. Klappen Sie nun Zeige- und Mittelfinger Ihrer rechten Hand ein und strecken Sie Daumen-, Ring- und kleinen Finger aus. Sie bilden dadurch das *Vishnu Mudra* (siehe Seite 125) und haben gleichzeitig eine Art Klammer gebildet. Legen Sie nun Daumen und Ring- und kleinen Finger wie eine Klemme um Ihren Nasenrücken. Schließen Sie zunächst das rechte Nasenloch und atmen Sie links 2 Sekunden lang ein. Schließen Sie danach beide Nasenlöcher und halten Sie die Luft für 8 Sekunden an. Öffnen Sie nun das linke Nasenloch und atmen Sie 2 Sekunden lang aus.

Wiederholen Sie diesen Prozess, bei dem Sie die Nasenlöcher abwechselnd schließen: Atmen Sie das nächste Mal jedoch 4 Sekunden lang ein, halten Sie die Luft für 8 Sekunden an und atmen Sie dann 4 Sekunden aus. Wechseln Sie danach die Seite und beginnen Sie bei der Einatmung mit dem rechten Nasenloch. Später können Sie Ihren Zählrhythmus entsprechend erweitern.

- **Kapalabhati – Feueratmung:** Die Feueratmung kann angewendet werden, um den Stoffwechsel anzuregen. Sie kann durch ihre aktivierende Wirkung auch gegen Müdigkeit und Erschöpfung helfen. Diese Atemtechnik kann in jeder Sitzposition durchgeführt werden. Besonders geeignet sind jedoch ein einfacher Schneidersitz oder der *Lotussitz* (siehe Seite 38). Wichtig ist, dass Ihre Wirbelsäule aufgerichtet ist. Sie können eine Hand auf Ihren Bauch legen, um die Wirkung der Atemtechnik besser spüren zu können. Schließen Sie Ihre Augen, entspannen Sie sich und atmen Sie tief ein. Spüren Sie dabei, wie sich Ihre Lungen mit Luft füllen und Ihr Bauch sich wölbt. Atmen Sie nun stoßweise durch die Nase aus und ziehen Sie bei jeden Atemstoß Ihren Bauch ein. Dabei entsteht ein zischendes Geräusch. Wiederholen Sie diese Übung, solange sie angenehm für Sie ist und atmen Sie danach wieder entspannt und tief. Die Übung ist bei Epilepsie, Bluthochdruck, Herz- und Magenerkrankungen nicht geeignet.

Anuloma Viloma – Wechselatmung

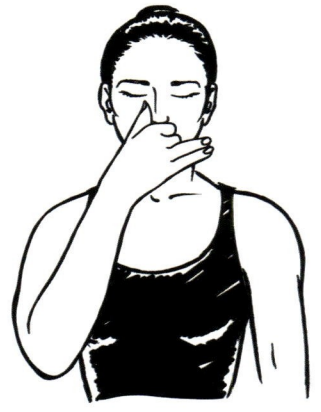 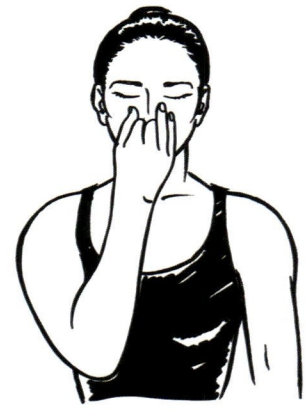 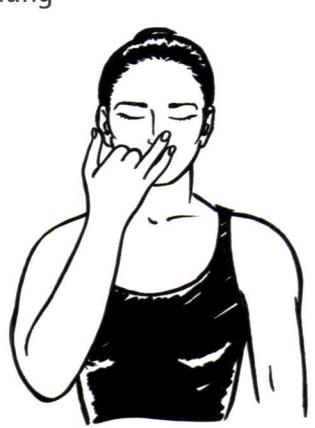

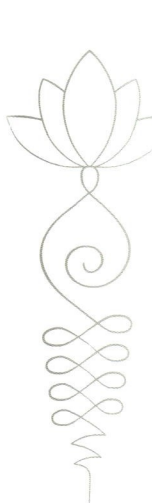

 PRATYAHARA – RÜCKZUG DER SINNE

Die fünfte Stufe des Yogaweges nach Patanjali beschäftigt sich mit unseren Sinnen. Durch Riechen, Sehen, Hören, Fühlen und Schmecken nehmen wir unsere Umwelt wahr. Unsere Sinne sind also unser „Draht" zur Außenwelt. In der Yoga-Lehre geht es darum, unsere Sinne gezielt zurückzuziehen, damit wir uns ganz auf uns selbst konzentrieren können.

In unserem Leben prasseln täglich zahlreiche Sinneseindrücke auf uns ein: Bilder aus Nachrichten und sozialen Medien, Straßenlärm sowie die Begegnungen, die unsere Gefühlswelt beeinflussen. Die ständige Reizüberflutung führt dazu, dass wir uns immer mehr nach einem Rückzug sehnen.

Entkommen können wir, indem wir unsere Aufmerksamkeit bewusst nach innen lenken. Yoga kann dabei ein hilfreiches Element sein. Schalten Sie Ihr Handy aus und konzentrieren Sie sich ganz auf die Asanas, führen Sie eine Pranayama, also eine Atemübung aus oder meditieren Sie. Die Beherrschung dieses Rückzugs ist der Grundpfeiler für die folgenden Glieder des Yoga-Pfades.

 DHARANA – KONZENTRATION

Dharana bedeutet sich vollständig auf eine Sache zu konzentrieren. Wir sind es gewohnt, oft tausend Dinge gleichzeitig zu machen: Wir sind auf dem Weg zu einem Termin, das Radio ist voll aufgedreht und während wir nach einem Parkplatz suchen, klingelt auch noch das Handy. Der Geist kann nicht zur Ruhe kommen. Wenn wir Dharana praktizieren, üben wir, unsere Konzentration zu steigern. Auch Stress, innere Unruhe und Angstzustände können dadurch reduziert werden.

Sie können Dharana üben, indem Sie sich eine Sache auswählen, auf die Sie sich für die Dauer der Übung konzentrieren möchten. Das kann sowohl ein materielles Objekt wie eine Pflanze sein als auch ein Klang oder Duft. Es ist unwichtig, worauf genau Sie sich fokussieren, es ist nur wichtig, dass Sie sich dabei nicht von der Außenwelt ablenken lassen. Lassen Sie Ihre Gedanken zur Ruhe kommen. Beginnen Sie zunächst mit kurzen Übungseinheiten und steigern Sie diese nach und nach.

Auch im Alltag lässt sich Dharana praktizieren, indem Sie sich immer voll und ganz der jeweiligen Sache widmen. Beim Kochen Ihres Lieblingsgerichtes oder bei der Gartenarbeit wird Ihnen das sicherlich gut gelingen. Aber auch ein Verzicht auf Multitasking ist eine gute Möglichkeit, um jeden Moment bewusst zu erleben. Essen Sie beispielsweise ganz bewusst ohne Fernseher im Hintergrund oder schauen Sie nicht aufs Handy, während Sie mit anderen sprechen.

7 DHYANA – MEDITATION

Die vorherigen Glieder des achtgliedrigen Pfades sind eine Vorbereitung für die siebte Disziplin, die Meditation. Diese Stufe ist die vorletzte auf dem Weg zur Erleuchtung. Die Meditationspraxis ist eine der schwierigsten und nimmt deshalb häufig nur einen geringen Teil im Yoga-Unterricht ein. Es ist sehr unwahrscheinlich, in einem Kurs mit mehreren Personen die nötigen Rahmenbedingungen, die beispielsweise komplette Ruhe beinhaltet, schaffen zu können, um ein komplettes Versinken in der Meditation zu ermöglichen. Dhyana ist nämlich mehr als die bloße Meditation. Es ist ein Bewusstseinszustand, in dem der Geist vollumfänglich zur Ruhe kommt.

 8 SAMADHI – VERSENKUNG

Samadhi ist die höchste Stufe des Yogapfades nach Patanjali und das höchste Ziel im Leben im Sinne der Yoga-Philosophie. Samadhi ist der Zustand der höchsten Glückseligkeit und die Versenkung in dem Bewusstseinszustand, der jenseits von Wachen, Träumen und Schlafen liegt. Der Mensch ist dann kein Individuum mehr, sondern wird eins mit dem Universum.

Der Weg des Yoga ist einzigartig.
Yoga ist einzig und alleine Erfahrung,
und die muss man erleben,
um sie zu kennen.

Patanjali

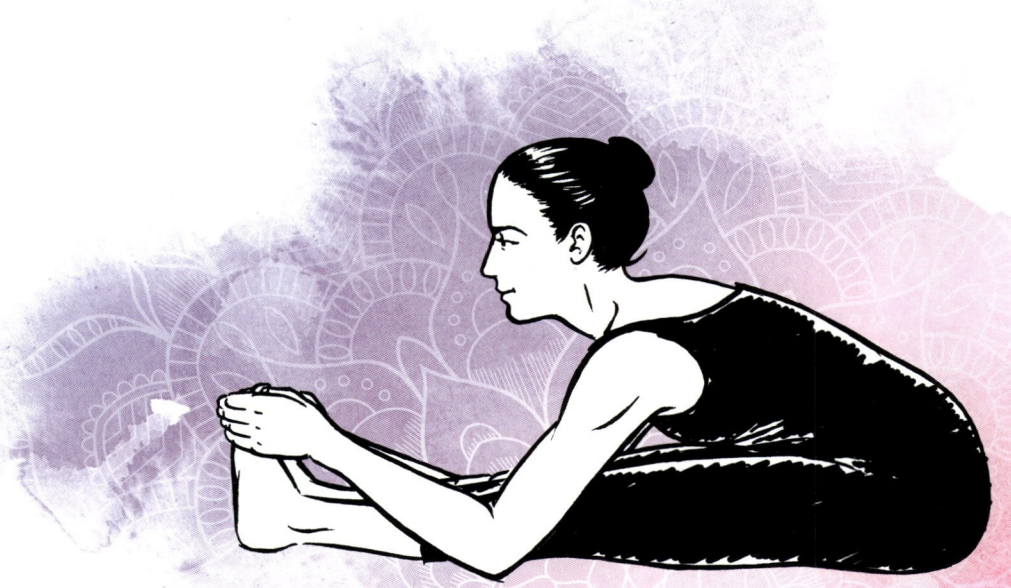

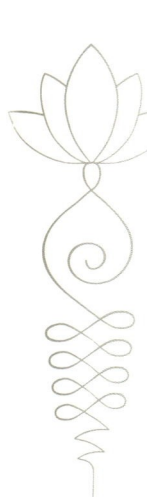

CHAKRAS

Chakras sind die sieben Energiezentren unseres Körpers. Sie führen entlang der Wirbelsäule und verbinden uns mit Himmel und Erde. Jedes Chakra hat Einfluss auf einen anderen Lebensbereich. Jeder von uns durchlebt im Laufe seines Lebens schwierige Situationen und erleidet Schicksalsschläge, die uns aus der Bahn werfen. Manchmal merken wir, dass sich unsere Gedanken immer wieder um dasselbe Thema kreisen, aber es scheint kein Vorwärtskommen zu geben. Dies kann an einer Blockade des jeweiligen Chakras liegen. Die Blockaden können mithilfe von Yoga-Übungen gelöst werden. Nachfolgend sind deshalb knapp die sieben Chakras mit den dazugehörigen Lebensbereichen und passende Übungen aufgeführt, um die Blockaden zu lösen.

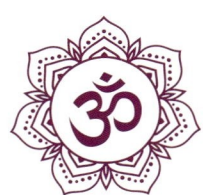

KRONEN-CHAKRA – *SAHASRARA CHAKRA*
Position: Höchster Punkt des Kopfes
Thema: Spiritualität, Glaube
Farbe: Violett bis Weiß
Übungen: Meditationsübungen

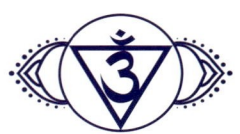

STIRN-CHAKRA – *AJNA CHAKRA*
Position: Kopfmitte, zwischen den Augenbrauen
Thema: Sitz des Geistes, Verstandes, Intuition
Farbe: Indigoblau
Übungen: Meditationsübungen

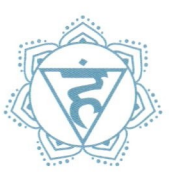

HALS-CHAKRA – *VISHUDDHA CHAKRA*
Position: Hals, Kehlkopf
Thema: Sitz der Wahrheit, Zentrum der Kommunikation
Farbe: Hellblau
Übungen: Rückwärtsbeugen und Umkehrhaltungen,
z. B. Schulterstand *Sarvangasana* (siehe Seite 86)

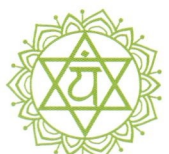

HERZ-CHAKRA – *ANAHATA CHAKRA*
Position: Herz
Thema: Liebe, Hingabe, Mitgefühl
Farbe: Grün und Rosa
Übungen: Rückwärtsbeugen, z. B. Kamel *Ustrasana*
(siehe Seite 66)

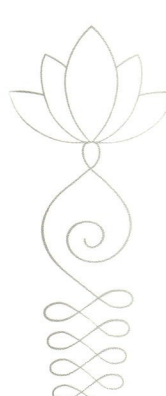

SOLARPLEXUS-CHAKRA – *MANIPURA CHAKRA*
Position: Solarplexus
Thema: Sitz der Persönlichkeit
Farbe: Gelb
Übungen: Drehübungen, z. B. Halber Drehsitz
Ardha Matsyendrasana (siehe Seite 50)

SAKRAL-CHAKRA – *SVADHISTHANA CHAKRA*
Position: Handbreit unter dem Bauchnabel
Thema: Kreativität, Freude, Sexualität
Farbe: Orange
Übungen: Alle Übungen, die auf
die untere Wirbelsäule wirken

WURZEL-CHAKRA –
MULADHARA CHAKRA
Position: Auf Höhe des Steißbeins
Thema: Urvertrauen, Sicherheit
Farbe: Feuerrot
Übungen: Standhaltungen
und Vorwärtsbeugen

Mit Yoga lässt sich
das Chaos widerstreitender
Gedanken besänftigen.

B. K. S. Iyengar

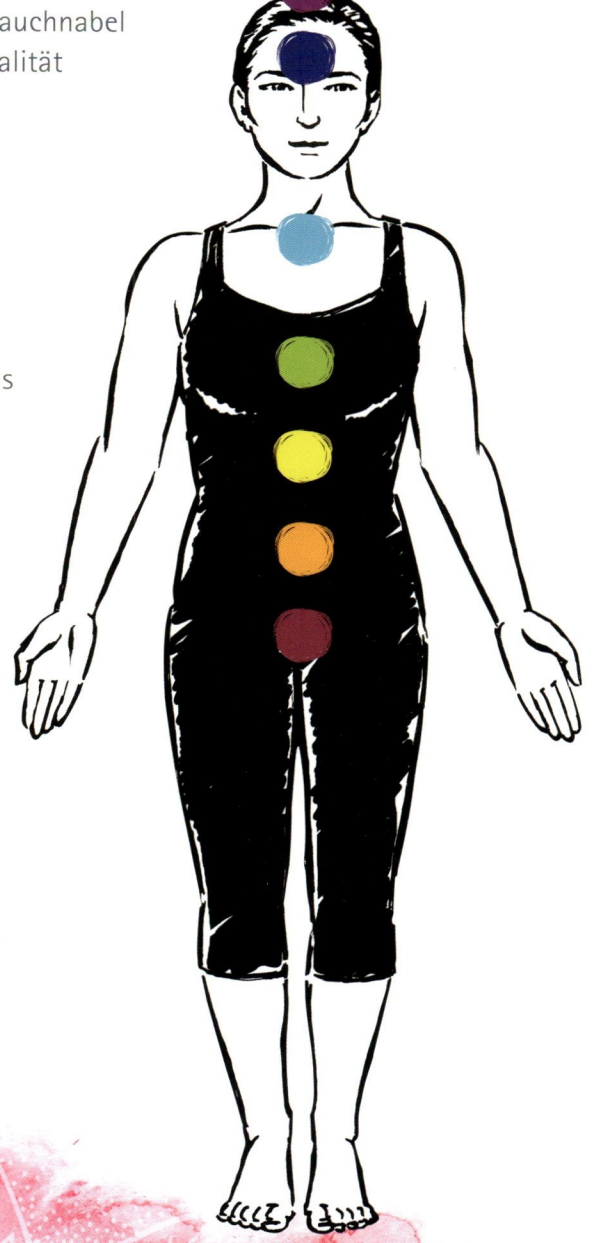

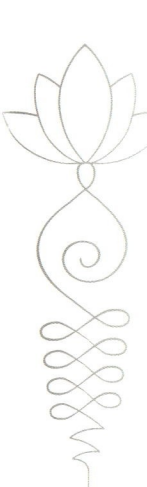

MUDRAS

Mudras sind Gesten, die dazu dienen, Energien zu lenken. Das Wort *Mudra* stammt aus dem Sanskrit und bedeutet so viel wie „das, was Freude bringt". Die Gesten sind in Europa nicht so verbreitet, wie in Indien, weshalb auch im Yoga-Unterricht häufig nur wenige Mudras vorkommen. Am bekanntesten sind die Mudras, die mit Händen und Fingern geformt werden. Nachfolgend finden Sie eine Übersicht über die wichtigsten Mudras und ihre Wirkung.

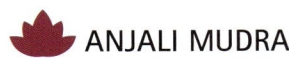 **ANJALI MUDRA**

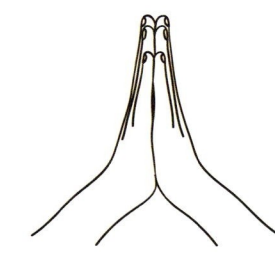

Anjali Mudra, oft auch Namaskar Mudra genannt, ist eines der häufigsten Mudras im Yoga. Die Hände werden in Gebetshaltung vor das Herz gebracht, wo sich das Herz-Chakra befindet. Manchmal wird es auch als „Namasté" bezeichnet, weil die Geste auch für Begrüßungen und Verabschiedungen verwendet wird. Dieses Mudra wirkt stresslindernd und ausgleichend.

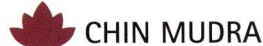 **CHIN MUDRA**

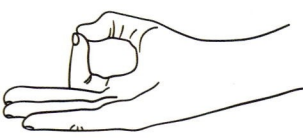

Chin Mudra ist das wohl bekannteste Mudra für die Meditation, was nicht verwunderlich ist, da *Chin* „Bewusstsein" bedeutet. Bei diesem Mudra führen Sie Daumen- und Zeigefingerspitze zusammen, während die anderen Finger entspannt ausgestreckt werden. Das Chin Mudra wird mit den Handflächen nach oben praktiziert und hat eine aktivierende und harmonisierende Wirkung.

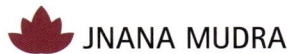 **JNANA MUDRA**

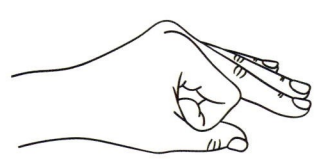

Jnana Mudra wird auch als das „Mudra der Weisheit" bezeichnet. Das Jnana Mudra kann entweder wie das Chin Mudra ausgeführt werden, sodass sich Daumen- und Zeigefingerspitze berühren, oder Sie legen Ihre Zeigefingerspitzen an die Daumenwurzel, sodass der Finger leicht eingerollt ist. Die Handfläche zeigt jedoch in beiden Fällen nach unten. Im Gegensatz zum Chin Mudra wirkt das Jnana Mudra eher beruhigend und erdend.

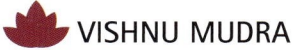 **VISHNU MUDRA**

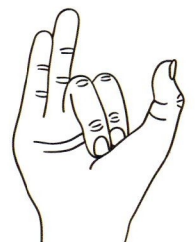

Vishnu Mudra ist die Geste des Gottes Vishnu. Das Mudra symbolisiert Ruhe und ist Teil der Wechselatmung. Beugen Sie Zeige- und Mittelfinger geschlossen zur Handfläche und spreizen Sie den Daumen sowie Ring- und kleinen Finger ab. Letztere sind ebenfalls geschlossen, sodass Sie eine Art „zweiten Daumen" bilden. Dieses Mudra soll die Konzentration verbessern und wirkt beruhigend und stresslindernd.

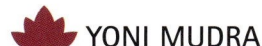 **YONI MUDRA**

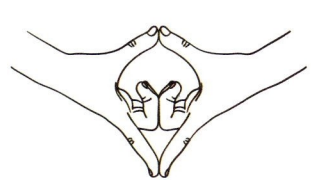

Das Yoni Mudra, auch „Siegel der Göttin" genannt, symbolisiert die weibliche Energie im Universum. Verschränken Sie Ihre Finger locker miteinander und kippen Sie Ihre Hände nach vorne. Strecken Sie nun die aneinanderliegenden Daumen nach oben, während Sie die Zeigefinger nach unten strecken. Diese Geste verbessert die Konzentration und den Energiefluss im Körper und stärkt die Gebärmutter.

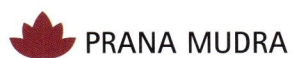 **PRANA MUDRA**

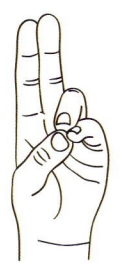

Prana Mudra wird häufig auch als „Lebens-Mudra" bezeichnet. Beugen Sie Ring- und kleinen Finger, bis Sie mit den Fingerkuppen Ihren Daumen berühren können. Halten Sie die anderen Finger entspannt ausgestreckt. Das Prana Mudra gibt Ihnen neue Energie und Kraft und hilft gegen Müdigkeit. Außerdem soll es dazu beitragen, das innere Gleichgewicht zu stärken.

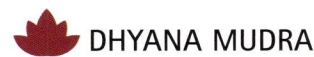 **DHYANA MUDRA**

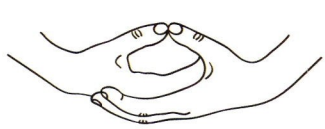

Dhyana Mudra wird auch „Siegel der Meditation" genannt, nach der siebten Stufe des Yogaweges nach Patanjali. Legen Sie Ihre linke Hand in die rechte, während beide Handflächen nach oben zeigen. Führen Sie nun die Daumenspitzen zusammen. Die Geste wirkt beruhigend und hilft Ihnen, Ihre eigene Mitte zu finden.

REGISTER

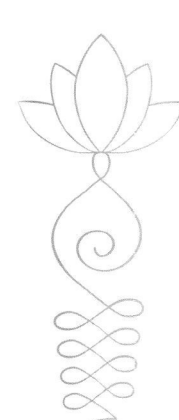

Wichtiger Hinweis:
Die abgedruckten Übungen und Informationen wurden nach
bestem Wissen und Gewissen erstellt und mit größtmöglicher
Sorgfalt geprüft. Sie ersetzen jedoch in keinem Fall medizini-
sche und ärztliche Beratungen oder Behandlungen. Konsul-
tieren Sie in jedem Fall vorab Ihren Arzt, wenn Sie mit dem
Yoga beginnen möchten. Es wird ausdrücklich empfohlen,
zunächst unter Aufsicht einer zertifizierten Yoga-Lehrperson
zu trainieren. Weder Verlag noch Autorin können und wollen
Verantwortung für Ihr Handeln übernehmen. Es wird keine
Haftung für eventuelle Nachteile oder Schäden jedweder Art
übernommen, die sich direkt oder indirekt aus dem Gebrauch
dieses Buches ergeben können.

Erstveröffentlichung unter dem Titel:
„Yoga – The essential positions"
© Amber Books Ltd, 2012

Genehmigte Lizenzausgabe:
tosa GmbH
Industriestraße 19
64407 Fränkisch-Crumbach 2021
www.tosa-verlag.de

Text: Jacqueline May Lysycia
Projektleitung: Sarah Uttridge
Design: Rajdip Sanhera
Illustrationen: Julian Baker

Übersetzung: design cat GmbH
Layout, Satz und Umschlaggestaltung:
design cat GmbH

ISBN 978-3-86313-153-1

Bildnachweis:
Shutterstock: anvinoart 122–123; Dimec Cover;
dityazemli 124–125; Gorbash Varvara Cover,
2–127; Kaimen 102; KanokpolTokumhnerd
2–125; nani888 Cover; one AND only Cover;
White Wolf 5, 102, 107–108, 121

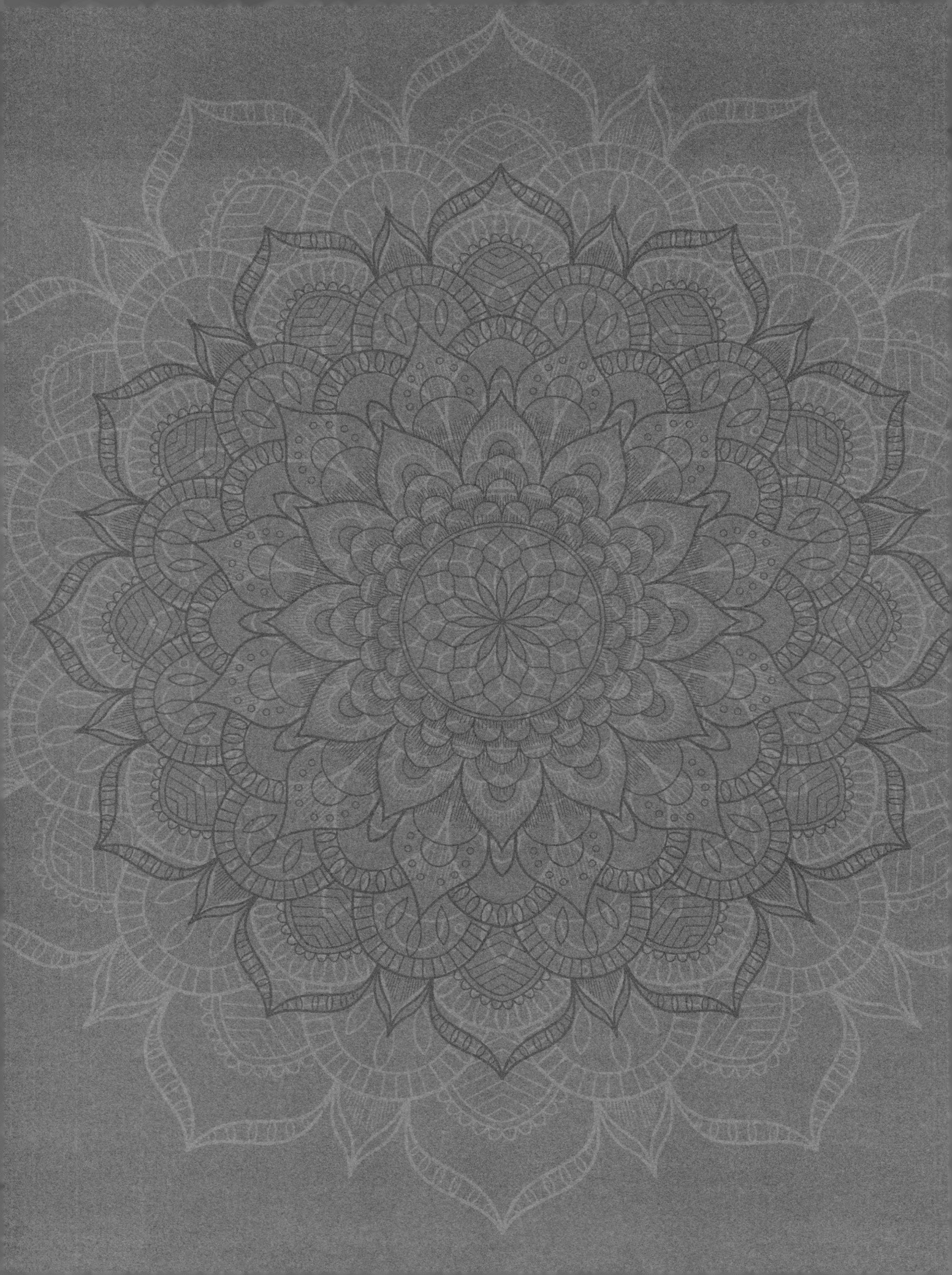